青海省中医院全国名老中医临证经验荟萃

张嘉毅　喇登海　主编

青海人民出版社

图书在版编目（CIP）数据

青海省中医院全国名老中医临证经验荟萃 / 张嘉毅，喇登海主编 . -- 西宁 ：青海人民出版社，2024. 11.
ISBN 978-7-225-06833-6

Ⅰ. R249.7

中国国家版本馆 CIP 数据核字第 2024N05064 号

青海省中医院全国名老中医临证经验荟萃

张嘉毅　喇登海　主编

出 版 人　樊原成

出版发行　青海人民出版社有限责任公司

西宁市五四西路 71 号　邮政编码：810023　电话：（0971）6143426（总编室）

发行热线　（0971）6143516/6137730

网　　址　http://www.qhrmcbs.com

印　　刷　青海雅丰彩色印刷有限责任公司

经　　销　新华书店

开　　本　720mm×1020mm　1/16

印　　张　18.75

字　　数　260 千

版　　次　2024 年 11 月第 1 版　2024 年 11 月第 1 次印刷

书　　号　ISBN 978-7-225-06833-6

定　　价　42.00 元

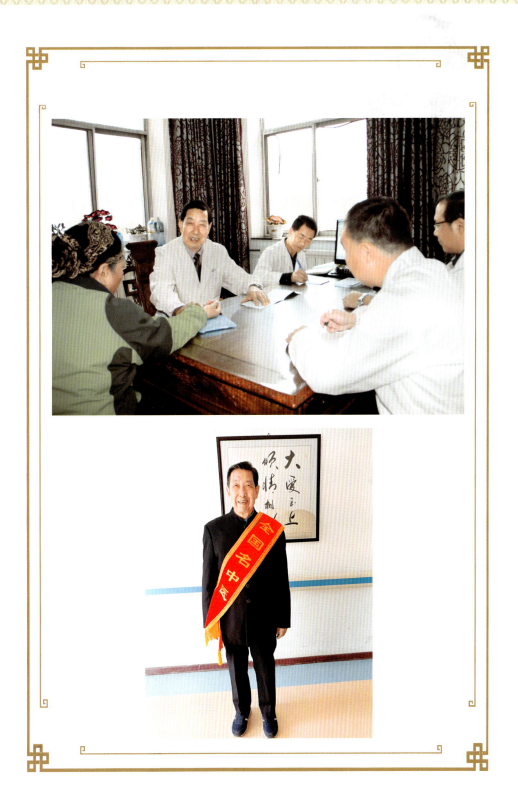

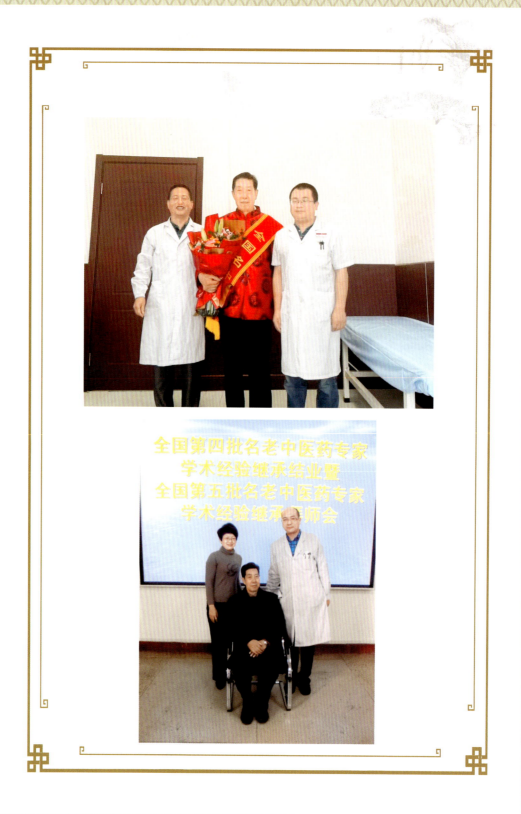

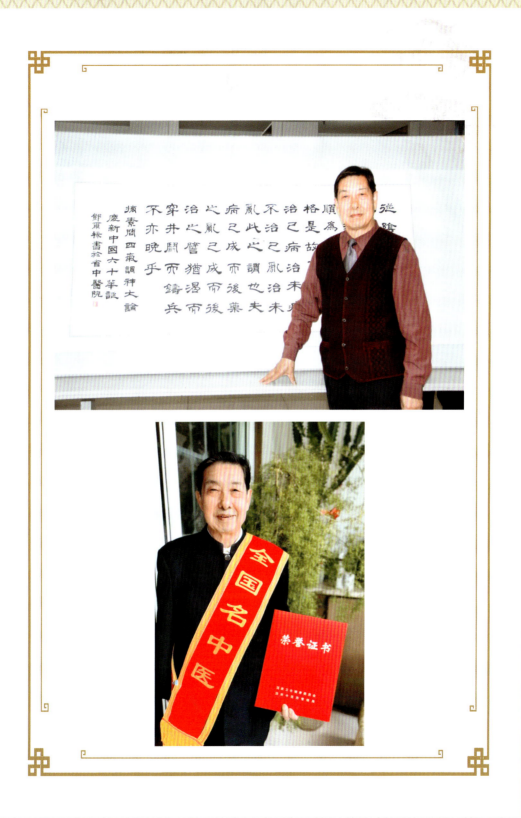

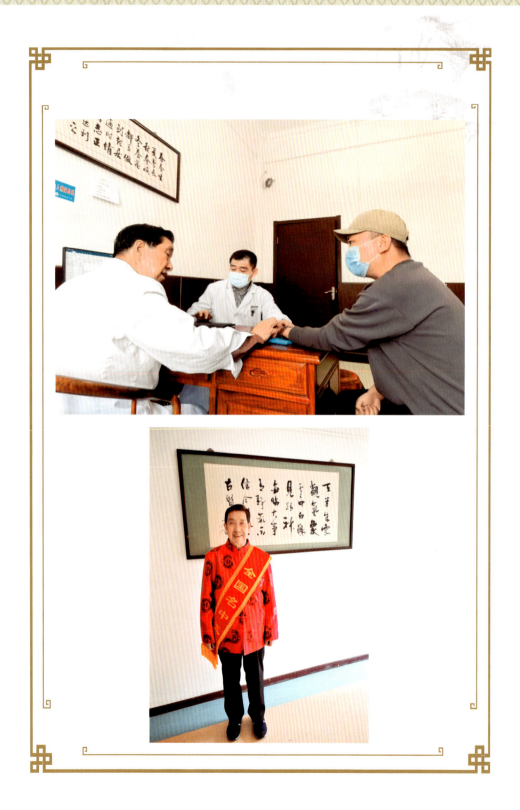

目录

基础理论篇

临证医案篇

预防保健篇

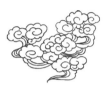

基础理论篇

感　冒

感冒是因感受风邪或时行疫毒,引起肺卫功能失调,以鼻塞、流涕、头痛、咳嗽、恶寒、发热、全身不适等为主要临床表现的一种外感病。本病一年四季皆有,但以冬春二季多见。当气候失宜,机体失于调和,抵抗力减弱的情况下,外感风邪自口鼻、皮毛侵入人体而发病。如《黄帝内经》所言:"邪之所凑,其气必虚"。由于外感邪气的不同,或由于体质有强弱,感邪有轻重,故在病情上也有轻重的不同,其轻者,一般通称"伤风";其重者,称"重伤风"。一段时间内广泛流行,病情类似者称为时行感冒。现代医学的上呼吸道感染和流行性感冒属于本病范畴。

【辨证施治】

感受六淫外邪,均会出现表证,临证时应辨别各型感冒的特征。一般分风寒、风热两大类型。风为百病之长,但由于四季气候的不同,在临床上有挟湿、挟暑、挟燥的不同,其在辨证和治疗上各有区别。一般风寒感冒恶寒,无汗而身痛;风热感冒汗出而口干;暑湿感冒身热多汗,心烦而呕恶;寒湿感冒身重而痛,呕吐下利。

治疗时注意风寒表实者,可发汗。发热有汗者,宜清宣。兼暑者,治以芳化。兼湿者,治以清利。不可一味发汗,同时还应注意地区、气候、季节以及人体老幼强弱的区别。

(一) 风寒感冒

主证:恶寒重,发热轻或不发热,无汗,头痛,鼻塞流清涕,声重喉痒,咳嗽痰稀,四肢酸痛,舌淡苔薄白,脉浮紧。

治法:辛温解表,疏散风寒。

方药:荆防败毒散加减。荆芥穗10克,防风10克,羌活10克,白芷10克,柴胡10克,紫苏叶10克,前胡10克,桔梗10克,甘草3克,生姜 10 克，葱白 10 克，红枣 3 枚。水煎服。若身痛重者，加桂枝、白芍或独活；咳嗽者，加杏仁、白前；鼻塞流涕重者，加辛夷、苍耳子。

使用辛温发汗法时，以全身微汗（即正汗）为宜，不可过于峻猛，否则汗出太过，会造成耗阴伤阳的不良后果。因此临证时，应结合病邪的强弱，正气的盛衰，使汗出邪去而不伤正气为适度。若汗后即出现恶风，或汗出较多者，是卫气虚损的现象，应去荆芥、羌活，加党参、黄芪等以补气固表。若汗后反而恶寒者，为卫阳不足，宜加党参、附子以助阳解表。

经验方：紫苏叶解表汤。葛根 30 克，紫苏叶 10 克，麻黄 10 克，白芷 10 克，防风 10 克，荆芥穗 10 克。水煎服。若风热重者，加柴胡、黄芩；咳嗽重者，加前胡、桔梗。

（二）风热感冒

主证：发热重，微恶风寒，或有汗，鼻塞流浊涕或黄涕，咽喉红肿疼痛，头痛，四肢酸楚，或口渴欲饮，咳嗽，痰黄稠，舌质红苔薄白或微黄，脉浮数。

治法：辛凉解表，清热宣肺。

方药：轻者用桑菊饮加减。桑叶 10 克，菊花 10 克，薄荷 6~10 克，连翘 10 克，炒苦杏仁 10 克，桔梗 10 克，甘草 3 克，芦根 15 克。水煎服。重者用银翘散加减。金银花 15 克，连翘 12 克，牛蒡子 10 克，荆芥穗 10 克，淡豆豉 10 克，薄荷 6 克，板蓝根 30 克，桔梗 10 克，竹叶 10 克，芦根 20~30 克，甘草 6 克。水煎服。发热甚者，加大青叶，重用连翘；身热重或汗出热不退者，加生石膏 20~30 克；咽喉红肿者，加元参、山豆根；口渴甚者，加花粉、知母；头痛较重者，加桑叶、菊花；咳嗽重者，加杏仁、前胡；舌苔黄甚者，加黄芩、山栀子；鼻衄者，加白茅根、侧柏炭。

（三）暑湿感冒

主证：身热汗出，心烦口渴，胸闷呕恶，胸闷气短，肢体酸重或疼痛，头昏重、胀痛，鼻流浊涕，口中黏腻，小便短赤，舌苔黄腻，脉濡数。

治法：清暑祛湿解表。

方药：新加香薷饮加减。藿香 10 克，佩兰 10 克，金银花 15 克，连翘 15 克，白扁豆 12 克，香薷 10 克，厚朴 6 克，栀子 10 克，滑石 15 克，白豆蔻 6 克。水煎服。热重口渴者，加生石膏 30 克，花粉 15 克；小便赤热者，加竹叶 10 克，如汗出热不解，头重如裹，四肢沉重者，为湿热内伏之证，宜用三仁汤加减（生薏苡仁、白蔻仁、苦杏仁、厚朴、半夏、滑石、竹叶、通草）。

（四）寒湿感冒

主证：发热恶寒，汗少或无汗，头痛、身痛，呕吐下利，胸闷食少，苔白腻，脉浮滑。

治法：散寒疏表，燥湿和中。

方药：藿香正气散加减。藿香 10 克，紫苏叶 10 克，桔梗 6 克，厚朴 10 克，茯苓 15 克，陈皮 10 克，白术 10 克。水煎服。若头痛者，加白芷 10 克；呕吐者，加生姜 10 克，半夏曲 10 克；骨节痛重者，加羌活 10 克，苍术 10 克；腹胀泄泻者，加大腹皮 10 克，车前子 10 克。

【临证备要】

感冒是临床最常见的一种疾病，一般分为风寒和风热两大证型进行辨治。同时由于气候的不同，故又有挟暑、挟湿、挟燥等具体情况。对风寒、风热的辨证，主要根据恶寒发热的孰轻孰重，脉象的数与不数，舌质的红淡、舌苔的白黄，以及口之渴与不渴，咽喉之肿痛与否，辨别风寒与风热。同时，根据兼挟邪气的不同，挟暑者，则多有心烦口渴；挟湿者，则多有头痛身重；挟燥者，则多有鼻咽干燥等。若无上述表现，虽在夏秋季节，则仍按风寒、风热辨证处理。但对于体虚感冒，在治疗上应有所区别。如机体素虚，抵抗力不足，卫外不固，感冒后多缠绵难愈，或反复感冒，又当以扶正祛邪为主，不能专恃疏散，以免虚虚之弊。更宜察其正气亏虚具体情况，采用不同措施，如气虚者，用益气解表法；血虚者，用养血解表法；阴虚者，用滋阴解表法；阳虚者，用助阳解表等。再则有许多传染性疾病，在其前驱期或初期，类似感冒，临床上必须注意。

【针灸疗法】

1.体针疗法：主穴取风池、大椎、曲池。风寒者，加列缺、迎香、风门；风热者，加鱼际、内庭、外关、尺泽、风门、少商（刺血）；阳虚，加足三里、膏肓俞；阳虚、血虚，加三阴交、肺俞、血海、复溜；鼻塞涕多，加迎香；头痛，加太阳、印堂；咽痛，加鱼际、少商（刺血）；咳嗽，加肺俞、尺泽、天突；痰多，加丰隆。刺法：每次取 5~6 穴，根据兼证选加配穴。用重刺激，反复行针，至微汗出。风寒、风热、暑湿者均用泻法，风寒、阳虚、气虚者亦可配用温针、艾灸、隔姜灸等，阴虚、血虚者用补法。每日 1 次，留针 20~30 分钟。亦可背部穴位拔罐。

2.耳针疗法：取额、枕、肺、内鼻、外鼻、肾上腺、皮质下。咽痛，加咽喉、扁桃体。刺法：中强度刺激，捻针 2~3 分钟，留针 30~60 分钟。

3.拔罐疗法：取大椎、风门、风池、合谷等穴。头痛，加太阳；声嘶，加肺俞。闪火拔罐，留罐 15~20 分钟，每日 1 次。亦可用走罐法。

4.刺血疗法

（1）点刺大椎穴，然后拔火罐 5~10 分钟，使之出血。

（2）点刺少商、太阳等穴，挤压出血。以上适用感冒发热，汗不出者。

【单验方】

1.荆薄汤：荆芥 10 克，薄荷 10 克，辛夷 6 克，上药研粗末，放入茶杯中，用沸水浸泡 10 分钟，代茶频饮。主治风寒、风热感冒。

2.葱姜橘皮汤：生姜 10 克，连须葱白 5 根，橘皮 6 克，红糖适量，水煎趁热服，服后盖被微汗。适用于风寒感冒。

3.板蓝根、野菊花、大青叶各 10 克，薄荷 6 克，每日 1 剂，水煎服。适用于风热感冒。

【外治法】

1.药熨疗法

（1）风寒感冒取橘叶、老姜、葱白各等量和酒炒热，用布包熨痛处。

（2）外感风寒，内伤生冷取当归、川芎、白芷、苍术、厚朴、半夏、陈皮、麻黄、枳壳、桔梗各20克，干姜、桂枝、吴茱萸各10克，甘草5克，共研细末，炒热分装药袋，先趁热熨引背部挟脊穴或患痛处，然后熨肚脐、肺俞、大椎等穴。若自汗出者，去麻黄；全身酸楚者，加羌活、独活各15克。

2.敷贴疗法

（1）外感风寒取胡椒15克，丁香9克，共研细末，加葱白适量捣如膏状。先敷贴大椎，胶布固定，再取膏药涂于两手内劳宫，合掌放于大腿内侧，夹足覆被蜷卧，得汗出即愈。

（2）感冒发热取白芥子末10克，鸡蛋清调敷足心。

（3）风寒感冒取生姜、葱白、淡豆豉、盐适量，炒热敷脐。

（4）风热感冒取淡豆豉、连翘、薄荷各等量，共研细末，先取药末20克，加入葱白适量捣成膏状，敷贴风池、大椎穴，胶布固定，再取药末15克，填入脐内，然后滴上冷水包扎固定，防水外溢，待药气入腹即愈。

（5）葱白、生姜各15克，食盐3克，捣成糊状，用纱布裹，涂擦五心（后背、脚心、手心、腘窝、肘窝），涂擦一遍令患者安卧，30分钟后即出汗热退。

3.撮痧、刮痧疗法

（1）感冒时取太阳穴（双侧）、曲池（双侧）、脊柱两侧，依撮痧；或取生姜、葱白各10克，切碎和匀，布包，蘸热酒先刮擦前额、太阳穴，然后刮脊柱两侧。

（2）取风府（两侧）、风池（两侧）、滴刮痧油，由上到下顺刮。退烧加刮棘突（轻刮）、督脉、膀胱经；头痛加刮太阳（双侧）、风池（双侧）。

咳　　嗽

　　咳嗽是肺系疾病的主要病证之一。因肺脏上通咽喉，开窍于鼻，外合皮毛，司职呼吸，同时肺为娇脏，畏寒畏热，所以不论外感或内伤疾患，一旦影响到肺，致使肺气失宣或肺气上逆，均可发生咳嗽。张景岳谓："咳证虽多，无非肺病。"陈修园谓："肺如钟，撞则鸣。"有声无痰谓之咳，有痰无声谓之嗽。临床上一般痰声并见，故合称咳嗽。现代医学的上呼吸道感染、支气管炎、支气管扩张、肺炎等表现以咳嗽为主证者，可参照本病辨证论治。

【辨证施治】

　　咳嗽一般分外感和内伤两大类，凡感受外邪侵犯于肺导致的咳嗽，为外感咳嗽；凡由其他脏腑病变而波及肺所致的咳嗽，为内伤咳嗽。

　　（一）外感咳嗽

　　1. 风寒咳嗽

　　主证：咳嗽咽痒，痰白而稀，发热恶寒无汗，鼻塞流涕，肢体酸楚，舌淡苔薄白，脉浮。

　　治法：疏风散寒，宣肺止咳。

　　方药：三拗汤合止嗽散加减。麻黄 6 克，杏仁 10 克，甘草 6 克，荆芥 10 克，前胡 10 克，橘红 10 克，炙百部 12 克，紫菀 12 克，桔梗 10 克。水煎服。若痰稀白较多者，加款冬花、清半夏；头痛甚者，加川芎；身痛者，加羌活；如表证较重咳嗽憋气，吐痰稀薄者，用小青龙汤加减。

　　2. 风热咳嗽

　　主证：咳嗽鼻塞，咽干鼻痒，吐白黏或黄稠痰，咳而不爽，或见身热汗出，口渴，头痛，微恶风寒，苔薄白而燥，脉浮数。

　　治法：疏风清热，宣肺止咳。

　　方药：桑菊饮加减。桑叶 10 克，菊花 12 克，连翘 15 克，薄荷 6 克，杏仁 10 克,甘草 6 克,芦根 15 克,前胡 10 克。水煎服。若身热口干,痰黄苔燥者,加生石膏;咽干痛者,加板蓝根、浙贝母;痰黄稠多者,加瓜蒌;苔薄黄者,加黄芩;口渴甚者,加天花粉、知母;鼻衄者,加白茅根。如发热较重者,或咳嗽暗哑,气逆喘憋者,用麻杏石甘汤加金银花、连翘、黄芩、大青叶等清热解毒之品。

3. 风燥咳嗽

主证:干咳无痰,或痰少胶黏难咯,鼻燥咽干,舌干红少津,舌苔薄白或薄黄,脉浮数。

治法:疏风清肺,润燥止咳。

方药:桑杏汤加减。桑叶 10 克,杏仁 10 克,浙贝母 10 克,淡豆豉 10 克,栀子 10 克,沙参 10 克,梨皮 20 克;或清燥救肺汤加减:桑叶 10 克,生石膏 24 克,杏仁 10 克,炙杷叶 12 克,芦根 30 克,麦冬 15 克。水煎服。舌红干甚者,加麦冬、生地;胶痰难咯者,加瓜蒌仁、桔梗;身热咽痛者,加金银花、板蓝根;咽干痒者,加山豆根、元参;胸痛者,加赤芍、瓜蒌;痰中带血者,加生地、白茅根。

(二)内伤咳嗽

1. 痰湿咳嗽

主证:咳嗽痰多,痰白黏或稀,痰出咳停,旋而复咳,胸脘满闷,食少身倦,舌苔白腻,脉沉滑。

治法:健脾燥湿,化痰止咳。

方药:二陈汤合三子养亲汤加减。清半夏 10 克,陈皮 10 克,茯苓 15 克,甘草 6 克,紫苏子 10 克,白芥子 10 克,炒莱菔子 15 克,苍术 10 克,款冬花 12 克。若气短脉弱者,加党参;咳甚者,加干姜、细辛、五味子;憋气者,加麻黄。痰浊不除,郁而化热,则咳痰黄稠,舌苔黄腻,此为痰热蕴肺,治宜清热化痰,用二陈汤加山栀、黄芩、知母、贝母等清热化痰之品。

2.肝火犯肺

主证：气逆作咳，面红咽干口苦，咳引胁痛，痰黄黏稠，舌苔薄黄少津，脉弦数。

治法：平肝降火，清肺止咳。

方药：泻白散合黛蛤散加减。桑白皮 10 克，地骨皮 10 克，天花粉 15 克，海蛤壳 15 克，青黛 6 克，黄芩 10 克，甘草 6 克。水煎服。若咳嗽频作，痰黄，加川贝母、牡丹皮；若胸闷气逆，加枳壳、旋覆花。

3.阴虚咳嗽

主证：干咳痰少，痰黏如胶，口渴干燥，时而咯血，颧红灼热，或见胸痛，饮食减少，舌红而干，脉细数。

治法：滋阴润肺，止咳化痰。

方药：百合固金汤加减。生熟地各 12 克，麦冬 15 克，元参 12 克，川贝母 10 克，白芍 10 克，百合 10 克。水煎服。若咳而气促明显，加五味子、诃子；若痰中带血，加牡丹皮、白茅根。

【临证备要】

咳嗽是肺系疾病最常见的一个病证，在许多疾病中都可出现，但就其辨证来讲，不外乎外感和内伤两大类。外感咳嗽，发病较急，多兼有寒热表证，多属实；内伤咳嗽，发病较缓，多无寒热表证，多属虚。一般来说，痰色白清稀者，属寒；痰色黄稠浊者，属热。痰黄稠如脓样者，属热毒盛。痰清稀量多者，属湿；干咳无痰或痰少胶黏难咯者，属燥。治外感咳嗽，宜散，药不宜静，忌苦寒收敛；治内伤咳嗽针刺，肺俞、关元、足三里；外感咳嗽及内伤咳嗽实证用泻法，虚证用补法；风寒、阳虚及痰湿阻肺者，加灸；风热者，可刺络放血。每日 1 次，每次留针 15~20 分钟。

【单验方】

1.风寒咳嗽

（1）紫苏叶 10 克,橘皮 10 克,生姜 6 克;或紫苏叶、炙杷叶、杏仁各 10 克;

或紫苏叶、陈皮各 10 克，白萝卜 15 克，红糖适量；或紫苏叶、前胡、杏仁各 10 克，甘草 3 克;或紫苏叶、荆芥、法半夏各 10 克，陈皮 6 克，甘草 3 克。任选一方，水煎服。

（2）百部 20 克，款冬花 10 克，冰糖适量，水煎代茶饮。

2. 风热咳嗽

（1）桑叶、菊花、桔梗、浙贝母各 10 克，甘草 3 克;或桑白皮、炙杷叶、杏仁各 10 克。水煎服。

（2）鸭梨（去核）1 个，杏仁 7 粒，冰糖 15 克，蒸熟服用。

3. 燥热咳嗽

（1）桑叶、麦冬、枇杷叶（去毛）各 10 克；或款冬花、百合、桑白皮各 10 克，莱菔子 6 克，冰糖 12 克。任选一方，水煎服。

（2）荆芥、桔梗、前胡、陈皮各 6 克，紫菀、百部各 10 克，甘草 3 克，水煎服。一般外感咳嗽都可以用。表证明显者,加薄荷;偏热者，加连翘、黄芩；偏寒者，加麻黄或桂枝；热痰多者，加瓜蒌皮、浙贝母；寒痰多者，加半夏、茯苓；气喘促者，加紫苏子、杏仁。

4. 痰湿咳嗽

（1）党参 15 克，半夏、紫菀、款冬花各 10 克，五味子 6 克。水煎服。

（2）陈皮 10 克，白萝卜（切片）15 克。水煎服。

5. 肝火咳嗽：珍珠粉 60 克，青黛少许，麻油调服，每次 6 克，每日 2 次。

6. 阴虚咳嗽

（1）鸭梨（去皮、核）1 个，将贝母粉 10 克，冰糖 15 克纳入梨中，蒸 30 分钟，热服；或沙参 15 克，梨（切碎）2 个，冰糖 15 克，水煎服。

（2）百部 60 克,杏仁 100 克，冰糖 60 克,共研细末,每服 3 克。每日 2 次，开水冲服。

7. 肾虚咳嗽

（1）胎盘粉，每次 3 克，装胶囊吞服。

（2）核桃仁、杏仁各 6 克，捣烂，加糖适量拌匀，开水送服。

【外治法】

1. 药熨疗法

（1）风寒咳嗽取葱白适量捣烂炒热，外敷胸部。

（2）痰浊壅盛之咳嗽，取紫苏子、白芥子、莱菔子各等分热熨引前胸、后背俞募穴；另取上药为末，醋调敷天突、膻中、大椎、陶道、肺俞、肝俞等穴。

2. 敷贴疗法

（1）痰热咳嗽取瓜蒌 1 个，青黛 15 克，贝母 50 克，共研细末，以蜂蜜调和成膏状，摊于贴膏中心贴肺俞、大抒、后溪等穴，1 日 1 换。

（2）肺气虚咳嗽取罂粟壳或五味子适量，研细末，将药末放胶布中心，贴脐及肺俞、膏肓、膻中、气海等穴。

（3）老年咳嗽取生明矾 30 克，醋调，敷足心涌泉穴。

（4）久咳取胡椒末、麻黄末撒在膏药上贴于肺俞；或者麻黄 60 克，胡椒 20 粒，老姜 15 克，共研末，以白酒调成糊状贴背心。

3. 撮痧、刮痧疗法

（1）从颈部向下至第 4 腰椎处撮痧，以皮肤出现红紫斑点为度。

（2）取颈部向下至第 4 腰椎处顺刮，同时刮至肘部曲池穴，咳嗽明显者再刮至胸部，主治咳嗽发热。

哮与喘

　　凡呼吸困难，甚至张口抬肩，不能平卧，谓之喘。呼吸急促，喉间有痰鸣声者，谓之哮。所以《医学正传》说："哮以声响言，喘以气息言。"因之，哮必兼喘，一般称为哮喘，而喘证并不兼哮。哮是一种发作性的痰鸣气喘疾患，其病因主要为机体素虚，痰为发病之主，痰伏于肺，而为风寒、热邪、饮食、情志、劳倦等所诱发。喘是临床上常见的一种症状，常并发于各种急慢性疾病中，常为某些疾病的主证和论治中心，所以哮与喘二者不同。

一、哮病

哮病是由于宿痰伏肺，遇诱因或感邪引触，以致痰阻气道，肺失肃降，气道痉挛所致的一种发作性痰鸣气喘疾患。患病时喉间痰鸣有声，气粗呼吸困难，甚则喘息不能平卧。现代医学的支气管哮喘、喘息性支气管炎或其他急性肺部过敏性疾患所致的哮病可按本病辨证施治。

【辨证施治】

本病的形成不外乎内外两种因素，脏腑功能失调而生痰浊是内因，风寒、饮食等是外因，而痰浊主要为肺、脾、肾的功能失调所致。因脾主健运，脾虚则健运失权，从而津液凝聚而为痰。再兼肺气素虚，则痰浊既成，上渍肺系，一遇外邪，则痰随气上，气因痰阻，痰气相搏，阻塞气道，肺管因而狭窄，肺气升降不利，则哮喘发作。所以肺、脾、肾虚是内因，风寒、饮食等是外因。因此，对哮喘的辨证治疗当分已发和未发，已发以邪实为主，首先辨其属寒属热，当攻邪以治其标。未发（间歇期）以正虚为主，需要辨其虚在何脏。当扶正以固本。

（一）发作期

1. 寒哮

主证：呼吸急促，喉中哮鸣有声，胸膈满闷如塞，吐痰清稀，色白多沫，口不渴，舌淡苔白滑，脉弦紧或浮紧。多发生于寒冷季节，或每因受寒遇凉而发。

治法：温肺散寒，化痰平喘。

方药

（1）三拗汤合三子养亲汤加减。麻黄10克，杏仁10克，紫菀10克，款冬花15克，半夏10克，紫苏子10克，莱菔子15克，白芥子12克，地龙10克，甘草6克，生姜10克，红枣12克。水煎服。恶寒者，加桂枝；痰盛喘甚者，加葶苈子、射干；咳嗽者，加干姜、细辛、五味子；恶心呕吐者，加陈皮。

（2）射干麻黄汤加减。麻黄10克，射干10克，细辛3克，半夏10克，五味子6克，紫菀12克，款冬花12克，生姜10克，大枣10克。水煎服。

2. 热哮

主证：气促息涌，喉中痰鸣如吼，胸高胁胀，咳呛阵作，咳痰色黄或白，黏稠，咯吐不利，烦闷不安，汗出，面赤，口苦，口渴喜饮，不恶寒，舌质红，苔黄腻，脉滑数或弦滑。

治法：清热化痰，宣肺平喘。

方药

（1）定喘汤加减。麻黄10克，杏仁10克，半夏10~15克，紫苏子12克，黄芩10克，桑白皮15克，白果10克，款冬花15克，甘草6克。水煎服。口渴甚者，加生石膏、知母；喘憋甚者，加地龙、葶苈子；体温高者，加金银花、连翘、鱼腥草等清热解毒之品。

（2）麻杏石甘汤合三子养亲汤加减。麻黄10克，杏仁10克，生石膏30~45克，紫苏子10克，莱菔子15克，白芥子12克，地龙15克，甘草6克。水煎服。若大便秘结，加大黄、芒硝。

3. 虚哮

主证：哮喘发作，持续不已，屡用一般宣肺平喘药无效，呼吸短促，声息低微，倦怠乏力，头多冷汗，舌淡苔少，脉沉细弱。

治法：补肺纳气平喘。

方药：人参蛤蚧散加减。人参15~20克，蛤蚧粉（冲）3克，胡桃肉15克，麦冬12克，五味子12克，百合15克，白术12克，茯苓15克，橘红10克，甘草6克。水煎服。

（二）间歇期

间歇期以补虚扶正为主，以改善体质，增强抵抗力，减轻或减少发作，甚至达到根治的目的。

1. 肺虚

主证：平素易患感冒，稍受风寒，即易引起哮喘发作，舌淡少苔，脉虚弱。

治法：益气固表。

方药：玉屏风散加减。黄芪 30 克，防风 10 克，白术 10 克，桂枝 10 克，白芍 10 克，甘草 6 克。水煎服。

2. 脾虚

主证：平素倦怠乏力，食少面黄，每因饮食不当或在寒冬季节易发，发则咳喘痰多，舌质淡，苔白滑，脉沉弱。

治法：健脾温中，利湿化痰。

方药

（1）理中汤合苓桂术甘汤加减。党参 60 克，白术 60 克，干姜 30 克，黄芪 60 克，茯苓 60 克，肉桂 60 克，半夏 60 克，橘红 45 克，甘草 30 克。共研细末，水泛为丸。每次 10 克，每日 2 次。根据《黄帝内经》"春夏养阳，秋冬养阴"的道理，最好在夏季服上药，连服 3 个月，可减轻发作或控制发作。

（2）白芥子涂法。白芥子 30 克，元胡 30 克，甘遂 15 克，细辛 15 克。共研细末，加麝香 1.5 克，杵匀，姜汁调成糊状。夏三伏中贴敷肺俞、膏肓、百劳等穴。如无麝香，可用白芷 2 克，研末撒在药饼中央。每次贴敷半小时，10 日 1 次。

3. 肾虚

主证：平素腰膝酸软，或有遗精，不论冬夏，哮喘皆易发作，舌质红，苔薄白，脉沉细弱。

治法：补肾益气，佐以化痰。

方药：河车大造丸加减。紫河车（焙干）1 具，熟地 30 克，天冬 30 克，麦冬 30 克，黄芪 30 克，茯苓 30 克，龟板胶 15 克，党参 15 克，半夏 15 克。共研细末，炼蜜为丸。每次 9 克，每日 2 次，两个月为 1 个疗程。

【临证备要】

哮证以机体素虚、脏腑功能失调为根本原因,一般寒哮以机体阳虚的较多,热哮以机体阴虚的较多,虚哮以机体阴阳俱虚的较多。但虚在何脏,总不外肺、脾、肾。为了便于掌握,将肺虚、脾虚、肾虚分别论述,但实际上有些患者每有脾肾、肺肾或肺脾肾俱虚的情况,切不可化地自守。根据临床见证,灵活掌握运用。

【针灸疗法】

发作期:取定喘、天突、内关、膻中、鱼际穴。寒哮,加列缺、风门;热哮,加丰隆、大椎、合谷、孔最。咳痰多,加孔最、丰隆。每次选2~3穴,重刺激,留针30分钟,每隔5~10分钟捻针1次,每日或隔日1次。

缓解期:取大椎、肺俞、足三里穴。肾虚,加肾俞、关元;脾虚,加脾俞、中脘。每次选2~3穴,轻刺激,可加灸,隔日治疗1次。在发作前的季节施针。

耳针:发作期取定喘、内分泌、皮质下,缓解期可加脾、肾等。均用王不留行籽外贴压耳穴。

二、喘病

喘病是因为感受外邪,痰浊内蕴,情志失调而致肺气上逆,失于宣降,或久病气虚,肾失摄纳而致,以呼吸困难,张口抬肩,动则喘甚,鼻翼翕动,不能平卧为特征的一类病证。严重者每致喘脱。现代医学的喘息性支气管炎、肺部感染、肺炎、肺气肿、心源性哮喘、肺结核、尘肺等疾病,可按本病辨证施治。

【辨证施治】

喘证一般分虚实两类。实喘为邪气蕴肺,气失宣降,多由风寒、热邪、痰浊所引起;虚喘为肺肾亏虚,肺不降气,肾不纳气所引起。亦有上盛下虚,本虚标实,虚实夹杂。

(一)实喘

1.风寒犯肺

主证：喘急胸闷，伴有咳嗽，痰稀色白，舌淡苔薄白，脉浮紧。

治法：散寒宣肺平喘。

方药：小青龙汤加减。麻黄10克，桂枝10克，白芍10克，半夏10克，干姜6克，细辛3克，五味子10克，甘草6克。水煎服。

2. 热邪蕴肺

主证：喘急咳嗽，甚则鼻翼翕动，口唇青紫，身热不退，汗出口渴，舌苔薄黄，脉浮数。

治法：宣肺泄热平喘，佐以解毒。

方药：麻杏石甘汤加减。麻黄10克，杏仁10克，生石膏30~60克，金银花30克，连翘15克，鱼腥草30克，黄芩10~15克，大青叶30克，甘草6克。水煎服。咳甚者，加前胡、枇杷叶；口渴甚者，加知母、天花粉；痰蕴气喘者，加葶苈子、桑白皮；身热苔黄甚者，加黄连、山栀；吐痰带血或铁锈色痰者，加黛蛤散、生地、柏叶炭；舌红少津者，加生地、玄参；大便秘结者，加大黄、火麻仁；胸痛者，加桃仁、郁金。

3. 痰浊蕴肺

主证：喘咳痰多，胸脘满闷，或兼呕恶少食，舌苔白腻，脉滑。

治法：祛痰宣肺平喘。

方药：三子养亲汤合二陈汤加减。紫苏子10克，莱菔子15克，白芥子12克，葶苈子15克，半夏10克，茯苓18克，橘红10克，杏仁10克，厚朴10克。水煎服。如湿痰化热，咳痰黄稠，苔转黄腻者，再加黄芩、山栀、黄连等苦寒清热燥湿之品。

（二）虚喘

1. 肺虚

主证：喘促短气，咳声低弱，语言无力，动则喘剧，舌淡红，脉虚弱。

治法：益气定喘。

方药：生脉散加减。党参15~30克，麦冬10~15克，五味子10~15克，黄芪15~30克，甘草6克。水煎服。阴虚较甚，舌红少津，口干者，加沙参、玉竹；自觉形寒口不渴者，为肺虚有寒，去麦冬加干姜。

2. 脾虚

主证：喘促短气，倦怠乏力，食欲不振，咳吐白黏痰，量多，舌淡苔白腻，脉缓弱。

治法：健脾益气，祛痰平喘。

方药：六君子汤合三子养亲汤加减。党参15克，白术12克，半夏10克，茯苓15克，橘红10克，紫苏子10克，白芥子10克，莱菔子12克，杏仁10克，厚朴6克。水煎服。

3. 肾虚

主证：喘促日久，呼多吸少，气不得续，动则喘促更甚，甚则汗出肢冷，舌淡，脉沉细。

治法：补肾纳气。

方药

（1）肾阳虚用金匮肾气丸合参蛤散加减。熟地15~20克，山药15~30克，山萸肉10~15克，人参10克，五味子10克，补骨脂10克，胡桃肉10克，蛤蚧粉（冲）3克，肉桂6克，制附子10克，怀牛膝10克。水煎服。舌青紫者，加桂枝、赤芍、丹参以通阳活血；痰多者，加半夏、茯苓、紫苏子以化痰降逆。

（2）肾阴虚取七味都气丸合生脉散加减。熟地15克，山药15~30克，山萸肉10~15克，西洋参10克，麦冬12克，五味子10克，龟板15克。水煎服。若肾虚于下，痰浊壅盛于上（下虚上实）。在本证基础上兼有标实，痰浊壅肺，证见喘咳痰多，气急胸闷，苔腻，脉细滑。治宜化痰降逆，温肾纳气。方用苏子降气汤。紫苏子、半夏、当归、厚朴各10克，前胡、肉桂、橘红、甘草、生姜各6克。若阳虚水逆，上凌心肺，证见心悸喘咳，小便不利，以致肢体浮肿，舌淡胖，脉细。治宜温阳利水，用真武汤加泽泻、车前子，以振奋心阳而行水邪。

本证到了严重阶段，不但肺肾俱虚，且心阳亦衰，以致喘逆加剧，烦躁不安，或神情淡漠，神志恍惚，肢冷汗出，脉沉细或浮大无力，宜急用参附加生龙牡、五味子等，回阳固脱急救。

【临证备要】

哮与喘在临床表现上不同，因之，在辨证治疗上也各有区别。诊治哮病，当分已发和未发，已发以邪实为主，当攻邪以治其标；未发以正虚为主，当扶正以固其本。攻邪首当辨其寒热，主要根据发病情况，其痰之稀稠，色之黄白，口之渴与不渴，以及舌质之红淡，舌苔之黄白，再参考发病季节和诱发情况等，以区别寒哮与热哮。未发（间歇期）以补虚为主，首先辨其虚在何脏，采取不同措施，并根据春夏养阳，秋冬养阴的理论，长期坚持服药，以期减轻或控制复发。

喘是一个症状，在许多疾病均可出现，一旦出现则常为各该疾病的主证和论治中心，必须予以重视。喘分虚实，实喘多在肺，虚喘多在肾。实喘呼吸深长有余，呼出为快，气粗声高，脉象有力，病势骤急，其治在肺。辨其风寒、热邪或痰浊，予以祛邪利气为主。虚喘呼吸短促难续，深吸为快，气怯声音低微，脉象无力，病势徐缓，时轻时重，过劳即甚，治疗时重点在肾，以培补摄纳为主。实喘易治，虚喘难疗。必要时须中西医结合进行救治。

【针灸疗法】

取定喘、天突、膻中、肺俞、膏肓俞、中府穴。风寒袭肺者，加列缺、外关、风池、风门；肺热者，加尺泽、曲池、大椎；痰湿阻肺者，加丰隆、足三里、脾俞；肺气郁痹者，加肝俞、太冲、行间、照海；脾虚者，加脾俞、中脘；肾虚者，加肾俞、关元。实证用泻法，虚证用补法，每次选3~5穴，留针15~20分钟，每日或隔日1次。可酌情在胸背部灼灸，或用拔罐法。单验方、外治法，均可参照哮病治疗。

肺　胀

　　肺胀是多种慢性肺系疾患反复发作迁延不愈，肺脾肾虚损，导致肺气壅滞胀满，不能敛降的一种病证。临床表现为胸部膨满，胀闷如塞，喘咳上气，痰多，烦躁，心慌等，病程缠绵，时轻时重，日久则见面色晦暗，唇甲发绀，脘腹胀满，肢体水肿或喘脱等危重证候。现代医学的慢性支气管炎、支气管哮喘、支气管扩张、硅沉着病、肺结核等并发肺气肿、慢性肺源性心脏病等病可按本病辨证论治。

　　【辨证施治】

　　（一）肺肾气虚

　　主证：呼吸浅短难续，声低气怯，喘息则张口抬肩，倚息不能平卧，咳嗽，痰白如沫，咳吐不利，胸闷，心慌，形寒，汗出，舌淡或暗紫，脉沉细数无力或结代。

　　治法：补肺纳肾，降气平喘。

　　方药：补肺汤加减。人参、五味子各 10 克，冬虫夏草、橘红各 6 克，核桃肉 15 克，蛤蚧（研末）1.5 克，黄芪 15 克，熟地黄、紫苏子、款冬花、法半夏、紫菀、桑白皮各 10 克。水煎服。

　　（二）阳虚水泛

　　主证：面浮，下肢水肿，甚则一身悉肿，腹部胀满有积水，心悸，喘咳，咳痰清稀，脘痞，纳差，尿少，怕冷，面唇青紫，苔白滑，脉沉细。

　　治法：温肾健脾，化饮利水。

　　方药：真武汤合五苓散加减。炮附子 10~15 克，白术、猪苓、白芍各 10 克，茯苓 15~30 克，桂枝 10~15 克，生姜 6~10 克，泽泻 6~10 克。水煎服。

　　（三）痰热郁肺

　　主证：喘咳气促，痰黄口干，口渴欲饮，舌暗红，苔黄或黄腻，脉滑数。

治法：宣肺泄热，降逆平喘。

方药：越婢加半夏汤加减。麻黄 10 克，石膏 30 克，生姜 6 克，半夏 10 克，甘草 6 克，大枣 10 克。水煎服。

（四）痰浊壅肺

主证：咳嗽痰多，色白或呈泡沫，喉间痰鸣，喘息不能平卧，胸部胀满，憋闷如塞，面色晦暗，舌淡暗，苔腻，脉弦滑。

治法：泻肺涤痰平喘。

方药：葶苈大枣泻肺汤加减。葶苈子 10~20 克，大枣 10~15 克，紫苏子 10~12 克，白芥子 10~12 克，半夏 10 克，海浮石 10~15 克，款冬花 15 克。水煎服。

（五）痰蒙神窍

主证：神志恍惚，谵妄，烦躁不安，撮空理线，表情淡漠，嗜睡，昏迷，或肢体眴动、抽搐，咳逆喘促，咳痰不爽，苔白腻或黄腻，舌质暗红或淡紫，脉细浮数。

治法：涤痰，开窍，熄风。

方药：首先选用安宫牛黄丸，1 次 1 丸，温开水送服；清开灵注射液 20~30 毫升加入 10% 葡萄糖注射液 500 毫升，静脉滴注，每日 1 次；或醒脑静注射液 10~20 毫升加入 10% 葡萄糖注射液 500 毫升，静脉滴注，每日 1 次。方用涤痰汤加减。制半夏、制南星、陈皮、枳实、人参各 10 克，茯苓 15 克，石菖蒲、竹茹各 10 克，甘草、生姜各 6 克。

针灸疗法、单验方、中药外治法，均可参照哮喘病治疗。

痰 饮

痰饮是体内水液停滞，运化失常的一种疾患。痰饮之名，始于《金匮要略》，《金匮要略》所讨论的痰饮病，实质上是以饮为主，而并未涉及痰，因为痰与饮均是脏腑病理变化的产物，是体液停积反映于临床的多种不同证候。凡肺、脾、肾三脏阳虚，水液失于输布、运化、通调，以致水湿停积的，即谓之饮。饮得邪热煎熬而凝聚的谓之痰，是以饮清稀而痰稠浊。《类证治裁》说"痰饮皆津液所化，痰浊饮清，痰因于火，饮因于湿也。"这是扼要之论。

一、饮证

凡由于运化水液的功能失常，而致体液停积于局部的，即叫作饮。但由于体液停积的部位不同，因此有痰饮、悬饮、溢饮、支饮之区分。凡饮邪散在肠胃者为痰饮；饮流胁下者为悬饮，泛溢四肢肌肤者为溢饮；支撑胸肺者为支饮。饮的治疗原则是"病痰饮（指广义的痰饮，包括四饮）者，当以温药和之"。因水饮的形成，多由肺、脾、肾三脏阳虚所致，且饮为阴邪，得温始化，故治饮皆宜温药。但饮是有形之邪，必参以发汗、逐饮、泻下等法，故不言温补，而说温和。

【辨证施治】

（一）痰饮

1.脾胃阳虚

主证:胸膈胀满，脘部有振水声，呕吐清水痰涎，口渴不欲饮，水入即吐，或背寒冷如掌大，头昏目眩，短气心悸，舌质淡白滑或白腻，脉弦滑。

治法：温阳利水。

方药：苓桂术甘汤加减。茯苓30克，桂枝10~15克，白术15克，甘草10克。水煎服。呕吐者，加半夏、生姜；小便不利者，加猪苓、泽泻；

头昏目眩者，加天麻、半夏。

若渴欲饮水，水入即吐，或脐下悸动，吐涎沫而巅眩者，此为水停于中，不能化津以上承，故口渴饮水。但水液即停，饮水则湿盛，故水入口即吐，这种现象，也叫"水逆"。水饮蓄下，冲逆而动，则脐下悸动。水饮上逆，蒙蔽清窍，则吐涎沫而巅眩。以上情况，均可用五苓散治疗。如胸脘胀满，不能食者，此为脾胃虚弱，运化无力，可用外台茯苓饮或香砂六君子汤。如腹满，口舌干燥者，此为水停肠间，阳气被阻，用己椒苈黄汤。如呕吐、目眩、心悸者，此为水饮停蓄于中而上逆所致，用小半夏加茯苓汤；如头昏目眩甚者，用泽泻汤。

2. 肾阳亏虚

主证：少腹拘急不仁，小便不利，或呼吸不畅，呼多吸少，气促短急，动则尤甚，舌淡苔白滑，脉沉弱。

治法：补肾扶阳，利水纳气。

方药：金匮肾气丸。熟地黄 15~30 克，山药 15~30 克，茯苓 15~30 克，山茱萸 12 克，泽泻 10 克，牡丹皮 10 克，肉桂 10 克，附子 10 克。水煎服。

（二）悬饮

主证：胁痛，咳唾则更甚，转侧呼吸均牵引作痛，肋间胀满，气短息促，有时只能卧于一侧，舌苔薄白，脉沉弦。

治法：攻逐水饮。

方药：十枣汤加减。大戟 3 克，芫花 3 克，甘遂 3 克。共研粗末。大枣 10 枚。加水先煮大枣至熟，再入药末（强壮者，每次 1.5 克，体弱者酌减），再煮二三沸，早晨空腹服下。如不泻水，明日煎药时，加药末后只煮一沸，或不煮（煮的沸数越多，泻水的力量就越小），或再加量，以大便泻水为度。如泻甚时，可吃稀粥补之。

十枣汤为攻逐水饮的峻剂，不能常服，如欲缓攻水饮者，可用控涎丹。

每次 1.5 克，枣汤送下，每日 1~2 次。泻甚时量酌减，以大便微利为度。

若初期有寒热表证者，解表之后，再用逐水法。

（三）溢饮

主证：身体疼痛沉重，甚则肢体浮肿，无汗恶寒，咳嗽气喘，口不渴，痰多白沫，舌淡苔白腻，脉弦紧。

治法：解表化饮。

方药：小青龙汤加减。麻黄 10 克，桂枝 10 克，白芍 10 克，干姜 10 克，细辛 3 克，五味子 6 克，半夏 10 克，甘草 6 克，紫菀 10 克，前胡 10 克。水煎服。喘甚者，加杏仁、紫苏子；浮肿者，加茯苓、车前子；或合五皮饮。如兼发热烦躁，为风寒外束，内有郁热，治宜发汗清里，可用大青龙汤。

（四）支饮

主证：咳逆喘息不能平卧，其形如肿，浮肿多见于面部，痰稀色白而量多。甚则喘满咳吐痰涎，背痛腰痛，目泣自出，身体𥆧动，舌苔白腻，脉沉弦。

治法：发表温里，泻肺逐饮。

方药：小青龙汤合三子养亲汤加减。麻黄 10 克，桂枝 10 克，白芍 10 克，干姜 10 克，细辛 3 克，五味子 6 克，半夏 10 克，甘草 6 克，白芥子 12 克，紫苏子 10 克，莱菔子 15 克，款冬花 15 克，紫菀 12 克。水煎服。面浮者，加桑白皮、葶苈子；身体𥆧动者，加制附子。若无表证，咳喘痰盛不得息者，用葶苈大枣泻肺汤合三子养亲汤，以泻肺逐饮。以上皆是治标之法，待咳喘平，则当健脾温肾，扶正固本为要。

二、痰饮

在饮的基础上，若复得邪热火气的煎熬，则成为痰；或脾虚不运，湿聚成痰。在发病部位上，饮多停蓄于胸腹，与肺、脾、肾关系较为密切。痰则随气升降，遍身无处不到，与五脏之病均有关系，常说"怪症多属痰"。所以痰的病证表现复杂，变幻多端。

【辨证施治】

（一）湿痰

主证：吐痰量多，色白质稀，或吐涎沫，舌淡苔白滑或白腻，脉滑。若湿痰犯肺，则兼咳喘等症状。

治法：燥湿化痰。

方药：二陈汤加减。半夏 10 克，茯苓 15~20 克，橘红 10 克，甘草 6 克。水煎服。倦怠乏力，面色萎黄，脉虚弱。脾虚甚者，加党参、白术；咳喘者，加杏仁、紫苏子、前胡。

（二）燥痰

主证：吐痰成块量少，胶黏难咯，口干唇燥，舌质红少津无苔，脉多弦细而数。

治法：润燥化痰。

方药：燥痰汤加减。旋覆花 10 克，天门冬 10 克，橘红 6 克，桔梗 10 克，枳壳 6 克，川贝母 10 克，瓜蒌仁 12 克，黄芩 10 克，海浮石 12 克。水煎服。

（三）风痰

主证：突然或病中出现眩晕头痛，神志昏迷，口噤，抽风惊厥，或喉间有痰涎，舌苔厚腻，脉弦滑。

治法：追风化痰。

方药：半夏白术天麻汤加减。半夏 10 克，云苓 12 克，橘红 10 克，胆南星 10 克，天麻 10 克，钩藤 15 克，全虫 10 克，蜈蚣 3 条。水煎服。

（四）寒痰

主证：痰清稀色白，口中自觉有冷气，常恶寒，手足不温，大便溏泻，舌质淡，苔白滑，脉沉弱。

治法：祛寒化痰。

方药：理中化痰丸加减。党参 12 克，白术 12 克，干姜 10 克，半夏 10 克，茯苓 15 克，甘草 6 克。水煎服。

（五）热痰

主证：痰稠色黄，烦热口干，咳喘，或为惊悸失眠，或发狂妄，舌苔黄腻，脉滑数。

治法：清热化痰。

方药：清气化痰丸加减。半夏 10 克，茯苓 15 克，陈皮 10 克，胆南星 10 克，黄芩 10 克，枳实 10 克，瓜蒌仁 10 克，杏仁 10 克。水煎服。烦躁者，加焦栀子、竹茹；惊悸失眠者，加酸枣仁、远志。

【临证备要】

痰与饮均是肺、脾、肾三脏功能失调，水谷精微变化的病理产物。饮有四种类型，即痰饮、悬饮、溢饮和支饮。凡饮邪停积于胃肠的为痰饮，其主证为胸胁支满，脘腹有振水声等；凡饮邪停积于胁肋的为悬饮，其主证为咳唾引痛等；凡饮邪泛溢于四肢肌腠的为溢饮，其主证为身体疼重，肢体浮肿等；凡饮邪停积于胸肺的为支饮，其主证为咳逆倚息不得卧等。饮为阴邪，非阳不化，所以"病痰饮者，当以温药和之"，这是饮病的治疗总则。痰证最常见的有五种类型，即湿痰、燥痰、风痰、寒痰和热痰。湿痰以痰涎清稀，色白量多为特点，着重在脾湿不化，治以燥湿化痰为主。燥痰以痰少胶黏难咯为特点，着重在肺阴不足，治以滋阴润燥化痰为主。寒痰以痰稀色白，兼见阳虚寒盛之象，治以温阳祛寒化痰为主。热痰以痰稠色黄，兼见内热火盛之象，治以清热化痰降火为主。此二者虽化痰之药基本相同，但前者必佐以辛热温阳祛寒之品，后者必佐以苦寒清热降火之品，用药混淆，亦是犯虚虚实实之戒，不可不慎。风痰是除有痰的征象外，必兼有口噤惊厥抽风等，在治疗上除化痰外，必兼用追风药物，是其特点。另外痰证变化多端，临床表现比较复杂，故有"怪病多属痰"的说法，临证时必须注意到这一点。

胃　　痛

　　胃痛又称胃脘痛。本病多以暴饮暴食，恼怒及劳累过度，感受外邪等为常见病因；以胃气郁滞，胃失和降为基本病机；临床以胃脘部及心窝处常发生疼痛为主，常伴有纳差、恶心、呕吐、嗳气呃逆、大便不调等症状的一种常见疾病。现代医学中功能性消化不良、急慢性胃炎、胃痉挛、胃黏膜脱垂、胃下垂、消化道溃疡、上消化道出血等疾病以胃脘部经常性疼痛为主证者，均可参照本病辨证施治。

　　【辨证施治】

　　根据胃痛的部位、性质、时间的不同，结合其他兼证来进行辨证治疗。临床常见有寒邪客胃、肝气犯胃、饮食伤胃、湿热阻胃、瘀血阻络、胃阴不足、脾胃虚寒等类型。

　　（一）寒邪客胃

　　主证：突发胃脘剧烈冷痛，遇寒痛增，温熨痛减，口不渴，泛吐清水，大便溏薄，苔白，脉弦紧。

　　治法：温中散寒，理气和胃止痛。

　　方药：良附丸加减。高良姜10克，制香附10克，吴茱萸8克，木香10克，紫苏梗10克，生姜10克，甘草6克，半夏10克。水煎服。

　　（二）肝气犯胃

　　主证：胃脘胀痛，或迁及胁肋，嗳气则舒，食欲减退，每因情志刺激加重或诱发，舌苔薄白，脉弦细。

　　治法：疏肝理气，和胃止痛。

　　方药：柴胡疏肝散合平胃散加减。柴胡10克，枳实10克，白芍12克，甘草6克，制香附10克，元胡15克，川楝子10克，陈皮10克，苍术10克。水煎服。食欲减退，属脾虚者，加白术、党参、茯苓；属食滞苔厚者，加焦山楂、神曲、麦芽；若肝气郁结化热，即所谓"气有余便是火"，见心烦易怒，胃痛较剧，吞酸嘈杂，口苦，苔黄者，加左金丸、乌贼骨、石斛等制酸之品。

（三）饮食伤胃

主证：胃脘胀痛突然发作，拒按，厌食，嗳腐吞酸或呕吐宿食，吐后痛减，大便腐臭，苔厚腻，脉弦滑。

治法：消食导滞，和胃止痛。

方药：保和丸加减。焦三仙（焦山楂、焦麦芽、焦神曲）各10克，焦槟榔10克，莱菔子15克，炒白术10克，茯苓15克，木香6克，半夏10克，陈皮10克，连翘10克，枳实10克，厚朴10克。水煎服。若痛较重者，加元胡、川楝子；食滞化热，口干苔黄，便秘者，加生大黄、黄芩。

（四）湿热阻胃

主证：胃脘胀满，灼热疼痛，嘈杂泛酸，口渴不多饮，纳差，大便不调，舌质红，苔白腻或黄腻，脉弦滑。

治法：清化湿热，理气和胃。

方药：二陈汤合三仁汤、左金丸加减。苍术10克，厚朴10克，陈皮10克，法半夏10克，茯苓15克，生薏苡仁15克，白豆蔻6克，黄连6克，黄芩6克，蒲公英15克，枳壳10克，吴茱萸3克。水煎服。泛酸多者，加海螵蛸、煅瓦楞子、贝母；胁痛背胀明显者，加元胡、川楝子、郁金、白芍。

（五）瘀血阻络

主证：胃脘刺痛拒按，食后痛甚，或见呕血黑便，舌质紫暗或有瘀点，脉弦涩。

治法：理气化瘀，和胃止痛。

方药：丹参饮合失笑散加减。丹参15~20克，檀香10克，砂仁6~10克，生蒲黄10克，五灵脂10克，元胡15克，白芍15克，甘草6克，木香10克。

水煎服。吐血黑便者，加白芨粉（冲）、三七粉（冲）。

（六）胃阴不足

主证：胃脘隐痛灼热，口燥咽干，五心烦热，纳差少食，嘈杂似饥，舌红少津或少苔，脉细数。

治法：养阴和胃，佐以清热。

方药：益胃汤合芍药甘草汤加减。沙参15克，麦冬12克，玉竹12克，生地12克，白芍12克，甘草6克，陈皮10克，扁豆10克，生麦芽12克。水煎服。干呕者，加竹茹、生枇杷叶；便秘者，加火麻仁。

（七）脾胃虚寒

主证：胃脘隐痛绵绵，喜按喜热，遇冷加重，食欲不振，泛吐清水，神疲体倦，便溏，舌淡苔白，脉沉细。

治法：温中健脾，散寒止痛。

方药：香砂六君子汤合良附丸加减。党参15克，白术15克，茯苓15克，甘草10克，木香10克，砂仁10克，法半夏10克，陈皮10克，制香附10克，高良姜10克。水煎服。胃脘冷痛，四肢不温者，加吴茱萸、干姜；酸多者，加煅瓦楞子、海螵蛸；呃逆者，加丁香、柿蒂。若疼痛剧烈，患者难以忍受，可先用白芷甘草汤（白芷30~50克，甘草10~15克），水煎服。或与以上方剂合用，其止痛效果良好。其中甘草的用量以不超过30克为宜，若用量过多，往往患者有颜面或全身浮肿的副作用。如遇此情况，应立即停药，2~3日内可自行恢复。

【临证备要】

胃痛的原因很多，但不外乎肝、胃、脾的功能失调所致。由肝气郁结所致者，多为胀痛，并常牵引至胁肋，治宜疏肝理气和胃为主，选用柴胡、香附等药；湿热郁蒸所致者，多为灼痛，常伴嘈杂反酸，舌苔黄腻，治宜清化湿热，理气和胃为主，选用苍术、厚朴、黄芩、山栀等品；脾胃虚寒所致者，为隐痛或冷痛，常伴有喜热喜按，神疲体乏，苔白，脉虚弱，治宜温脾散寒为主，选用党参、白术、香附、高良姜等品；由胃阴不足所致者，多兼口唇干燥，灼热如割，空腹较重，舌红无苔少津，治宜滋养胃阴为主，治宜养阴益胃，清降虚热为主，选用沙参、麦冬、玉竹、白芍等品。治疗胃痛，原则上实证以通为主，如气滞者疏郁，血瘀者化瘀，食滞者消导；虚证以补为主，虚寒者温阳，阴不足者养阴，审慎为宜。临床上一般多佐以理气止痛之品，但也不能漫云痛则不通，通则不痛，概以行气消导为治，应审证察因而治其本。

【外治法】

1. 针灸疗法：以中脘、内关、足三里为主穴，配脾俞、合谷、太冲、三阴交等穴。实证，加公孙；气滞，加阳陵泉、肝俞；虚证，加脾俞、胃俞、章门、三阴交。手法：暴痛实证用泻法，隐痛虚证用补法。虚寒性胃痛可加温针。急性胃痛主穴取梁丘、内关、足三里（双侧）。配穴取中脘、阳陵泉（双侧）。方法：先针梁丘，然后再针其他穴位，强刺激直到胃痛缓解。亦可选用电针。

2. 艾灸疗法：取脾俞、胃俞、中脘、章门、内关、足三里，可选用艾柱灸、艾条灸、隔姜灸。

【单验方】

1. 胃寒痛

（1）可用高良姜、厚朴、五灵脂各等份研末，每服3克；或丁香15克，肉桂10克，共研末，每服2.5克；或苍术60克，吴茱萸6克，炒研末，每服5克。

（2）高良姜、制香附各10克；或肉桂、干姜、吴茱萸各3克；或干姜12克，花椒3克。任选一方，每日1剂，水煎服。

2. 食滞胃痛

（1）鸡内金、香橼皮各10克，共研末。每服3克，开水送服。

（2）焦山楂10克，莱菔子15克。每日1剂，水煎服。

3. 气滞胃痛

（1）姜黄18克，制香附12克，砂仁、甘草各3克。任选一方，共研细末，每服3克，每日2~3次，开水冲服。

（2）炒青皮、木香各10克，甘草6克。每日1剂，水煎服。

（3）茯苓12克，枳壳、半夏各10克，砂仁、檀香、陈皮、甘草各6克。每日1剂，水煎服。

4. 胃热痛

（1）金铃子、延胡索各15克。水煎服，或共研细末。每服6克，开水冲服。

（2）酒军5克，黄芩、黄连、枳壳、瓜蒌、香橼皮、佛手、大腹皮各15克。每日1剂，水煎服。

5. 血瘀胃痛

（1）五灵脂末（烧烟尽）6克或炙五灵脂3克，牙硝1.5克，共研匀。以温烧酒或开水送服。

（2）醋炒莪术30克、广木香15克；或鸡蛋壳粉、甘草粉、乳香、没药各15克，共研细末。每服3克，每日2~3次，开水冲服。

6. 虚寒胃痛：乌梅3枚，大枣7枚，干姜10克；或瓦楞子15克，黄芪24克，桂枝、炮姜各6克；白芍12克，大枣10克，甘草3克，饴糖（冲服）50克。任选一方，水煎服。

7. 虚热胃痛

（1）百合30克，丹参20克，白芍15克；或百合30克，乌药、延胡索各10克。每日1剂，水煎服。

（2）北沙参15克，枸杞、石斛各12克，川楝子6克。每日1剂，水煎服。

8. 胃痛泛酸

（1）海螵蛸、白芨各30克，浙贝母15克，共研细末。每服6克，每日3~4次，饭前半小时开水冲服。

（2）煅鸡蛋壳（或加牡蛎，或加海螵蛸、海蛤壳各等份）共研细末。每服 6 克，每日 3 次，开水冲服。

【外治法】

1. 药熨疗法

（1）胃寒痛取川椒、公丁香、吴茱萸、细辛各等份研末填入脐中，再取青盐 250 克炒烫分装布袋，热熨脐周及痛处，盐袋冷后再更换热的。若痛剧可加熨膻中、气海及背部俞穴。

（2）高良姜、干姜各 45 克，荜拨 25 克，枳实 12 克，共研细末，加适量白酒炒烫分装布袋，趁热熨脐周、中脘、气海、涌泉等穴。

2. 敷贴疗法

（1）胃寒痛取生姜热敷胃脘部，或取吴茱萸 50 克，研细末，加伏龙肝 1 块，葱白 1 把，共炒热以布包热敷痛处。

（2）胃寒痛取吴茱萸末 12 克，醋调成糊状敷脐中穴及前心窝鸠尾穴处；或取川乌、草乌各 10 克，白芷、白芨各 12 克，研末和面少许调和成饼，敷于剑突下胃脘部 24 小时。

（3）胃热痛或食滞胃痛取芒硝 30 克，纱布包敷胃脘部。

（4）肝火犯胃或食滞胃痛取大黄、玄明粉、栀子、香附、郁金各 30 克，黄芩、甘草各 15 克，滑石 60 克，共研末，以姜汁调敷痛处。

呕　　吐

呕吐是临床常见的一个症状，其病机主要是胃失和降，气机上逆。因此，任何病变或病因只要影响到胃，促使胃气上逆时，都可出现呕吐。西医的多种疾病，如急慢性胃炎、功能性消化不良、食物中毒、消化性溃疡、贲门痉挛、幽门痉挛、肝炎、胆囊炎、胰腺炎、某些急性传染病、颅脑疾病及妇女妊娠呕吐等。当这些疾病出现以呕吐为主要临床表现时，就可参照本病辨证施治。

【辨证施治】

呕吐病因虽复杂，然而虚证与实证各有特征。一般实证多突然暴发，呕吐频繁而剧；虚证多见反复，时作时止，量少而缓。临证时，还可根据吐出物加以辨别：如食滞者，呕吐酸腐食物；痰浊中阻者，呕吐物多为痰涎；瘀阻者，朝食暮吐可见水谷不化；阳虚者，呕吐清水；阴虚者，则干呕而无物。本证的治则，实证以祛邪化浊，和胃降逆为主；虚证以滋补和中为主。

（一）实证呕吐

1. 外邪犯胃

主证：发病较急，突然恶心呕吐，或吐黄水，多兼恶寒发热，舌苔薄白或黄，脉浮。

治法：疏解表邪，芳香化浊。

方药：藿香正气散加减。藿香10克，紫苏叶10克，厚朴10克，陈皮10克，半夏10克，茯苓12克，白芷10克，大腹皮12克，苍术12克，大枣3枚，生姜10克。水煎服。表证重者，加荆芥、防风；挟食滞脘腹胀满甚者，加焦三仙、鸡内金；挟暑湿兼心烦苔黄腻者，加黄连、佩兰、白蔻仁。

2. 食滞伤胃

主证：呕吐酸腐食物，嗳气厌食，脘腹胀满，吐后脘部较舒，舌苔厚腻，脉滑。

治法：消食化滞，和胃降逆。

方药：保和丸加减。陈皮10克，半夏10克，茯苓12克，炒莱菔子15克，厚朴10克，焦三仙各10克，连翘10克，炒枳实10克。水煎服。如积滞较重，腹胀便秘者，可用调胃承气汤导滞通腑，使浊气下行，呕吐自止；若胃中湿热上冲，恶心呕吐，舌苔黄腻，脉滑数者，可用温胆汤加黄连、黄芩清化湿浊，和胃降逆；若误食腐败食物，兼见胃脘疼痛，烦躁恶心欲吐者，是邪正相争，正气抗邪外越之势，此时可因势利导，用淡盐汤探吐法，使腐败食物从胃中吐出而呕自愈。

3. 痰饮内阻

主证：呕吐清水或痰涎，脘闷不食，或有头眩心悸，口干不欲饮水，或水入即吐，胃中水声辘辘，舌苔白腻，脉滑。

治法：温化痰饮，和胃降逆。

方药：苓桂术甘汤合二陈汤加减。姜半夏 10 克，陈皮 10 克，白术 10 克，茯苓 15 克，桂枝 10 克，生姜 10 克，甘草 6 克。水煎服。如脘部痞满较重，可加黄连、干姜、党参取其辛开苦降，补益脾气，以增降逆止呕之功。

4. 肝气犯胃

主证：呕吐吞酸，嗳气频繁，胸胁胀满，口苦嘈杂，每因情志不舒而诱发或加剧，舌边红，苔薄白，脉弦。

治法：疏肝理气，和胃降逆。

方药：大柴胡汤合左金丸加减。柴胡 10 克，炒枳壳 10 克，黄芩 10 克，元胡 12 克，川楝子 12 克，法半夏 10 克，白芍 12 克，甘草 6 克，黄连 6 克，吴茱萸 3 克。水煎服。如大便秘结，加大黄、枳实，以通腑泄热，降逆止呕。

（二）虚证呕吐

1. 脾胃虚寒

主证：饮食不慎而呕吐，反复发作，面色㿠白，倦怠乏力，纳差食少，胃脘痞闷或痛，喜温喜按，四肢不温，大便溏薄，舌淡苔白，脉细弱。

治法：温中健脾，和胃降逆。

方药：香砂六君子汤合附子理中汤。党参 15 克，炒白术 12 克，茯苓 15 克，姜半夏 10 克，陈皮 10 克，砂仁 10 克，干姜 6 克，吴茱萸 3 克，炙甘草 6 克。水煎服。若四肢不温者，加制附子、桂枝以温阳散寒。

2. 胃阴不足

主证：呕吐反复发作或时作干呕，口燥咽干，不欲饮食，嘈杂似饥，舌红无苔少津，脉细数。

治法：滋养胃阴，降逆止呕。

方药：麦门冬汤、沙参麦冬汤加减。沙参 12 克，麦冬 15 克，玉竹 10 克，石斛 10 克，竹茹 10 克，枇杷叶 10 克，姜半夏 10 克，甘草 6 克。水煎服。若口渴者，加天花粉、乌梅以清热生津；阴伤过甚者，姜半夏宜少用。

【临证备要】

实呕大多发病比较急骤，虚呕则较缓慢，但在病理上皆为胃气上逆所致。不同者，实呕以邪气为主，有外邪、痰饮、食滞、气郁的不同；虚呕以正虚为主，有阳虚、阴虚的区别。所以，在治疗上，实呕以祛邪为主，邪去则呕自止；虚呕以扶正为要，正复则呕自止。但不论虚实，除根据不同病因，审因立法外，皆佐和胃降逆止呕之法，故降逆止呕药物如半夏、竹茹、生姜、藿香、旋覆花、代赭石、枇杷叶等可随证选用，特别是半夏、生姜二味，前人多称为止呕之圣药。一般来说，实呕治疗较易，唯痰饮与肝气之呕吐容易复发。虚呕多发生于病后，如呕吐不止，饮食难进，临证时须加以重视。

【外治法】

（一）针灸疗法

1.**体针疗法**：主穴取内关、足三里（双侧）、公孙、中脘。风寒犯胃配合谷、外关（双侧）；食滞配天枢、下脘、里内庭（双侧）；肝气犯胃配肝俞、阳陵泉、太冲（双侧）；脾胃虚寒配脾俞、胃俞，并可灸脾俞、隐白。

2.**耳针疗法**：取胃俞、肝俞、脾俞、神门、交感、皮质下等，每次取 2~3 穴，强刺激，留针 30 分钟，每日 1 次。

3.**耳穴贴压疗法**：取穴同耳针疗法，穴孔置王不留行籽按压，2~3 日换 1 次。

4.**隔姜灸疗法**：虚证取内关、中脘、建里、足三里、肝俞、脾俞等；实证取中脘、足三里、公孙、关门等。行隔姜灸，灸至局部红晕汗湿，患者感到发热为度。

（二）敷贴法

1.**热熨疗法**：寒性呕吐取苍术末 30 克，麦麸 250 克，共炒黄，趁热以酒或醋淬，患者可吸其气，另取部分布包温熨胸脘部。

2.敷脐疗法：寒性呕吐取吴茱萸 30 克，生姜 30 克，香葱适量，共捣成饼，趁热敷于脐腹约 1 小时，呕吐可止。

（三）刮痧疗法

在脊柱两旁自上而下至腰部顺刮。

（四）探吐疗法

饮食停滞或误服毒物呕吐，可用温盐水或棉签、筷子刺激咽部以探吐。

【单验方】

1.半夏 10 克，生姜 10 克，灶心黄土 60 克。先用水煮灶心黄土约 15 分钟，澄清，取澄清液煎半夏、生姜 20~30 分钟，去滓，饮服。可治虚寒呕吐。

2.灶心黄土 60 克，生姜汁 1 匙。用水煎灶心黄土约 15 分钟，去滓，取汤，用此汤冲姜汁，一次服下，可治胃寒呕吐。

3.生姜、半夏各 10 克。水煎服。治痰饮呕吐或胃寒呕吐。

4.取饭锅巴，巴掌大 1 块，焙焦研细末，用生姜汤送服，可治食滞呕吐。

5.取生姜适量嚼服，可治干呕不止。

6.代赭石 30 克，旋覆花（包）24 克，竹茹 10 克，灶心黄土（煎汤代水）60 克。水煎服。治肝气犯胃呕吐。

7.黄连、紫苏叶各 6 克，竹茹 12 克。水煎服。可治胃热呕吐。

呃　　逆

凡胸膈间气逆上冲，喉间呃呃连声，呃声短而频，不能自制者，称为呃逆。本证古名为哕。呃逆如偶然发作，大都轻微，可以自愈；如持续不断，则需医治。若在其他慢性病过程中出现，则每为病势转向严重的预兆。呃逆的病理，主要是胃气上逆动膈所致，与脾、胃、肾、肝关系密切，同时有虚实寒热的不同。

【辨证施治】

对呃逆的辨证主要依据全身情况，呃声的高低、时间的长短等，分虚、实两类。

（一）实证呃逆

1.胃中寒冷

主证：呃逆连声，胃脘不舒，得热则减，遇寒则甚，舌苔白润，脉沉缓。

治法：温胃散寒，和胃降逆。

方药：丁香柿蒂散加减。丁香10克，柿蒂10克，生姜10克，吴茱萸3克，高良姜10克，姜半夏10克，陈皮10克，甘草3克。水煎服。若挟寒滞不化，可加厚朴、枳实、陈皮。

2.胃火上逆

主证：呃声洪亮有力，频繁发作，烦躁面赤，口渴喜冷，小便短赤，苔黄而干，脉滑数。

治法：清胃泄热，平呃降逆。

方药：竹叶石膏汤加减。竹叶10克，生石膏24克，麦冬12克，竹茹12克，枇杷叶10克，半夏10克，丁香6克，柿蒂10克，代赭石15克。水煎服。若呃逆而便秘者，用大承气汤泻腑通便，大便通利，则胃气自降，呃逆自平。

（二）虚证呃逆

1.肾阳虚

主证：呃声低弱，气不相续，面色苍白，食少肢冷，腰酸便溏，舌淡，脉沉细。

治法：健脾温肾，降逆平呃。

方药：附子理中汤合丁香柿蒂汤加减。丁香6克，柿蒂6克，党参15克，制附子6克，干姜6克，白术10克，茯苓10克，甘草3克，半夏10克。水煎服。若脾胃气虚，无肢冷便溏者，用旋覆代赭汤。

2.胃阴不足

主证：呃声低弱，不相连续，口舌干燥，烦渴不安，舌质红无苔少津，脉细数。

治法：滋养胃阴，降逆平呃。

方药：益胃汤加减。沙参 15 克，麦冬 15 克，生地 15 克，玉竹 12 克，石斛 12 克，竹茹 10 克，柿蒂 10 克，甘草 3 克。水煎服。如胃气大虚，不思饮食，则合用橘皮竹茹汤。

【临证备要】

呃逆主要是由于胃气上逆动膈而形成。其辨证需首先区分虚实，一般呃声洪亮有力，频繁相连多实；呃声怯弱无力，半时一声多虚。全身情况良好，突然发病的多实；全身衰弱，在其他疾病过程中发生的多虚。在治疗上则以祛除病因，降逆平呃为主法。唯在病重过程中出现呃逆，多为元气衰败之象，急需温补脾肾，扶持元气，或以滋养阴液为主来治疗。

【针灸疗法】

1.体针方法

（1）实证：以足阳明及任脉经穴为主。毫针刺，补泻兼施，偏寒者可加灸。主穴取中脘、内关、天突、膈俞、攒竹、足三里。胃寒，加灸神阙；胃火上冲，加内庭；肝气犯胃，加太冲、阳陵泉。

（2）虚证：取足阳明、任脉经穴为主。毫针刺用补法，脾胃阳虚加灸。主穴取中脘、内关、足三里、天突、膈俞、脾俞、胃俞。胃阴方虚，加照海。

2.推拿治疗

手法：滚、捏、拿、按、揉、摩、推、搓、捏脊。

取穴：风池、肩井、气舍、缺盆、膻中、中脘、不容、气冲、膈俞、胃俞。

操作

（1）患者取坐位：用揉捏法于项肩部，并配合拿风池，肩井。

（2）患者取仰卧位：①按揉气舍、缺盆、膻中；②按中脘，并于中脘施用摩法沿顺时针方向摩动；③指推腹部足阳明胃经，从不容至气冲。

（3）患者取俯卧位：①滚背部足太膀胱经，并于膈俞、胃俞施用拇指按揉法，最后搓背部及两胁；②捏脊。

3.耳针疗法：取神门、膈俞、交感，用皮内针留埋 6~8 小时，可隔日 1 次。

泄　泻

泄泻是以感受外邪，饮食所伤，情志失调，脏腑虚弱为病因；脾失健运，大肠传导失司为主要病机；临床上以大便次数增多，粪质稀薄，甚至泄出如水样为主要表现的常见疾病之一。现代医学中的急性肠炎、肠结核、慢性结肠炎、胃肠型感冒等以泄泻为主要表现者，均可参照本病辨证施治。

腹泻的致病因素较多，临床表现也不一致。根据泄泻的缓急，将该证分为急性泄泻与慢性泄泻两大类。急性泄泻有寒湿泄泻、湿热泄泻、伤食泄泻的不同；慢性泄泻有脾胃虚弱、脾肾阳虚、肝脾不和的区别。

【辨证施治】

（一）急性泄泻

1.寒湿泄泻

主证：泄泻清稀，腹痛肠鸣，胃脘胀满，食欲不振，舌质淡苔白腻，脉沉缓。

治法：散寒化湿，兼以分利。

方药：胃苓汤加减。苍术 10 克，厚朴 10 克，陈皮 10 克，茯苓 15 克，猪苓 10 克，桂枝 10 克，白术 10 克，炙甘草 3 克，车前子（包）15 克。水煎服。寒热头痛、身痛者，加羌活、防风；挟食滞者，加焦三仙、炒莱菔子；恶心呕吐者，加姜半夏、藿香。若外感表证明显，泄泻清稀，恶心呕吐，胸膈满闷，恶寒发热者，用藿香正气散。

2. 湿热泄泻

主证：腹痛即泻，泻下急迫，粪便黄褐而秽臭，肛门灼热，泻下不爽，伴发热口渴，小便短赤，苔黄腻，脉濡数或滑数。

治法：清热利湿止泻。

方药：葛根芩连汤加减。葛根 15 克，黄芩 10 克，黄连 10 克，马齿苋 15 克，败酱草 15 克，猪苓 15 克，车前子 15 克，滑石 15 克。水煎服。若腹痛甚者，加白芍、木香；肛门灼热甚者，加黄柏、苦参；挟食滞者，加焦三仙。

3. 伤食泄泻

主证：腹痛肠鸣，泻下粪便如臭鸡蛋味，泻后痛减，脘腹胀满，嗳气不欲食，舌苔垢浊，脉沉滑。

治法：消食导滞。

方药：保和丸加减。法半夏 10 克，焦三仙各 12 克，茯苓 15 克，陈皮 10 克，枳实 10 克，厚朴 10 克，砂仁 6 克，木香 10 克。水煎服。若泻甚者，加车前子以分利止泻；腹痛甚者，加大黄、白芍，取通因通用，滞去则痛止。若食滞较重，腹痛即泻，泻后痛减，肛门灼热，舌苔厚腻者，用枳实导滞丸。

（二）慢性泄泻

1. 脾胃虚弱

主证：大便溏泻，水谷不化，脘腹痞满，食欲不振，面色萎黄，倦怠乏力。舌质淡苔薄白，脉沉缓或沉弱。

治法：健脾益气，渗湿和胃。

方药：参苓白术散加减。党参 15 克，白术 12 克，茯苓 15 克，炒扁豆 12 克，薏苡仁 24 克，山药 15 克，莲子肉 10 克，陈皮 10 克，木香 6 克，炙甘草 6 克。水煎服。亦可配成散剂常服，每次 6 克，日 2~3 次，开水或米汤送服。食欲不振者，加鸡内金、焦三仙；泻甚者，加诃子、肉豆蔻；若久泻气虚下陷，脱肛不收者，用补中益气汤；若久泻伤阴，证见口渴而干，舌红无苔少津者，禁用淡渗分利，治宜酸甘化阴，健脾止泻，用人参乌梅汤。

2.脾肾阳虚

主证：黎明之前，脐下作痛，腹鸣即泻，泻后则安，或伴有腹部畏寒，下肢倦冷。舌质淡苔薄白，脉沉细。

治法：温肾散寒，兼温脾阳。

方药：四神丸合附子理中汤。补骨脂15克，吴茱萸6~10克，五味子10克，肉豆蔻12克，制附子10克，党参15克，白术12克，炮姜6~10克，炙甘草10克。水煎服。若滑脱不固者，加赤石脂、禹余粮、石榴皮。

3.肝脾不和

主证：腹痛即泻，泻后痛不减，每因情志不遂或生气愤怒而加重，平时常伴有胸胁胀满，嗳气善太息，纳食减少，妇女可见乳房胀痛，月经不调，舌淡红苔薄白，脉弦。

治法：调和肝脾。

方药：痛泻要方加减。炒白术15克，防风10克，陈皮10克，白芍15~30克，柴胡10克，山药15克，茯苓15克，扁豆15克，制香附10克，乌梅10~15克，石榴皮15~20克。若腹痛甚者，加川楝子、甘草；腹泻较甚者，加葛根、诃子肉。

【临证备要】

泄泻在病变上虽与脾、肾、胃、肠有关，但着重在脾。在病因上，虽也有多种，但着重在湿，这是本病辨证施治的要点。特别是急性泄泻以湿盛为多，发病急骤，故治疗以祛邪利湿为重点；挟食者，佐以消食导滞；湿热者，佐以苦寒清热。慢性泄泻，以脾虚较多，发病比较缓慢，治疗以健脾燥湿为主。兼肾阳不足者，佐以温肾；肝气乘脾者，佐以抑肝。泄泻常用的治疗方法，一为"淡渗"，使湿从小便而出，所谓利小便即能以实大便，寒湿泄泻之用胃苓汤，即是此法。二为"升提"，久泻脾胃气虚下陷，脱肛，用升麻、柴胡、葛根之类，鼓舞脾胃之气上腾，则泄泻脱肛自愈。如脾胃虚弱泄泻之用补中益气汤，即是此法。三为"清凉"，即"热者清之"的意思，如湿热泄泻之用葛根芩连汤，即是此法。四为"疏利"，即"实者泻之"，用保和丸、枳实导滞丸，即是此法。

五为"甘缓",即"急者缓之"的意思。六为"健脾",如脾胃虚弱泄泻之用
参苓白术散,即是此法。七为"酸收",即"散者收之"的意思,如久泻伤阴
之用人参乌梅汤,即是此法。八为"温肾",如五更泻之用四神丸,即是此法。
九为"固涩",如治滑泻之用养脏汤,即是此法。总之,治法虽多,但关键在
于辨证准确,只有在正确辨证求因的基础上,治法才能得到恰当的运用,达
到预期效果。

【外治法】

(一)针灸疗法

1.体针疗法:主穴取中脘、天枢、足三里、上巨虚。急性腹泻配章门;
脾虚配脾俞、太白;肾虚配肾俞、命门、关元、太溪;肝气乘脾配章门、
期门、太冲。暴泻用泻法,久泻用补法。急性每日1次,慢性隔日1次,
留针20分钟。虚寒性腹泻可在天枢、足三里、上巨虚、气海等穴行温针,
或在中脘、神阙、天枢、足三里、命门加用艾灸。

2.耳针疗法:久泻针脾、胃、大肠、直肠下段、交感、神门等。

3.艾灸疗法:慢性虚寒性泄泻取天枢、气海、关元、大横、足三里、上巨虚、
神阙等穴,可采用艾灸、隔姜灸等灸法。

4.耳穴按压法:取胃、大肠、直肠下段、脾、交感等穴,在穴孔上置王
不留行籽按压。

(二)拔罐疗法

1.暴泻取大肠俞、肾俞、天枢(左),点刺后拔罐出血。

2.久泻、五更泻可在天枢、神阙穴拔罐,或沿膀胱经脊柱两侧俞穴
行拔罐。

(三)药敷疗法

1.小儿寒湿泄泻取生姜、紫苏子、吴茱萸各60克,生姜捣烂,余药研末
共炒热,熨腹。

2.寒湿泄泻用大粒盐(或加大葱)炒热,布包热敷腹部或腰背部。

3.寒湿泄泻取胡椒末填满肚脐,用胶布固定,以手掌捂 2~3 分钟,2 日 1 换。

4.寒泻取炮姜 30 克,研末放脐上,外贴膏药。

5.水泻取姜、葱捣烂入黄酒和匀,纳脐中,外贴膏药。

6.久泻取五倍子末,醋调膏敷贴肚脐约 1 小时,泻止去药。

（四）捏脊疗法

用常规捏脊法治疗。重提大肠俞、胃俞、三焦俞,多用于小儿腹泻。

（五）按脊疗法

用指端按压第 7~12 胸椎棘突的穴位。

【单验方】

1.寒泻

（1）紫苏叶、藿香叶各 10 克,任选一种。水煎服。

（2）川椒、桑叶、炮姜各 3 克;或胡椒 14 粒,生姜 6 克,淡豆豉 3 克。水煎服。

2.热泻

（1）马齿苋 150 克,苦瓜根（或藤）30 克,任选一种。水煎服。

（2）青蒿、车前草各 10 克。水煎服。

（3）黄柏、滑石、甘草各等份,共研细末。每次 3 克,开水冲服。

3.伤食泄泻

（1）焦三仙、鸡内金各 10 克,共研细末。分 4 次,开水冲服。

（2）焦三仙各 10 克;或苍术、砂仁各 6 克。水煎服。

4.脾虚久泻

（1）葛根 6 克,炒山药、茯苓、罂粟壳、谷芽、赤石脂各 12 克。水煎服。

（2）蜜炙罂粟壳、厚朴各等份研末。每次 3 克,米汤冲服。

5.水泻

（1）生山楂 10 克,石榴皮 5 克,共研末。每次 3 克,开水冲服。

（2）陈艾叶、生姜各 10 克。水煎服。

（3）炒车前子末 6 克。米汤调服。

6.滑脱不禁

（1）赤石脂、禹余粮各等份，共研细末，每次 9 克，用乌梅 9 克、大枣 5 枚。煎汤送服。

（2）石榴皮 10 克，炒干研末。冲服。

便　　秘

凡粪便过于干燥坚硬，以致排便艰涩不畅，排便时间延长，或大便秘结不通者，皆为便秘。在正常情况下，食物入胃，经过消化、吸收等功能活动所剩糟粕在 1~2 日内即能排出，若大便间隔超过 2 天以上，一般就可视为便秘。但亦有少数健康人，大便习惯 2~3 天一次而无所苦者例外。

便秘的病变，虽属大肠的传导功能失常所致，但与脾、胃、肾的关系极为密切，因胃与大肠相通，胃热盛可下注于肠；脾司运化，主中气，脾气亏虚，努挣无力；肾主开阖，司二便，肾阴肾阳亏虚，均可导致便秘。其致病因素，不外胃肠积热、津液不足、气机郁滞、劳倦内伤、身体衰弱、气血不足等。根据病因的不同，分为热秘、气秘、虚秘和冷秘四型。

【辨证施治】

（一）热秘

主证：大便干结，数日不通，脘腹胀满，口臭，小便黄少，舌苔黄燥，脉象滑实。

治法：清热润肠。

方药：小承气汤加减。火麻仁 15~30 克，瓜蒌 15 克，枳实 10 克，厚朴 6 克，大黄（后下）10 克，知母 10 克，白蜜（冲服）15 克。水煎服。大便秘结甚者，加芒硝。如热盛伤阴，津液不足，口渴欲饮，手足心热，舌尖红苔少，脉细数者，治宜滋阴增液，通便泻热，方用增液承气汤；如病程较长者，用麻子仁丸加减,配丸剂常服。火麻仁 60 克,大黄 60 克,枳实 15 克,厚朴 30 克,白芍 30 克,杏仁 30 克,当归 30 克,郁李仁 30 克,共为细末,炼蜜为丸。每次 9 克,每日 1~2 次,温开水送服。

（二）气秘

主证：大便秘结,脘腹闷胀,嗳气频作,甚则腹中胀痛,矢气则稍舒,舌苔薄白,脉弦。

治法：顺气行滞。

方药：六磨汤加减。木香 10 克,乌药 10 克,沉香 6 克,枳实 10 克,槟榔 10 克,大黄 10 克。水煎服。腹胀攻痛者,加莱菔子、小茴香;恶心呕吐者,去槟榔,加代赭石、竹茹。

（三）虚秘

主证：面色㿠白,唇甲少华,精神不振,虽有便意,大便努挣难下,挣则气短汗出,便后乏力,舌淡嫩苔薄,脉虚弱。

治法：益气养血润肠。

方药：黄芪汤加减。黄芪、党参、何首乌各 15 克,当归 12 克,生地 12 克,火麻仁 15 克,陈皮 10 克,白蜜（冲服）15 克。水煎服。

（四）冷秘

主证：面色青暗,腹部攻痛,大便艰涩,喜热恶冷,小便清长,舌淡苔润,脉沉迟。

治法：温阳散寒,润肠通便。

方药：苁蓉润肠丸加减。肉苁蓉 30 克,火麻仁 30 克,沉香 3 克,当归 15 克,制附子 6 克,肉桂 3 克,乌药 6 克。水煎服。

【临证备要】

便秘可单独出现,也可合并在其他疾病中,根据其病因的不同,分热秘、气秘、虚秘、冷秘四种,但以热秘较为多见。因邪热易灼津,津伤可促使便秘,而便秘之后,邪热无有去路,又可使邪热愈盛,造成恶性循环,所以清热通便是治热秘的主要方法。虚秘多见于年老体弱或久病之后的患者，气血两亏，排便无力，所以常用补益气血、润肠通便法。气秘是气滞不舒，影响肠胃功能，使肠中气体产生过多，传导失常，所以必须顺气行滞。冷秘是阳虚寒盛，阴寒内结，传导失常，所以用温阳通便法。从此可以看出，治疗便秘，并非单独用些泻下药就能解决问题，必须根据具体情况，做具体分析，以求辨证求因，审因论治，治病必求其本的理念，方能提高疗效。

【外治法】

（一）针灸疗法

1. 体针疗法

（1）主穴取大肠俞、天枢、支沟、上巨虚、承山。热秘配合谷、曲池；气秘配中脘、阳陵泉、足三里、大横、行间；虚秘配脾俞、胃俞、腰阳关、中髎、三阴交；冷秘加灸气海、关元、神阙；实秘用泻法，虚秘用补法，每日1次，留针20分钟。

（2）取丰隆、水道、归来及水道、归来旁开2寸处，进针，留针30分钟。

2. 刺血火罐疗法：取大肠俞、小肠俞、气海，用三棱针点刺后拔火罐出血。

3. 隔姜灸疗法：虚秘、冷秘用食盐填满肚脐，在食盐上置姜片，用艾柱灸至皮肤发红为止，每日或隔日灸1次。

4. 耳穴按压法：取直肠下段、大肠、脾等穴，于穴孔置王不留行籽按压，每次35分钟，每日3~4次。

（二）热敷疗法

1. 热秘取大黄30克，巴豆15克，共研末，加葱白适量捣烂，入酒曲和药末成软膏状，加麝香0.5克，贴脐上，布护火熨，觉肠中响甚去之；或大黄30克，芒硝10克，皂荚15克，水煎取浓汁，涂揉脐腹部，然后取青盐250克，炒热熨引上述部位。

2. 冷秘、虚秘取苦丁香、附子各25克，川乌、白芷、猪牙皂各15克，胡椒5克，细辛3克，共研细末，大蒜10克拍碎，入锅炒热装药袋，置于小腹，

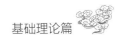

以热水袋温熨之，每日 1~2 次，每次 30 分钟。

（三）敷贴疗法

冷秘取大葱 200 克，白胡椒 100 克，共捣烂如糊状，敷贴于左腹结穴处。

（四）敷脐疗法

1. 取大戟粉 1.5 克，红枣 5~10 个，共捣成膏贴脐。

2. 热秘取皮硝 9 克，皂荚末 1.5 克，调和敷脐，每日 1 次。

3. 冷秘取附子 15 克，丁香、制川乌、白芷各 9 克，胡椒 3 克，大蒜 10 克，共捣如泥敷脐，8 小时去药，每日 1 次。

4. 虚秘取葱头 3 个，生姜 10 克，食盐 3 克，淡豆豉 12 粒，共捣如泥成饼，烘热敷脐。

（五）腹部旋摩法

两手全掌着力，从右下腹开始，沿升结肠、横结肠、降结肠顺序反复旋转运摩。手法轻快柔和，横结肠压力稍重，升结肠、降结肠要轻。

（六）捏脊疗法

每日 1 次，适用于小儿便秘。

【单验方】

1. 各种便秘

（1）芹菜汁、鲜菠菜汁、韭菜汁、胡萝卜汁、马铃薯汁、鲜桑葚汁等，一小杯，任选一种，随证饮服。

（2）蜂蜜、熟芝麻油，或加玄明粉 10 克，开水冲服。

（3）生大黄、番泻叶各 6 克，任选一种，开水泡代茶饮。

（4）炒莱菔子末 10 克，决明子末 10 克，韭菜籽末 6 克，桃花末 3 克。任选一种，开水冲服。

2. 热秘：大黄、芒硝各 10 克，甘草 3 克。水煎服。

3. 气秘

（1）炒枳实、焦槟榔、杏仁各 10 克，厚朴 6 克。水煎服。

（2）炒莱菔子、炒枳壳、大黄（后下）各 10 克。水煎服。

4. 气虚便秘：黄芪 30 克，白术、火麻仁各 12 克，桔梗 6 克，杏仁 9 克。水煎服。

5. 阴血虚便秘

（1）生地 20 克，玄参、天冬各 15 克，郁李仁、大黄各 10 克。水煎服。

（2）当归、火麻仁、柏子仁、松子仁各 15 克。水煎服。

6. 冷秘

（1）肉苁蓉 20 克，当归 20 克，怀牛膝 12 克，炒枳壳 6 克，升麻 3 克。水煎服。

（2）肉苁蓉 20 克，核桃仁 15 克，炒枳壳 6 克。水煎服。

7. 老年便秘：生地、白术、桑葚、白蜜各 30 克。水煎服。

痢　　疾

痢疾为夏秋季节常见的肠道传染病。以腹痛、腹泻、里急后重和大便带脓血为主证。中医学对本病在症状描述及分型命名方面有较详细的记载（脓血痢、赤白痢、血痢、热痢、休息痢、噤口痢疾等），认为痢疾具有传染性，而称为"时疫痢"。多在夏秋季节发生，湿热交蒸，平素胃肠不健，抵御外邪的功能降低，湿热内侵；或贪凉冷饮，恣食瓜果，胃肠受伤；或误食带有秽毒不洁食物，毒滞肠中，蕴结不解，使肠道气血受伤，而成本病。

【辨证施治】

本病虽以腹痛、便下脓血、里急后重为主证。临床常见的有湿热痢、疫毒痢、噤口痢、休息痢、虚寒痢几种类型。

（一）湿热痢

主证：痢下脓血相杂，量少，日夜十多次或数十次，腹痛，里急后重，肛门灼热，小便短赤，苔黄腻，脉滑数。

治法：清热化湿，调气行血。

方药：芍药汤加减。白芍 15~30 克，当归 15 克，木香、槟榔、黄芩、黄连、黄柏、大黄各 10 克，金银花 15 克，马齿苋 30 克，生甘草 6 克。水煎服。若初起有恶寒发热、头痛身痛等表证者，可先用荆防败毒散，以疏散表邪，或用上方加荆芥、防风、葛根。若热重于湿，证见便下赤多白少，或纯赤黏冻，身热口渴者，可上方合白头翁汤；若湿重于热，证见便下白多赤少，或纯为白冻样，苔白腻，脉濡数者，可上方合平胃散。

（二）疫毒痢

主证：发病急骤，变化较快，病情危重，痢下鲜、紫脓血，腹痛剧烈，肛热下坠，高热口渴，头痛烦躁，或伴有寒战，恶心呕吐，舌质红，苔黄腻，脉数。有的在胃肠道症状出现前，即有严重的中毒症状，如惊厥、昏迷，严重者出现休克。

治法：清热解毒，佐以凉血。

方药：白头翁汤加减。白头翁 30~60 克，秦皮 15 克，黄柏 10 克，牡丹皮 10 克，赤芍 10 克，地榆 15 克，金银花 30 克，连翘 15 克，黄连 10 克，葛根 15 克。水煎服。若疫毒犯及心营，证见烦躁不安，神昏谵语，加用安宫牛黄丸；若高热惊厥时，急用针刺人中、合谷、曲池、十宣放血，以降温止痉。同时，在上方中加菖蒲、钩藤、全蝎，并配用紫雪丹冲服，1 日 2 次；若面色灰白，四肢冷，脉细弱时，急针刺素髎、内关，同时配合少冲、少泽、中冲、人迎、人中、涌泉、中都等 1~2 穴，以治疗休克。并急煎党参 30 克（或人参 10 克），附子 15 克，龙骨 15 克，五味子 10 克。以回阳固脱。因本病的病情险恶，必须严密观察病情变化，需中西医密切配合治疗。

（三）噤口痢

多由湿热痢、疫毒痢演变而来，属于湿热痢、疫毒痢病程中的一个阶段。

主证：下痢，饮食不进，恶心呕吐，精神疲乏，甚则肌肉瘦削，舌苔黄腻，脉濡数。

治法：清化湿热，和胃降逆。

方药：泻心汤加减。大黄 10 克，黄连 6 克，黄芩 10 克，半夏 10 克，茯苓 12 克，陈皮 10 克，荷叶 10 克，佩兰 10 克。水煎服。若胃阴大伤，舌质红绛无苔，脉细数者，用开噤散去茯苓重加石斛、麦冬、沙参。如精神萎困，噤口不见恢复者，宜中西医结合抢救。待噤口之危象已解，则仍按湿热痢或疫毒痢治疗。

（四）休息痢（久痢）

主证：下痢日久不愈，时发时止，或轻或重，每因饮食不慎或受惊而诱发。发病时腹痛里急，大便带有暗红色黏冻。平时倦怠无力，大便时干时稀。舌质淡，苔腻，脉沉细。

治法：健脾益气为主，清热化湿为辅。

方药：四君子汤加减。党参 15 克，白术 10 克，茯苓 15 克，木香 6 克，枳实 6 克，黄柏 6 克，陈皮 10 克，黄连 3 克，白头翁 15 克，地榆 15 克。水煎服。若痢久未愈，湿热余邪内郁，耗伤阴血，证见赤白黏冻，腹痛、里急后重，心烦口干，体倦乏力，舌红苔少，脉细数者，宜滋阴养血，清热化浊，用驻车丸合黄芩汤；若脾气亏虚，肠中寒滞不化，遇寒即发，下痢白冻，倦怠少食，舌淡苔白厚腻者，用千金温脾汤加减；当痢疾不发作时，应根据具体情况，可用参苓白术散或附子理中丸常服。

（五）虚寒痢

主证：下痢稀薄，带有白脓，下腹隐痛，食欲不振，四肢发冷，腰酸，甚则脱肛，滑泻不禁，舌淡苔薄白，脉沉细。

治法：温补脾肾，佐以固涩。

方药：桃花汤合真人养脏汤加减。党参 12 克，白术 10 克，炮姜 6 克，肉桂 6 克，附子 6 克，罂粟壳 12 克，肉豆蔻 10 克，诃子 10 克，木香 6 克，赤石脂 12 克，石榴皮 15 克，甘草 6 克。水煎服。加减：中气下陷，滑泻脱肛者，去木香，加黄芪、升麻、枳壳。挟有积滞，腹中冷痛，大便不爽，肛坠者，去肉蔻、诃子、赤石脂、罂粟壳，加大黄、焦山楂。

【临证备要】

痢疾的病因不外食物不洁、湿热疫毒。因湿热蕴结肠道，交蒸不解，与气血相搏，化为脓血而成本病，在病情上有急、慢的不同，急性痢疾多为湿热痢、疫毒痢和噤口痢；慢性痢疾多为休息痢和虚寒痢。在辨证时，注重湿热轻重、体质强弱、病程久暂、病情缓急，抓住主要矛盾。通常热重于湿而邪偏血分则赤多白少；湿重于热而邪偏气分，则白多赤少。若感受疫毒较重，发病急骤，高热口渴，烦躁头痛，迅速传入心营而出现神昏惊厥等险症者，为疫毒痢。湿热疫毒上冲于胃，下痢而不能进饮食者，即为噤口痢。至于痢疾失治或误治，日久未愈，正气耗伤，余邪留滞肠中，常时发时止，伴有倦怠少力等症者，为休息痢。如病见脾肾阳虚，除了下痢症状外，有全身功能不足的表现，则为虚寒痢。痢疾的治则：湿热痢的病程短，湿热积滞于肠，属实，宜清热化湿，调气导滞为主，不可固涩太早，以防邪留难去。赤痢重用血药，白痢重用气药。因痢疾多有里急后重，古人有"行血则便脓自愈，调气则后重自除"的经验。对疫毒痢，则需以大量清热解毒为主，佐以凉血泻火，同时应中西医密切结合治疗。噤口痢则以和胃降浊为主，热浊之邪下降，则胃口自开。休息痢是虚中挟实，正虚邪恋，宜扶正祛邪并用，标本同治，以调理脾胃为主，并佐以清湿热，导积滞。虚寒痢多以温补固涩为主。

【外治法】

（一）针灸疗法

1.体针疗法

（1）取穴以手、足阳明经及任脉的穴位为主。主穴天枢、下脘、气海、足三里、阴陵泉、大肠俞、三焦俞。湿热痢加大椎、曲池、合谷、内庭；脓血多加膈俞、血海、三阴交；里急后重加合谷；不思饮食加胃俞、公孙；寒湿痢加中脘；噤口痢加建里、内关；休息痢加脾俞、胃俞；阴虚加血海、照海；

阳虚加脾俞、肾俞，每次取 5~6 个穴，急性期用泻法，慢性期可加灸法，每日 1 次。

（2）足三里透上巨虚，大肠俞透小肠俞，天枢透大巨。

（3）疫毒痢可加大椎、十宣放血。

（4）虚寒痢可加灸气海、关元、脾俞、肾俞、大肠俞、三阴交。

2. 耳穴按压疗法：取大肠、小肠、直肠下段，在穴孔置王不留行籽按压。

（二）药熨疗法

1. 取吴茱萸 30 克，生盐 120 克，同炒热，布包熨腹部，自上而下连续 5~6 次，则腹部舒畅，胀实渐消。

2. 取白胡椒、吴茱萸各 6 克，共研末，和蒸饭同捣成饼敷腹，4 小时后腹中可起雷鸣声，约 7 小时后思饮食。

（三）敷脐疗法

寒湿痢可用胡椒 10 粒，绿豆 10 粒，大枣肉 1 枚，共捣为丸，敷脐 24 小时。

（四）灌肠疗法

五倍子 10 克，马齿苋 30 克，青黛散、三七粉（兑入）各 3 克；或金银花、蒲公英各 30 克，黄柏、当归、赤芍各 15 克，甘草 6 克。水煎收液 100 毫升，每晚保留灌肠 1 次。

【单验方】

1. 慢性痢疾：肉桂 18 克，诃子 12 克。共研细末，每次服 3 克。一日 3 次，开水送服。

2. 急性痢疾：取马齿苋、白头翁、败酱草、苦参、黄连、槐花、诃子、乌梅、五倍子、山楂、石榴皮、鱼腥草、仙鹤草等。可单味或 2~3 味，水煎服；或煎成 100~200 毫升保留灌肠。

3. 湿热痢

（1）鲜马齿苋、鲜大蓟、鲜鱼腥草等。任选一味，捣汁服。

（2）苦参、白芍各 15 克，黄连、槟榔各 10 克，甘草 6 克；或白头翁、金银花各 15 克，黄连 10 克，木香 6 克，甘草 3 克；或白芍 15 克，苦参、秦皮各 10 克，炒莱菔子 10 克，甘草 3 克。任选一方，水煎服。

4.休息痢：取胡黄连 10 克，乌梅 15 克，伏龙干（煎汤代水）30 克。水煎服。

黄　疸

黄疸又称黄瘅，是以面目、全身皮肤乃至爪甲发黄、小便黄赤为主要特征的疾病，尤以目睛黄染为主要诊断依据，可以单独成为一种疾病，也可以作为一个症状出现于其他疾病过程。《金匮要略》（黄疸病）将黄疸分为黄疸、黑疸、谷疸、酒疸、女劳疸。现在临床上分阴黄、阳黄论治。黄疸之因，多与湿邪有关，外感疫毒、湿热、寒湿，熏蒸肝胆；或因酒食不节、劳倦过度、损伤脾胃，以致肝胆脾胃功能失常，使湿邪郁遏，气机不畅，胆失疏泄，胆汁不循常道而外溢肌肤，发为黄疸。若平素阳虚，或湿热挟疫毒化火，内伤营血，壅阻肝胆，湿从热化，胆汁暴溢，则发为阳黄；若素体脾虚阴盛寒重，或阳黄迁延日久不愈，病久正虚，致中阳不振，湿从寒化，则发为阴黄。从内因来说，情志不遂、气机瘀滞、症瘕积聚等都可以使肝胆失于疏泄，致胆汁运行不循常道，外溢肌肤而发黄。此外亦有由于气血亏虚，血败不能华肤而发黄者。总之，黄疸的发生，不外湿热和寒湿困阻脾胃，蕴结肝胆，其基本病机为肝胆失调，胆汁外溢。本病与西医论述的黄疸相同，西医所区分的肝细胞性、阻塞性、溶血性黄疸均属于中医的黄疸范畴，大致包括病毒性肝炎、肝硬化、溶血性黄疸、胆石症、胆囊炎等，另如败血症如出现黄疸，也可参照本病治疗。

【辨证施治】

（一）阳黄

主证：面目及一身皮肤发黄，小便黄赤，厌油呕恶，食欲减退，右胁胀痛。热重于湿者，黄疸颜色如橘子色，发热，口苦口渴，脘腹胀满，心烦欲呕，大便溏或秘结，舌质红，苔黄腻，脉弦数或滑数；湿重于热者，黄疸颜色不鲜，身热不扬，头身困重，心中懊恼，胸脘痞闷，口渴不多饮，便溏不爽，舌苔厚腻或微黄，脉濡缓或弦滑。

治法：清热解毒，化湿退黄。

方药：茵陈蒿汤加减。茵陈 30 克，山栀 10 克，车前子 10 克，土茯苓 30 克，龙胆草 6 克，黄柏 10 克，生大黄 10 克。上方适用于热重于湿者，药后以大便稍溏，排便次数增加 1~2 次为度，大便不溏者，加重大黄用量，有助于黄疸的消退。若用于湿重于热者，可用茵陈四苓散加减。茵陈 30 克，山栀 10 克，车前子 12 克，泽泻 12 克，苍术 10 克，陈皮 10 克，草蔻 10 克，猪苓 15 克，白术 12 克，白茅根 30 克。水煎服。若兼有恶寒头痛，肢体酸痛等表证者，加荆芥、薄荷、金银花；若见寒热往来、口苦咽干等半表半里证者，加柴胡、黄芩；恶心呕吐者，加半夏、竹茹；皮肤瘙痒者，加白鲜皮、地肤子；食少腹胀甚者，加焦三仙、鸡内金；胁痛甚者，加郁金、川楝子、元胡。

（二）阴黄

主证：黄色灰暗不泽，如烟熏样，脘闷腹胀，食欲减退，大便溏薄，小便不利，精神倦怠，四肢无力，形体消瘦，舌苔白厚腻，脉沉细弱。

治法：健脾利湿和中。

方药：茵陈术附汤加减。茵陈 15~30 克，白术 12 克，党参 10~15 克，薏苡仁 15~30 克，猪苓 12 克，陈皮 10 克，附子 6 克。水煎服。若脾肾亏虚，手足逆冷，畏寒，溏泻甚者，加炮姜；胁痛甚者，加香附、元胡、郁金；肝脾肿大而硬者，加炙鳖甲 20 克，丹参 20 克，三棱、莪术、桃仁各 10 克；有腹水者，加大腹皮 15 克，冬瓜皮 30 克，车前子 15 克，泽泻 10 克。

（三）急黄

主证：起病急骤，黄疸迅速加深，身目呈深黄色，高热口渴，烦躁不安，小便深黄，或神昏谵语;或鼻衄、齿衄、呕血、便血、身发斑疹等;或出现腹水，精神不振，嗜睡昏迷。舌苔多黄腻或黄褐干燥，舌质红，脉弦数或细数。

治法：清热凉血解毒。

方药：犀角地黄汤加减。水牛角 20~30 克，生地、金银花、连翘各 15 克，黄连 3 克，山栀、牡丹皮、赤芍、元参各 10 克，大黄 6 克，茵陈 30 克。水煎服。高热、神昏、嗜睡者，加至宝丹，或加安宫牛黄丸 1 粒，用菖蒲 5 克，郁金 10 克。煎汤送服日 2 次。

【临证备要】

黄疸一般以黄色鲜明者为阳黄，多以湿热为主；黄色晦暗者为阴黄，多偏重于寒湿；发病迅速而色深黄，病情险急者为急黄，多以湿热挟毒为主。治疗应以清利湿热和疏肝健脾为基本方法。不论何种黄疸，都和湿有关，湿的内蕴和外泄与小便的通利与否有密切关系。小便不利则湿无从外泄，而郁蒸发黄，小便得利，湿从下泄，而黄易退。故通利小便在治疗上是重要的一环。在选利湿药时，要注意到那些既能利湿又能退黄的药物，如茵陈、金钱草、山栀、玉米须、海金沙等，可酌情选用。

【外治法】

（一）针灸疗法

1.体针疗法:主穴取肝俞、胆俞、至阳、章门、期门。湿热重加大椎、阳陵泉、中封、太冲、脾俞；每次取 3~4 穴，交替进行，多用泻法。阴黄可加灸中脘、期门、肝俞、脾俞。此外，急黄神昏谵语可刺水沟、涌泉;抽搐可刺水沟、合谷、太冲。

2.耳针疗法：取肝俞、脾俞、三焦、交感、神门，每日 1 次，10 次为 1 个疗程。亦可埋针、压豆。

（二）敷贴疗法

1.药敷疗法：急黄腹胀尿闭取食盐 1000 克，炒热外敷腹部。

2.敷贴疗法：急黄腹胀尿闭取茵陈 30 克，生姜 2 片，共捣烂，敷于胸前，24 小时后取下。

3. 敷脐疗法：急黄取栀子 15 克研末，面粉 6 克，用鸡蛋清调成药饼敷脐。

（三）醋蛋疗法

将茵陈 50 克，加水浓煎，取汁 200 毫升，打入鸡蛋 1 个，加入食醋 15 毫升，搅匀煮沸食用，每日 1 次。

【单验方】

1. 黄疸：茵陈、龙胆草、垂盆草、青蒿、大青叶、板蓝根、车前草、白茅根、蒲公英、败酱草、夏枯草、鱼腥草、马齿苋、益母草、金钱草、野菊花、虎杖、紫草、薏苡仁等。单用或选 3~5 味，每味 15~60 克，水煎服。

2. 阳黄：茵陈、虎杖、大枣各 30 克；或茵陈、蒲公英、小蓟各 30 克，车前草、泽泻、六一散各 15 克，藿香 9 克，大枣 6 枚；或车前草、半边莲、茵陈各 30 克；或大黄 15 克，山栀 15 克，麦冬、玉竹、栀子、黄柏各 9 克，鲜茅根、茵陈各 30 克，黄连 6 克。任选 1 方，水煎服。

3. 阴黄：茵陈 15 克，生姜、制附片各 6 克，水煎服。

胁　　痛

胁痛是指一侧或两侧胁肋部疼痛而言，属患者自觉的常见症状。胁肋是胸壁两侧，腋部至 11 肋骨部分的统称，为肝胆经脉循行部位，故胁痛多与肝胆疾病有关。本病是由于情志不畅，肝气郁结，气滞血瘀，或感受外邪，或饮食不节而致肝胆湿热及久病体虚，失血伤阴、外伤等，导致肝胆功能失常而产生胁痛。病变部位在肝胆胁肋，病机为气滞血瘀、络脉不通，或肝阴不足，络脉失养。临床表现有胀痛、隐痛及刺痛的不同，可见于西医的急慢性肝炎、肝硬化、肝寄生虫病、肝癌、急慢性胆囊炎、胆石症、胆道蛔虫病、肋间神经痛等疾病。

【辨证施治】

（一）肝气郁结

主证:胁部胀痛,每因情志波动而增减,胸闷不舒,饮食减少,舌苔薄白,脉弦。

治法:疏肝解郁,理气止痛。

方药:逍遥散加减。柴胡、白芍、枳壳、当归、郁金、白术、木香、青皮各 10 克,香附 12 克,川芎 6 克,茯苓 15 克。水煎服。若见胁间灼痛胀满,烦热口干,小便黄,舌红苔黄,脉弦数者,是为气郁化火,去香附、白术、茯苓,加栀子、牡丹皮、黄连、川楝子以清泻肝火。

（二）瘀血停着

主证:胁痛如刺,固定不移,痛处拒按,入夜痛甚,或在季肋处扪到痞块,舌质紫暗脉沉涩。

治法:活血祛瘀通络。

方药:复元活血汤加减。当归 12 克,川芎、赤芍、桃仁、红花、柴胡、枳壳、郁金各 10 克,丹参 30 克。水煎服。有痞块者,加鳖甲、穿山甲;挟痰者,加栝蒌;瘀血甚疼痛剧者,加醋大黄、乳香、没药。

（三）肝阴不足

主证:胁肋持续隐隐作痛,口干咽燥,时觉烦躁,头晕目眩。舌红少苔,脉弦细而数。

治法:滋阴养血,柔肝止痛。

方药:一贯煎加减。沙参、麦冬、枸杞、白芍、白蒺藜、当归各 12 克,川楝子、玫瑰花各 10 克,生地 15 克、甘草 6 克。水煎服。若心中烦热,加焦栀子、酸枣仁。

【临证备要】

胁为肝之分野,所以胁痛大多与肝脏有关。辨别胁痛,主要以气血为主。气滞者多为胀痛,而疼痛游走无定;血瘀者多为刺痛,而痛有定所;血虚者多为隐痛。在临床上气滞者，以疏肝理气为主，柴胡疏肝散或逍遥散加减治之；血瘀者以活血祛瘀为主，复元活血汤或血府逐瘀汤加减治之；血虚以滋阴养血柔肝为主，一贯煎加减治之。另外，肝胆湿热之胁痛临床多见，以清利肝胆湿热为主，茵陈蒿汤或龙胆泻肝汤加减治之。总之，临床辨证虽分三型，但亦每相关联，所以须灵活辨证，加以适当配伍，才能提高疗效。

【外治法】

（一）针灸疗法

1.体针疗法：主穴取外关、丘墟、阳陵泉、章门、胆俞、太冲。胁痛甚者，加支沟、期门、日月；胸闷，加膻中；恶心呕吐，加内关；食欲不振，加中脘、足三里。用泻法，留针20分钟，隔日1次，10次为1个疗程。

2.刺络拔罐法：沿背部胸9~12椎膀胱经第1侧线两侧循经叩刺，并重点叩刺肝俞、膈俞、支沟、太冲等穴，然后在上述穴位拔火罐5分钟。

3.艾灸疗法：肝血瘀滞胁痛，可在肝俞及胁肋部的俞穴，隔蒜灸或艾条灸，每次15~20分钟，每日1~2次。

（二）药熨疗法

柴胡、青皮、陈皮各15克，川芎、牡丹皮各10克，同麸皮加醋炒热，熨两胁及少腹部。

（三）敷贴疗法

1.取吴茱萸末10克；或三棱、莪术、川芎、赤芍、当归各6克，共研末，醋调敷于两胁下或痞块处。

2.取大黄、皮硝、当归、川芎、青皮各6克，栀子、木香、龙胆草各5克，黄连3克，芦荟0.5克，共研末，加麝香0.5克，姜汁调敷胁下及痞块处。

（四）灌肠疗法

1.肝郁化火，腑气不通者可取龙胆草20克，大黄、青皮各10克，水煎取汁150毫升，保留灌肠15~20分钟，每日1次。

2.肝胆湿热可取三黄液（黄连、黄芩、黄柏）200毫升；或牛膝20克，益母草 15 克，黄连、黄柏各 10 克，水煎取汁，保留灌肠，每晚 1 次，5~7 日为 1 个疗程。

3. 肝血瘀滞者可取丹参 30 克，桃仁、赤芍、枳壳各 15 克；或大黄、芒硝、黄芩、桃仁各 10 克，水煎取汁，保留灌肠，每晚 1 次，5~7 日为 1 个疗程。

【单验方】

1. 苏木 15 克；或姜黄、郁金各 15 克，黄酒少许；或瓜蒌 1 个，没药 3 克，甘草 6 克；或青皮 15 克，香附 12 克。任选一方，水煎服。

2. 刘寄奴适量；或青皮 6 克，延胡索 10 克；或炒枳壳 15 克，小茴香 30 克；或枳实、川芎各 15 克，炙甘草 6 克；或郁金、广木香各 6 克。任选一方研末，每次 6~10 克，开水或白酒送服。

臌　　胀

臌胀是以腹部膨胀如鼓、皮肤苍黄或脉络暴露为特征的一种病证。臌胀的病因比较复杂，但主要为饮食失节、嗜酒过度、情志不舒及感受时邪、水毒等因素而损伤肝脾。脾失健运则水湿内停，肝气郁结则气血凝滞，脉络淤阻，而成臌胀。肝脾日虚，累及于肾，肾阳虚则脾阳失温，肾阴虚则肝失其养，使肝脾益虚。同时肾虚则膀胱气化不利，小便短少，水湿壅阻更盛，则臌胀加重。所以概括本病的发生，为肝、脾、肾功能失调，气、血、水湿淤积腹内而形成。此外，臌胀亦可由某些疾病（如黄疸、疟疾、血吸虫病等）转变而成。历代医家除在症状方面详细描述外，还立有"气臌""血臌""水蛊""蜘蛛蛊""单腹胀"等名称。

【辨证施治】

本病初起，多见胃纳不佳，胸胁苦满，渐觉两胁下痞块胀疼，腹部胀大，开始按之柔软，渐渐坚硬；甚则脉络暴露，脐心突起，面色萎黄，或渐见鬈黑或两目发黄，面颈胸部有红点或血痣，肌肤干燥，形体消瘦，小便短少；甚至衄血、吐血、便血，或神志昏迷等。

（一）气滞湿阻

主证：腹部膨隆胀满，按之腹皮绷紧，叩声中空，胁下胀满或疼痛，纳食减少，食后腹胀，嗳气不爽，舌苔白腻，脉象弦滑。

治法：疏肝理气，除湿散满。

方药：柴胡疏肝散合平胃散加减。柴胡 12 克，赤芍 10 克，枳壳 10 克，制香附 10 克，苍术 10 克，厚朴 6 克，陈皮 10 克，茯苓 15 克，大腹皮 12 克，川芎 10 克。水煎服。尿少者，加车前子、泽泻；食欲不振者，加焦三仙、鸡内金；嗳气腹胀甚者，加木香、砂仁。若脾虚较甚，兼倦怠乏力，面色萎黄者，用香砂六君子汤加大腹皮、厚朴；若肝大质硬，全身情况尚好者，治宜软坚化瘀，活血通络，用化坚丸。即三棱、莪术、大黄、桃仁各等量，共研细面，水泛为丸。每次 10 克，日 2 次，以大便微利为度。

（二）湿热蕴结

主证：腹大胀满，脘腹撑急，烦热口苦，小便黄涩，舌尖边红，苔黄腻或兼褐色，脉象弦数。

治法：清热利湿，攻下逐水。

方药：中满分消丸加减。厚朴 10 克，枳实 10 克，黄连 6 克，黄芩 10 克，半夏 10 克，陈皮 10 克，白术 10 克，茯苓 25 克，猪苓 15 克，泽泻 12 克，车前子 25 克，冬瓜皮 30 克。水煎服。若腹水而兼有恶寒、头身疼痛等表证者，可用疏凿饮子；若腹水而内热不明显者，可用茯苓导水汤。

（三）寒湿困脾

主证：腹大胀满，按之如囊裹水，胸脘闷胀，神倦乏力，畏寒食少，小便少，大便溏，舌淡苔薄白，脉象沉缓。

治法：温肾健脾，利水渗湿。

方药：实脾饮加减。附子 10 克，干姜 6 克，草蔻 10 克，党参 10 克，白术 15 克，茯苓 30 克，厚朴 6 克，木香 6 克，大腹皮 12 克，车前子 15 克，泽泻 10 克。水煎服。若水湿过重，可加肉桂、猪苓、泽泻。

（四）气滞血瘀（肝脾血瘀）

主证：腹大坚满，脉络怒张，右胁或两胁刺痛，面色晦滞，胁下有痞块、质硬，或颈、面、胸、臂有红点血缕、血痣，舌质紫或有瘀斑，脉象弦细涩。

治法：活血化瘀，理气利水。

方药：二甲化瘀散加减（经验方）。山甲、炙鳖甲、丹参、生牡蛎各 15 克，红花、三棱、莪术、元胡、陈皮各 10 克。共研细面。每次服 3~6 克，日 3 次。若腹水较重，可加行气利水药，如腹皮、赤苓、车前子、猪苓等；若突然呕血或便血，是由于血瘀日久，脉络愈阻，久郁化热，迫血妄行。宜滋阴泄热，逐瘀止血。方用犀角地黄汤加味。水牛角（另煎冲兑）30 克，生地 30 克，牡丹皮、赤芍各 12 克，鲜茅根 30 克，茜草 10 克，旱莲草 12 克，仙鹤草 15 克，三七粉（分 2 次冲服）6 克。水煎服。

（五）阴虚湿阻

主证：腹大胀满，唇干口燥，五心烦热，齿、鼻出血，小便短少，舌质红绛少津，脉弦细数。

治法：滋阴利湿。

方药：六味地黄汤合猪苓汤加减。生地 30 克，山药 18 克，牡丹皮 10 克，泽泻 15 克，阿胶（烊化）10 克，天冬 10 克，元参 10 克，云苓 15 克，白茅根 30 克，猪苓 15 克。水煎服。

【临证备要】

臌胀的形成与肝、脾、肾三脏关系最为密切。因肝气郁结，气滞则血瘀；脾失健运，湿浊停聚；肾失蒸化，水湿排泄不畅；因而体内气、血、水相互蕴结而发生臌胀。在辨证时，各型均有腹大胀满之主证，但腹皮绷紧，叩声中空，嗳气不爽者，以气滞湿阻为多；如胁下有症块，腹脉暴涨等，则偏于血瘀；若兼烦热不安，口苦尿黄等，以湿热内蕴为多；如兼神倦乏力，畏寒便溏等，以寒湿困脾为重；若兼五心烦热，唇干口燥等，以阴虚湿阻为主。总之，本病标实与本虚往往错综复杂并见，必须严加分辨。对本病的治疗，当根据虚实缓急。标实者可理气、行水、化瘀，必要时可暂配合攻下逐水之剂；本虚者宜温补脾肾，或滋阴利湿。因临床上虚实往往错综并见，必须根据具体情况，采用先攻后补，先补后攻，或攻补兼施等治疗原则。臌胀消退后，均当健脾养肝，继续坚持治疗一个阶段，以防复发。

【外治法】

1. 针灸疗法：取主穴针刺足三里、阳陵泉、三阴交，平补平泻，大巨透水道。选用中脘、水分、气海、中极、四穴连接相透，能有效消除腹水。同时选配背俞、肝俞、脾俞、三焦俞、肾俞可显著提高疗效。

2. 敷贴疗法：选大戟、商陆、芫花、牵牛子、大黄、冰片、芒硝各少许研末，用姜汁调成药饼，再将 3 粒麝香放入药饼中央，敷于脐部（即神阙、任脉穴），每两日 1 换，连敷 3 次。

3. 中药灌肠：采用温补肾阳益气活血，健脾利水，清热通腑之法基本方：补骨脂、桂枝、茯苓、赤芍、大腹皮、生大黄、生山楂等，随证加减，水煎 150 毫升，灌肠。

【单验方】

1. 肝硬化腹水基本方：生黄芪 50 克，当归 10 克，白术 10 克，茵陈 30 克，杏仁 10 克，橘红 10 克，茯苓 30 克，赤芍 15 克，白芍 15 克，泽兰 20 克，香附 10 克，藕节 10 克，车前子 15 克，木瓜 10 克，厚朴 15 克，生姜 3 克，大腹皮 15 克，丹参 15 克，临证应用贵在应变，随证加减化裁。若湿热炽盛，去生黄芪，加草河车、蒲公英、小蓟等清热解毒之品；若脾肾阳虚明显者，酌加肉桂、干姜、附子等通阳利水之品；齿鼻衄血者，加白茅根、血余炭、槐花炭；吐血、便血、气短汗出者，可加西洋参、阿胶、三七粉等；肝脾肿大者，可选用生牡蛎、炙鳖甲、鸡内金等；白蛋白与球蛋白倒置者，加用鹿角胶、龟板胶、河车大造丸等血肉有情之品。

2.腹胀大不消者，葫芦30克，煎汤内服，可逐水利尿，专治腹水。

3.鲫鱼（或鲤鱼）1条约500克，赤小豆500克。将鱼去鳞及内脏，同赤小豆加水共煮至烂熟，不加任何调料。每晨服用，只趁热饮汤，不吃鱼、豆，连续服饮，利水消肿。治门静脉性肝硬化腹水，久服排尿量明显增加。

水　　肿

水肿是指因感受外邪，劳倦内伤，或饮食失调，使肺、脾、肾功能失调，三焦壅滞，膀胱气化不利，津液输布失常，致水液潴留，泛溢于肌肤，引起头面、四肢、眼睑、腹背甚至全身水肿为临床特征的病证。

【辨证施治】

（一）风水泛滥

主证：眼睑及面部水肿，继则四肢及全身浮肿，发病较急，来势迅速。偏于风寒者，伴见恶寒无汗，肢节酸楚，咳喘，舌质淡，苔薄白，脉浮紧或浮滑。偏于风热者，兼有咽喉肿痛，口干而渴，小便短赤，舌边及尖微红，苔薄黄，脉浮数或滑数。

治法：疏风清热，宣肺行水。

方药：越婢加术汤加减。麻黄10克，生石膏30克，白术12克，大腹皮15克，茯苓皮15克，生姜6克，甘草6克，大枣10克。若风寒偏盛，去石膏加紫苏叶、桂枝、防风各10克。水煎服。

（二）湿毒浸淫

主证：眼睑水肿，迅速延及全身，尿少色赤，身发疮痍，甚则溃烂，恶风发热，舌红苔薄黄或黄腻，脉浮数或滑数。

治法：清热解毒，利湿消肿。

方药：麻黄连翘赤小豆汤合五味消毒饮加减。麻黄 6 克，连翘 15 克，赤小豆 30 克，桑白皮 15 克，杏仁 10 克，金银花 15 克，野菊花 15 克，蒲公英 15 克、紫花地丁 15 克，紫背天葵 16 克，生甘草 6 克。水煎服。

（三）水湿浸渍

主证：肢体水肿，延及全身，按之没指，小便短少，全身困重，胸闷纳呆，泛恶，舌体肿大，苔白腻，脉沉缓。

治法：健脾化湿，通阳利水。

方药：胃苓汤合五皮饮加减。泽泻 15 克，茯苓 15 克，白术 12 克，苍术 6 克，陈皮 10 克，桂枝 10 克，猪苓 15 克，茯苓皮 15 克，大腹皮 10 克，生姜皮 10 克，桑白皮 15 克。水煎服。

（四）湿热壅盛

主证：遍体水肿，皮肤绷紧光亮，胸脘痞闷，烦热口渴，小便短赤，或大便干结，舌质红，苔黄腻，脉沉数或濡数。

治法：分利湿热。

方药：疏凿饮子加减。羌活 6 克，秦艽 6 克，大腹皮 12 克，茯苓皮 30 克，生姜皮 6 克，泽泻 15 克，木通 6 克，椒目 6 克，赤小豆 30 克，槟榔 10 克，商陆 10 克。水煎服。

（五）脾阳虚衰

主证：身肿，腰以下为甚，按之凹陷不易恢复，脘腹胀闷，纳减便溏，面色萎黄，神倦肢冷，小便短少，舌质淡，苔白腻或白滑，脉沉弱或沉缓。

治法：温运脾阳，淡利水湿。

方药：实脾饮加减。茯苓 20 克，白术 15 克，木瓜 10 克，甘草 3 克，木通 6 克，大腹皮 12 克，草果 10 克，制附子 10 克，干姜 6 克，厚朴 5 克，大枣 6 克。水煎服。

（六）肾气衰微

主证：面浮身肿，腰以下肿甚，按之凹陷不起，腰部酸重，尿少，四肢厥冷，憎寒神疲，面色苍白，舌淡胖，苔白，脉沉细或沉迟无力。

治法：温肾助阳，化气行水。

方药：济生肾气丸合真武汤加减。熟地 12 克，山药 15 克，山萸肉 12 克，牡丹皮 10 克，茯苓 15 克，泽泻 15 克，制附子 15 克，肉桂 5 克，川牛膝 10 克，白术 15 克，车前子 20 克，白芍 12 克，生姜 6 克。水煎服。

【临证备要】

水肿在治疗方面常用有利水、发汗、逐水、益气、温化、理气、燥湿等方法。其中利水法应用最广，而其余各法亦各有其不同适应证。故在治疗某一个具体患者时，一法独进或数法并用，根据病证的轻重和需要选择应用。如由外邪引起肺气不宣和脾失健运的水肿，治以祛邪利水为主，但上半身肿甚者，或水肿兼有表证者常用发汗利水法；在腰以下肿甚者，常用通阳温化利水法；大便秘结者，常用通便逐水法。如反复发生水肿，导致脾肾阳虚时，应以健脾温肾扶正助阳为主，佐以利水渗湿，是标本同治之法。

【外治法】

（一）针灸疗法

1.体针疗法：主穴取水分、气海、关元、三焦俞、膀胱俞、阴陵泉、足三里、三阴交。阳水配大椎、肺俞、大杼、合谷；阴水配脾俞、肾俞；面肿加水沟，每次取 5~6 穴，阳水多用泻法，阴水补泻兼施并可兼灸，留针 20 分钟，隔日 1 次。

2.艾灸疗法：取水分、气海、关元、三焦俞、膀胱俞、阴陵泉、足三里、三阴交、脾俞、肾俞，行艾条熏灸。

（二）敷贴疗法

取蓖麻仁 10 粒，石蒜 1 个，共捣烂，敷贴两足涌泉穴，每晚 1 次，7 次为 1 个疗程。

（三）敷脐疗法

商陆、芫花、甘遂、黑白丑、冰片各 6 克，研末加葱白捣烂敷脐。

（四）沐浴疗法

紫苏叶 300 克；或麻黄、羌活、苍术、柴胡、荆芥、防风、苏梗、柳枝、葱白各等量。任选一方，煎汤热浴令汗出。

【单验方】

1. 各种水肿

（1）玉米须、赤小豆、枳壳、白茅根、浮萍、益母草，任选一种，取 30~60 克。水煎服，均有利水消肿作用。

（2）商陆根末 6 克；或砂仁 10 克，蝼蛄 10 只，研末分 4~6 次；或青黛 6 克，百草霜 15 克，朱砂 3 克，蝼蛄 15 只，共研末，炼蜜为丸，每次 6 克；或木香、大戟、牵牛各等份，研末，每次 3 克。根据病情选取一方，开水送服，有利水消肿作用，但应注意补泻兼施，中病即止。

2. 肾病水肿：黑白丑 60 克，红糖 120 克，老姜 500 克，大枣 60 克，共研末泛丸，分 3 日服完，每日 3 次，饭前服。

3. 心病水肿：黄芪鲤鱼汤。活鲤鱼（一尾）250 克，生黄芪 30 克，赤小豆 30 克，砂仁 10 克，生姜 10 克，葱白 3 茎。将药用纱布包好，葱、姜直接入锅，加适量水，不入盐，鱼药同煎，沸后文火炖之，以 30~40 分钟为宜，之后取出药袋，吃鱼喝汤，每周可食用 1~2 次，初服时，可分次频服，之后可逐渐改为顿服。疗程视患者耐受力和病情而定，但一般不得少于 10 日。亦可用于肾病水肿。

附：急性肾小球肾炎

急性肾小球肾炎简称急性肾炎，主要是链球菌感染后产生的变态反应性炎症。其特点为急性起病，患者出现血尿、蛋白尿、水肿和高血压，并可伴有一过性氮质血症，多见于儿童及青少年，大部分预后良好，经恰当治疗后大部分患者可完全恢复。本病归属中医学"水肿"门中的"风水""阳水""肾风""溺血"等范畴。

【辨证施治】

（一）风水泛滥

主证：突然出现眼睑及面部水肿，继则四肢及全身浮肿，发病较急，来势迅速。偏于风寒者，伴见恶寒无汗，肢节酸楚，咳嗽气喘，小便不利，尿量减少，舌质淡，苔薄白，脉浮紧。偏于风热者，兼有发热恶风，咳嗽，咽喉肿痛，口干而渴，小便短赤，舌边尖微红，苔薄黄，脉浮数或沉数。

治法：疏风清热，宣肺行水。

方药：越婢加术汤加减。麻黄10克，生石膏30克，白术12克，生姜6克，甘草6克。水煎服。方中可酌加浮萍、泽泻、茯苓，以助宣肺利水消肿；水肿较剧者，加茯苓皮、桑白皮、大腹皮；若咽喉肿痛者，可加板蓝根、桔梗、连翘、金银花，以清咽解毒散结；若热重尿少色赤或见血尿者，可加白茅根、藕节、大蓟、小蓟清热利尿，凉血止血；若属风寒偏盛，可去石膏，加紫苏叶、防风、桂枝，以助麻黄辛温解表之力；若见汗出恶风，卫阳已虚者，可改用防己黄芪汤加减，以助卫行水；若有尿频、尿急、尿痛者，可加生地、萹蓄、瞿麦、竹叶等，养阴清热凉血利尿。

（二）湿毒浸淫

主证：眼睑水肿，迅速延及全身，尿少色赤，身发疮痍，甚则溃烂，恶风发热，舌红苔薄黄或黄腻，脉浮数或滑数。

治法：清热解毒，利湿消肿。

方药：麻黄连翘赤小豆汤合五味消毒饮加减。麻黄10克，连翘15克，赤小豆30克，桑白皮15克，杏仁10克，金银花15克，野菊花15克，蒲公英15克，紫花地丁15克，紫背天葵15克，生甘草6克。水煎服。若脓毒甚者，当重用蒲公英、紫花地丁；若湿盛而皮肤糜烂者，可加土茯苓、苦参以燥湿清热；若风盛而皮肤瘙痒者，可加白鲜皮、地肤子以疏风止痒；若血热而红肿者，可加牡丹皮、赤芍以清热凉血消肿；若大便不通者，可加大黄、芒硝以通腑泄热；若水肿较重者，可加茯苓皮、大腹皮、玉米须、益母草以利水消肿。

（三）水湿浸渍

主证：肢体水肿，延及全身，按之没指，全身困重，胸闷纳呆，泛恶，舌体肿大，苔白腻，脉沉缓。

治法：健脾化湿，通阳利水。

方药：五苓散合五皮饮加减。泽泻 15 克，茯苓 15 克，白术 12 克，陈皮 10 克，桂枝 10 克，猪苓 15 克，茯苓皮 15 克，大腹皮 10 克，生姜皮 10 克，桑白皮 15 克。水煎服。上半身肿甚者加麻黄、杏仁、葶苈子；下半身肿甚者，加防己、薏苡仁；脾虚便溏者，重用苍术、白术，加生黄芪；日久脾阳受遏，阳气虚损者，可加干姜、制附子；若水湿困阻阳气，心阳不振，水气凌心，致心悸胸闷，形寒肢冷，小便不利，肿势严重者，可用真武汤加枳实、丹参等以温阳利水；若浊毒内蓄，见有神倦欲睡，泛恶，甚至口中尿味，小便极少或无者，宜加制附子、制大黄、黄连、半夏。

（四）阴虚邪盛

主证：水肿较轻，但血尿较重，呈肉眼血尿或洗肉水样，小便频数有灼热感，多无尿痛，灼热口渴，腰酸腿软，舌红少苔，脉沉数或细数。

治法：清热凉血，养阴利水。

方药：小蓟饮子加减。生地 20 克，小蓟 20 克，藕节 30 克，炒蒲黄 10 克，淡竹叶 10 克，炒栀子 10 克，通草 6 克，当归 6 克，黄柏 10 克，滑石（包煎）15 克，牡丹皮 12 克，白茅根 30 克。水煎服。心烦少寐者，加黄连、麦冬、夜交藤；阴虚甚者，加旱莲草、女贞子；病久邪祛正伤，或正虚邪恶者，加黄芪、黄精；尿血明显者，加地榆、茜草、三七粉、琥珀粉；水肿者，加玉米须、茯苓皮、大腹皮。

淋　　证

淋证是因肾、膀胱气化失司，水道不利而致小便频急，淋漓不尽，尿道涩痛，小腹拘急，痛引腰腹为主要临床表现的一类病证。现代医学的泌尿系感染、泌尿系结石、泌尿系肿瘤以及乳糜尿可参考本病辨证论治。

【辨证施治】

（一）热淋

主证：小便短数，灼热刺痛，尿色黄赤，少腹拘急胀痛；或有寒热，口苦，呕恶；或腰疼拒按；或大便秘结，舌苔黄腻，脉滑数。

治法：清热利湿通淋。

方药：八正散加减。木通 10 克，车前子 10 克，萹蓄 10 克，大黄 10 克，滑石 20 克，瞿麦 10 克，栀子 10 克，灯芯草 3 克，甘草梢 6 克。水煎服。

（二）血淋

主证：实证表现为小便热涩刺痛，尿色深红，或血尿，疼痛；或见心烦，苔黄，脉滑数。虚证表现为尿色淡红，尿痛涩滞不显著，腰酸膝软，神疲乏力，舌淡红，脉细数。

治法：实证宜清热通淋，凉血止血；虚证宜滋阴清热，补虚止血。

方药：实证用小蓟饮子。小蓟 30 克，藕节 10 克，蒲黄 10 克，生地 10 克，当归 10 克，滑石（包煎）10 克，白茅根 30 克，木通 6 克，甘草 6 克。水煎服。虚证用知柏地黄丸。知母 10 克，黄柏 10 克，熟地 10 克，山药 15 克，牡丹皮 6 克，泽泻 10 克，茯苓 12 克，山萸肉 10 克。水煎服。

（三）石淋

主证：尿中时有砂石，小便艰涩或排尿时中断，尿道窘迫疼痛，少腹拘急，或腰腹绞痛难忍，尿中带血，舌红，苔薄黄，脉弦或数。

治法：清热利湿，通淋排石。

方药：石韦散加减。石韦 15 克，冬葵子 15 克，滑石 20 克，瞿麦 10 克，车前子 10 克，金钱草 30~60 克，海金沙 15~30 克，鸡内金 15 克。水煎服。

（四）气淋

主证：实证见小便艰涩，淋漓不畅，小腹满痛，苔薄黄，脉沉弦。虚证见小腹胀痛，尿有余沥，面色苍白，舌淡，脉虚细无力。

治法：实证宜利气宣导，虚证宜补中益气。

方药：实证用沉香散加减。沉香 3 克，橘皮 10 克，当归 10 克，白芍 15 克，石韦 15 克，滑石 15 克，冬葵子 12 克，王不留行 12 克，甘草 6 克。水煎服。虚证用补中益气汤加减。黄芪 20 克，白术 10 克，陈皮 6 克，升麻 3 克，柴胡 3 克，党参 10 克，甘草梢 6 克，当归 10 克。水煎服。

（五）劳淋

主证：小便不畅或赤涩，淋漓不已，时作时止，遇劳即发，腰膝酸软，神疲乏力，舌淡，脉细弱。

治法：健脾益肾。

方药：无比山药丸加减。山药 10 克，泽泻 10 克，茯苓 10 克，熟地 15 克，山萸肉 10 克，巴戟天 10 克，菟丝子 10 克，杜仲 10 克，牛膝 10 克，五味子 3 克，肉苁蓉 10 克，赤石脂 10 克。水煎服。

（六）膏淋

主证：实证见小便浑浊如米泔，或置之沉淀如絮状，尿道热涩疼痛。舌红苔黄腻，脉虚数。虚证见病久不已，反复发作，淋出如脂，形瘦，头晕，腰膝酸软，舌淡苔腻，脉细弱无力。

治法：实证宜清热利湿，分清泄浊；虚证宜补虚固涩。

方药：实证用程氏萆薢分清饮。萆薢 15 克，菖蒲 10 克，黄柏 10 克，车前子 10 克，白术 10 克，茯苓 15 克，莲子心 6 克，生地 15 克，白芍 10 克，水煎服。虚证用膏淋汤。党参 15 克，黄芪 20 克，山药 15 克，生地 15 克，芡实 10 克，煅龙骨 30 克，煅牡蛎 30 克，白芍 15 克，炙甘草 6 克。水煎服。

【针灸疗法】

取主穴为肾俞、膀胱俞、中经、三阴交。配穴秩边透水道、肝郁加行间、太冲；肾阳虚加中脘、关元；血热加血海。实证用泻法；虚证用补法，平补平泻法。

【单验方】

1.通淋汤：桑白皮 12 克，滑石 10 克，黄芩 10 克，瞿麦 10 克，通草 6 克，石韦 20 克，天葵子 15 克，车前草 15 克。每日 1 剂，水煎服。

2.血淋方：天葵子 15 克，滑石 30 克，生大黄 15 克，琥珀 3 克，甘草梢 3 克。水煎服。

附：泌尿系感染

泌尿系感染是由病原菌侵犯尿路而引起的炎症性病变，是常见的感染性疾病。常分为下尿路感染（尿道炎、膀胱炎及前列腺炎）与上尿路感染（输尿管炎、肾盂肾炎）。中医将本病归属于"淋证""腰痛"范畴。以小便频急，淋漓不尽，尿道涩痛，小腹拘急，痛引腰腹为临床表现。《黄帝内经·素问》（六元正纪大论）载："小便黄赤，甚则淋。"《金匮要略》（消渴小便不利篇）云："淋之为病，小便如粟状，小腹弦急，痛引脐中。"《景岳全书》（淋浊）曰："淋之为病，小便痛涩滴沥，欲去不去，欲止不止者是也。"

【辨证施治】

（一）膀胱湿热

主证：小便频数短涩，滴沥灼热刺痛，尿急黄赤，小腹拘急胀痛，时有恶寒，呕恶，腰痛，大便秘结，亦可见尿血，舌红苔黄腻，脉滑数。

治法：清热利湿通淋。

方药：八正散加减。白花蛇舌草 30 克，车前草 30 克，滑石 15 克，瞿麦

15 克，萹蓄 15 克，生地 15 克，大黄 6 克，泽泻 10 克，怀牛膝 15 克，黄柏 10 克。水煎服。若湿重于热，加薏苡仁 30 克，萆薢 15 克，佩兰 10 克；热重于湿，则加金银花 30 克，鱼腥草 30 克，白茅根 30 克；血尿，加地榆 20 克，小蓟 20 克；尿有脓血，加败酱草 30 克，薏苡仁 30 克，蒲公英 30 克。

（二）肝胆湿热

主证：小便短赤，涩滞不畅，淋漓难尽，小腹坠痛，伴见寒热往来，口苦、咽干、目赤、胁痛、耳聋耳鸣，心烦欲呕，或阴下湿疹，或带下黄臭，外阴瘙痒等，舌质红，苔薄黄或黄腻，脉弦数。

治法：清肝利胆，理气通淋。

方药：龙胆泻肝汤合导赤散加减。龙胆草 10 克，柴胡 10 克，黄芩 10 克，山栀 10 克，生地 15 克，车前子 15 克，滑石 10 克，泽泻 10 克，通草 6 克，当归 15 克，白花蛇舌草 20 克，甘草梢 6 克。水煎服。胸闷胁胀，加青皮、乌药；日久气滞血瘀，加红花、赤芍、川牛膝；尿夹砂石，加金钱草、王不留行籽、鸡内金、石韦等。

（三）肾阴不足，湿热留恋

主证：尿热、尿痛、尿黄赤浑浊，五心烦热、腰膝酸软，头晕耳鸣，咽干唇燥，舌质红少苔，脉细数。

治法：滋阴益肾，清热利湿。

方药：知柏地黄汤加减。知母 10 克，黄柏 10 克，牡丹皮 12 克，茯苓 15 克，泽泻 10 克，生地 15 克，山茱萸 10 克，山药 15 克，车前草 30 克，滑石 10 克，石韦 15 克。水煎服。血虚，加阿胶、旱莲草。

（四）脾肾亏虚，湿热缠绵

主证：小便频数，淋漓不尽，遇劳即发，神疲乏力，腰膝酸软，头晕耳鸣，面浮足肿，大便溏薄，纳呆腹胀，舌淡苔薄白，脉沉细。

治法：健脾益肾，利湿清热。

方药：无比山药丸加减。山药 30 克，熟地 15 克，茯苓 20 克，杜仲

15克，川牛膝15克，山茱萸12克，菟丝子12克，泽泻10克，生黄芪20克，白茅根30克。水煎服。小便点滴不尽，少气懒言，加柴胡、升麻；如伴腹胀纳差，加厚朴、木香；如小便浑浊或泡沫多，加玉米须。

附：泌尿系结石

泌尿系结石又称尿石症，是指一些晶体物质（如钙、草酸、尿酸、胱氨酸等）和有机物质在泌尿系统中（包括肾、输尿管、膀胱、尿道等处）的异常聚积。为一种常见疾病，发病率有逐渐增高的趋势。临床主要表现为腰腹部疼痛、尿血、排尿困难等，结合X射线、B超、CT等检查，多数可确诊。血常规、尿常规等实验室检查可帮助了解有无感染、出血及肾功能损害程度。中医学没有泌尿系结石的名称，但对其临床表现、发病规律，病因病机及治疗方法早有认识，由于本病是以腰痛、尿血、尿中砂石为主要临床表现，所以中医一般将其归属于"腰痛""血尿""石淋""砂淋""血淋"等范畴。淋证一病，首载于《黄帝内经》，后世医家多有发挥。《金匮要略》中"淋之为病，小便如粟状，小腹弦急，痛引脐中。"的记载，对石淋症状描述得非常清楚。《诸病源候论》（淋病诸候）："诸淋者，由肾虚膀胱湿热故也……肾虚则小便数，膀胱热则水下涩，数而且涩，则淋漓不宣，故谓之淋。"《中藏经》中"砂淋者，脐腹中隐痛，小便难，其痛不可忍须臾，从小便中下如砂石之类。或赤或白，色泽不定。"的叙述等皆与现代医学之肾石病颇相吻合。

【辨证施治】

泌尿系结石的病机主要是正虚邪实。故临证必须首先审清证候虚实的主次，初起或急性绞痛发作阶段属实，以下焦湿热蕴结，砂石结聚，气滞不利为主；病程日久多为虚证，病在脾肾两脏，以脾肾气虚或虚实夹杂为主。其次必须根据不同特征辨明邪实的性质，临床以腰酸阴部胀痛，小便涩滞，窘急疼痛为主要表现者，多属气滞；腰腹刺痛，尿血，甚则绞痛，小便闭塞者，多属血瘀；而以小便频急，涩痛、混浊、尿血、尿出砂石等为主者，多属湿热。

（一）湿热蕴结

主证：腰痛如折，腹痛向阴部放射，疼痛难忍，大汗淋漓，小便刺痛，短涩余沥，排尿不畅，或尿中夹有细小碎石，尿急尿频，小腹坠胀，舌质红，舌苔黄腻，脉弦滑数。多见于石淋急性发作期。此为湿热蕴结下焦，膀胱气化失司，结石梗塞，不能随尿排出。

治法：清热利湿，通淋排石。

方药：自拟三金排石汤。金钱草 30~60 克，海金沙（另包）15~30 克，鸡内金 15~30 克，车前子（另包）15~30 克，川牛膝 15 克，王不留行 15~30 克，石韦 15~30 克，滑石 15~30 克，瞿麦 15~30 克，冬葵子 15~30 克，白茅根 30 克，甘草 6 克。水煎服。湿热甚加黄柏、知母；血尿，加大蓟、小蓟、生地、琥珀粉；肾积水，加萹蓄、泽泻；肾阴虚，加熟地、女贞子；肾阳虚，加肉桂、制附子、补骨脂；疼痛甚，加元胡、白芍、甘草；瘀血日久，加三棱、莪术、桃仁、红花；血尿酸高，加川芎、土茯苓；便秘者，加生大黄（后下）；尿中白细胞多者，加黄柏、紫花地丁、连翘；气虚者，加党参、黄芪、山药；结石日久，加乳香、没药、皂角刺；湿重，加苍术、藿香；热重，加金银花、黄柏；尿中白浊，加芡实、白扁豆；肾结石，加补肾药；输尿管、膀胱结石，加乌药，重用莱菔子；膀胱、尿道结石，加大清利下焦湿热药；伴有感染者，加清热解毒药。

（二）气滞血瘀

主证：腰腹胀痛，有刺痛感，少腹坠胀，发作时痛引阴股，小便涩滞，淋漓不尽，尿有血块，或有脓尿，舌质暗红，舌下络脉瘀紫，舌苔薄，脉沉涩。多见于石淋日久，气虚瘀滞，结石较大。此为肝气郁结，血液瘀滞不畅，阻于肾络。

治法：行气化瘀，通淋排石。

方药：沉香6克，陈皮10克，赤芍15克，郁金10克，三棱10克，莪术10克，穿山甲10克，王不留行30克，车前子（另包）30克，金钱草30克，海金沙20克。水煎服。腰腹刺痛甚者，加元胡、乳香、没药、桃仁、红花；腰腹胀痛者，加青皮、陈皮、乌药；若发热，尿中有脓细胞者，加黄柏、金银花、白花蛇舌草；若脾虚纳差者，加白术、山药、鸡内金。

（三）脾肾两虚

主证：倦怠乏力，纳差腹胀，口中黏腻，腰冷酸痛，便溏，小便欲出不尽或小便失禁，舌质淡红，舌苔白腻，脉沉细。多见于石淋日久。此为病久而脾阳不振，运化无权，肾阳亏虚，下元不固。

治法：健脾温阳，溶石排石。

方药：白术15克，茯苓15克，山药20克，炒薏苡仁20克，肉桂6克，制附片10克，金钱草30克，海金沙20克，瞿麦15克，萹蓄15克，石韦20克，滑石20克，鸡内金15克。水煎服。排石无力较重者，加黄芪、党参。

（四）阴虚内热

主证：口干咽燥，心烦失眠，手足心热，头晕耳鸣，腰酸疼痛，小便微涩，有灼热感，舌质红，少苔，脉沉细数。多见于结石日久不消，热灼精液，津液耗伤。

治法：滋肝补肾，通淋排石。

方药：生地15克，熟地15克，牡丹皮12克，知母10克，黄柏10克，麦冬15克，枸杞15克，山茱萸12克，川牛膝15克，金钱草30克，海金沙30克，穿山甲10克，石韦20克。水煎服。尿检有红细胞者，加旱莲草、女贞子、小蓟、白茅根、琥珀；阴虚津伤明显者，加龟板、鳖甲；小便涩痛者，加土茯苓；气虚者，加黄芪、党参；气滞血瘀者，加王不留行、皂角刺、穿山甲；痛甚者，加元胡、厚朴；湿热下注者，加木通、瞿麦、萹蓄；尿路感染者，加金银花、蒲公英、紫花地丁。

心　悸

心悸包括惊悸和怔忡，由气血亏虚，阴阳失调或痰饮瘀血阻滞，心失所养而致患者自觉心中动悸、惊惕不安，不能自主的一种病证。临床一般多呈阵发性，每因情志波动或劳累过度而发作，且常与失眠、健忘、眩晕、耳鸣等症同时并见。

惊悸之证，虽多因惊恐，恼怒而发，但一般常见于素体较虚之人。怔忡之证，每由内因而成，外无所惊，亦自觉心中惕惕，稍劳即发，甚则心痛阵作。

根据本病的临床表现，西医学中各种原因引起的心律失常、心功能不全、心脏神经官能症等可按本病辨证论治。

【辨证施治】

（一）心神不宁

主证：心悸不安，善惊易恐，多梦易醒，舌苔如常，脉象动数。

治法：镇静安神，佐以补心养血。

方药：桂枝加龙骨牡蛎汤加减。桂枝10克，白芍10克，生龙骨30克，生牡蛎30克，酸枣仁15克，远志6克，当归12克，甘草6克，朱砂（冲）0.5克。水煎服。若心悸善惊，多梦易醒，舌苔黄腻，脉象滑数者，此乃痰热上扰，心神不宁所致，用温胆汤加酸枣仁、远志、菖蒲。

（二）心血不足

主证：心悸不安，头晕气短，面色少华，倦怠无力，舌质淡少苔，脉象细弱。

治法：补血养心，健脾益气。

方药：归脾汤。黄芪15克，党参15克，白术10克，茯苓15克，远志6克，酸枣仁15克，木香6克，龙眼肉10克，甘草6克。水煎服。

（三）心阴不足

主证：心悸不安，心烦少寐，口舌干燥，舌质红无苔，脉象细数。

治法：滋阴养心安神。

方药：天王补心丹加减。生地 24 克，天冬 10 克，麦冬 10 克，元参 15 克，党参 10 克，丹参 10 克，当归 15 克，酸枣仁 15 克，柏子仁 15 克，五味子 10 克，云苓 10 克，远志 6 克，桔梗 10 克，朱砂（冲）0.5 克。水煎服。

（四）心阳不振

主证：心悸气短，动则更甚，胸脘痞满，神疲乏力，形寒肢冷，舌质淡或紫暗，苔薄白，脉象细弱而数或结代。其阳虚水饮盛者，则兼见小便短少，下肢浮肿。

治法：温通心阳，补气益阴。

方药：参附汤合生脉散加味。党参 15~30 克（或红历参 6~10 克），制附子 5~10 克，麦冬 10 克，五味子 10 克，当归 15 克，桂枝 10 克，酸枣仁 15 克，生龙牡各 30 克，甘草 6 克。水煎服。如气短仍不见缓解者，可再加服参蛤散或黑锡丹；如心悸脉结代者，用炙甘草汤；如心阳不振，水邪上逆，尿少浮肿者，用苓桂术甘汤加防己、泽泻、车前子、附子。

（五）瘀阻心络

主证：心悸并伴有心胸急剧疼痛，阵发性发作，沿手少阴、手厥阴经脉放射，心胸痞闷如重压感，舌质紫暗，苔薄白，脉沉弦或涩。

治法：活血逐瘀，通络止痛。

方药：瓜蒌薤白桂枝汤合失笑散加减。瓜蒌 15 克，薤白 10 克，桂枝 10 克，桃仁 10 克，红花 10 克，生蒲黄 10 克，五灵脂 10 克，郁金 10 克，木香 10 克，丹参 30 克，当归 10 克，香附 10 克。水煎服。疼痛甚者，加制乳香 10 克，制没药 10 克，或加苏合香丸。每次半粒至 1 粒，日 2~3 次。胸闷甚者，加枳壳，待疼痛缓解后，上方可再继续服用 1 个阶段，并可配丸剂服用，以上方 5 倍量，共为细面，水泛为丸。每次 10 克，日 3 次。

亦可用下方：生蒲黄、五灵脂各 30 克，乳香、没药各 15 克，三七 10 克。共为细面。每次 3 克，日 2~3 次，开水冲服。

【临证备要】

心悸是一个常见症状，在许多疾病中均可出现。由心神不安所致者，多与精神因素有关，故必有善惊易恐，多梦，睡眠不安等症状，治宜镇静安神为主，补养心气为辅。由心血不足所致者，则多有面色少华，倦怠舌淡等心血亏虚之象，治以补益心脾，益气养血为主，亦可略佐安神定志之品。由心阴不足者，则必有心烦舌燥，舌质红无苔，脉细数等阴虚热盛之象，治宜滋阴养心为主，温燥之品必须慎用。由心阳不振而致者，病情多重，且多有心脏器质性病变，治宜补养心气，温通心阳为主，应慎重处理，必要时须中西医结合抢救。由瘀阻心络所致者，则多表现为心绞痛，心悸亦成为次要问题，故治宜活血逐瘀、通络止痛为主。每个类型，各有特点，应注意掌握。

【针灸疗法】

1.体针疗法：主穴取心俞、巨阙、神门、内关。气血不足配膈俞、胃俞、气海、血海；阴虚火旺配肾俞、太溪；心血瘀阻配大陵；痰火内动配风池、丰隆、阳陵泉；水饮内停配肺俞、三焦俞、关元、足三里、膻中。手法用平补平泄法，留针 30 分钟，隔日 1 次，10 次为 1 个疗程。

2.耳穴摩压治疗法：取心、交感、神门、小肠、皮质下，穴孔置磁珠或王不留行籽按压。

【单验方】

1.心悸脉速疾数者：可在辨证选方用药的基础上，选加三七、丹参、葛根、红花、五灵脂、五加皮、苦参、万年青、紫石英、菖蒲、仙鹤草、鹿衔草、白菊花、甘草等，有减慢心律的作用。

2.心气虚心悸脉促者：取炙甘草 30 克或紫石英 30 克。水煎服。

3.阴虚火旺

（1）酸枣仁、茯神各 10 克，黄连、朱砂（分冲）各 0.5 克；或朱茯神 10 克，菖蒲、远志各 6 克，水煎服。

（2）黄芪 30 克，苦参、川芎各 10 克。水煎服。

附：心力衰竭

心力衰竭是由于各种原因的心脏病发展到心脏收缩无力时，血液不能充分排出，发生循环障碍所致。原无心脏病者，也可由于某些急性原因，如急性肾炎、小儿重症肺炎或感染所致的中毒性心肌炎，而于短期内发生心力衰竭。在中医学中涉及"心悸""怔忡""咳喘""水肿""虚劳"等多种病证。

【辨证施治】

（一）心气虚衰

主证：心悸不宁，自觉心中空虚，惕惕而动，动则气短，自汗，舌质淡，脉沉弱或细数。

治法：补心气，安心神。

方药：桂枝加龙骨牡蛎汤加味。桂枝 10 克，炙甘草 6 克，生龙骨 15 克，生牡蛎 15 克，柏子仁 10 克，党参 12 克，五味子 6 克，炙黄芪 20 克。水煎服。

（二）心阳不振

主证：心悸气短，动则更甚，神疲乏力，自汗，咳嗽，吐痰或咯血，胸脘痞满或恶心，呕吐，或形寒肢冷，浮肿，小便短少，舌质紫暗，脉细弱而数或结代。

治法：温通心阳，补气益阴。

方药：参附汤合生脉散加减。（参见心悸节心阳不振型）。若痰饮上逆咳嗽，气喘，痰多白色泡沫者，去生龙骨、生牡蛎、麦冬、当归，加葶苈子、白芥子。若肺有痰热，合并感染，咯吐黄黏痰者，去党参、附子、桂枝、五味子，加桑白皮、黄芩、沙参、瓜蒌；若咯血或痰内带血者，去党参、附子、桂枝、五味子，加仙鹤草、茜草、沙参、三七等。

总之，心衰以正虚为本，邪实为标，正虚有气、血、阴、阳之别，治疗时须分别予以补气、养血、益阴、温阳。邪实主要为血瘀、水饮，应以活血利水为治。必须掌握虚实主次，标本兼顾，进行适当的处理。

附：冠状动脉硬化性心脏病

本病由于冠状动脉粥样硬化引起冠状动脉管径狭窄或堵塞，使心肌的血液供给发生障碍所致。以胸骨后、心前区出现发作性或持续性疼痛为特征。简称"冠心病"。按病变轻重程度不同，临床上分为心绞痛、心肌梗死与心肌硬化三种。属于中医学的"胸痹""厥心痛""真心痛"的范围。

【辨证施治】

冠心病是个本虚表实的疾病，心痛、胸闷等状均属标实之证，是由于瘀血和痰浊阻塞心脉的支络，是气滞血瘀的表现。本虚则有肝肾阴虚、心脾阳虚之不同。所以在临床上分肝肾阴虚，瘀阻心络型及心脾阳虚，痰浊阻络型。

（一）肝肾阴虚，瘀阻心络型

主证：心胸急剧疼痛，阵发性发作，痛引肩背，或心胸痞闷如重压感，心悸，头痛，头晕，五心烦热，口干面赤，肢麻等为主。舌质多红而少苔或质紫暗，脉弦细或细数。阴虚阳亢者，血压往往偏高。

治法：滋养肝肾、活血祛瘀通络。

方药：瓜蒌薤白白酒汤合血府逐瘀汤加减。瓜蒌 25 克，薤白 12 克，丹参 30 克，红花 10 克，桃仁 10 克，川芎 12 克，生地 20 克，首乌藤 30 克，鸡血藤 25 克，桑寄生 15 克，钩藤（后入）20 克，夏枯草 20 克，百合 30 克，葛根 20 克，木香 10 克，川楝子 12 克。水煎服。

（二）心脾阳虚，痰浊阻络型

主证：头晕、胸闷、心悸而痛，面色萎黄，气短痰多，食欲不振，倦怠无力，大便稀溏，健忘，多梦少寐，眠卧不宁等。舌质淡红苔白腻，脉沉弱或沉滑。

治法：补养心脾，活血化瘀通络。

方药：枳实薤白桂枝汤合温胆汤加减。瓜蒌 15 克，薤白 6 克，丹参 25 克，红花 6 克，川芎 10 克，鸡血藤 18 克，百合 30 克，桂枝 10 克，清半夏 12 克，陈皮 10 克，炒枳壳 5 克，竹茹 10 克，茯苓 12 克。水煎服。疼痛缓解后亦可用生蒲黄、五灵脂各 30 克，乳香、没药各 15 克，三七 10 克，共为细面。每次 3 克，日 2~3 次。若心痛持续或未见心痛，而突然四肢厥冷、青紫，舌紫暗，苔白，脉微细，血压下降，是阳虚欲脱，宜回阳救脱，急用四逆汤合生脉散。若心痛持续而又出现心气虚衰，或心阳不振症状时，治疗法则参见心力衰竭篇。此种情况多见于心肌梗死而又合并心力衰竭者。若心痛持续，并出现脉结代者，可用炙甘草汤加减治疗，此种情况常见于心肌梗死合并心律失常者。严重病例宜中西医结合抢救。

【单验方】

1.冠心 1 号方：赤芍 15 克，川芎 15 克，红花 15 克，鸡血藤 30 克，三棱 18 克，元胡 15 克，降香 15 克，急性子 12 克，薤白 18 克。1 日量。制成冲剂或浸膏内服。

2.冠心 2 号方：赤芍 15 克，川芎 15 克，红花 15 克，丹参 30 克，降香 15 克。1 日量。制成冲剂或浸膏内服。

附：慢性肺源性心脏病

慢性肺源性心脏病多从慢性气管炎、支气管哮喘、支气管扩张、肺结核等并发肺气肿发展而来。本病以咳嗽、吐痰、气喘、心悸、浮肿等为其主证，重者可出现意识模糊，神昏谵语，或烦躁不安，抽搐昏迷等。起初病位在肺，久则累及心、脾、肾等脏器。是本虚表实之证。属中医"痰饮""咳嗽""水肿"等范围。

【辨证施治】

（一）肺肾气虚外感

1. 风寒犯肺

主证：咳嗽气短，吐痰色白而稀，恶寒发热，鼻塞流涕，头身痛，舌质淡苔薄白，脉浮紧。

治法：疏风散寒，化痰平喘。

方药：参苏饮。党参 15 克，紫苏叶 10 克，橘红 10 克，半夏 10 克，云苓 15 克，枳壳 6 克，前胡 6 克，葛根 12 克，桔梗 10 克，甘草 3 克。水煎服。

2. 热邪蕴肺

主证：咳嗽，痰黄黏稠，喘促气短，不能平卧，发热，舌质红苔黄腻，脉滑数。

治法：清热化痰，佐以平喘。

方药：千金苇茎汤加减。生薏苡仁 30 克，冬瓜子 30 克，杏仁 10 克，芦根 30 克，黄芩 10~15 克，鱼腥草 30 克，金银花 30 克，连翘 15 克，瓜蒌 30 克，紫苏子 10 克，葶苈子 12 克，莱菔子 15 克。水煎服。

（二）脾肾阳虚，水气凌心（以心功能不全为主）

主证：浮肿，心悸，气短，不能平卧，胸胁支满，纳呆，尿少，或便溏，口唇发绀，舌质紫暗、苔白或白腻，脉沉虚数或结代。

治法：益气温阳，健脾利水，佐以活血化瘀，宁心安神。

方药：真武汤合五苓散加味。附子 6 克，白术 12 克，茯苓 30 克，猪苓 10 克，泽泻 12 克，桂枝 10 克，党参 12 克，丹参 12 克，赤芍 10 克，柏子仁 12 克，炙甘草 6 克。水煎服。咳喘甚者，加葶苈子、紫苏子、地龙；痰多者，加半夏、橘红。

（三）痰迷心窍（肺性脑病）

1. 昏睡

主证：意识蒙眬，嗜睡、昏睡，甚至昏迷，呼吸急促或伴有痰鸣，舌质紫暗、舌苔腻，脉滑数。

治法：涤痰开窍。

方药：涤痰汤加减。陈皮 10 克，半夏 10 克，茯苓 15 克，胆南星 10 克，菖蒲 10 克，远志 10 克，竹沥水 15 克，天竺黄 10 克。水煎服。

2. 躁动

主证：神志昏迷，谵语，烦躁不安，两目上视，气促痰鸣，或有身热，躁动抽搐，舌质紫绛少津，脉弦细数。

治法：清热开窍，平肝熄风。

方药：羚角钩藤汤合清营汤加减。生地 15 克，白芍 12 克，钩藤 30 克，全蝎 10 克，生龙牡各 30 克，川贝 10 克，茯苓 10 克，竹茹 10 克，菖蒲 10 克，郁金 10 克，栀子 10 克，黄连 10 克，黄芩 10 克。水煎服。

（四）阴阳欲绝（休克）

主证：面色灰暗，汗出肢冷，气息奄奄，或烦躁不安，舌质红绛，脉细数或脉微欲绝。

治法：益气复脉，回阳救逆。

方药：生脉散合参附汤加味。人参 15 克，附子 6 克，麦冬 6 克，五味子 10 克，生龙骨 15 克，生牡蛎 15 克。水煎服。

肺心病缓解期，可按哮喘与喘节虚喘辨证施治。

附：心律失常

心律失常属中医"心悸"范畴，临床多呈发作性，每因情志波动或劳累过度而发作。病情轻者为惊悸，病情重者为怔忡。其发生多因体质虚弱、饮食不节、劳逸不当、七情所伤、感受外邪及药食不当等，以致气血阴阳亏损、气机逆乱，心脉失养，心神不安，或因痰、饮、火、瘀阻滞心脉，扰乱心神。心律失常的治疗当分虚实，虚者补之，实则泻之，虚实夹杂者，根据虚实的主次、缓急的不同，兼顾治疗。临床上根据其证候特点常分以下 8 种证型进行论治。

【辨证施治】

（一）心虚胆怯

主证：自觉心悸不宁，胆怯易惊，失眠多梦，易悲欲哭，头晕，健忘，神疲乏力，舌淡红，脉弱而结代。

治法：镇惊定志，养心安神。

方药：安神定志丸加减。党参 15 克，茯苓 15 克，石菖蒲 6 克，远志 6 克，龙齿（先煎）25 克，朱砂（冲服）1 克。水煎服。少寐多梦者，加酸枣仁、柏子仁，以助养心宁神、收敛心气；善惊易恐者，加磁石、琥珀粉，以助定惊宁神；若口唇发绀，舌质紫暗，可加丹参、三七粉、益母草等，以活血化瘀；若脉结代，可合炙甘草汤，补益心气。

单味中药：炒酸枣仁 30 克，砸碎，水煎服，1 日 2 次，15 天为一个疗程。

（二）心肾阴虚

主证：自觉心悸不宁，心烦不寐，潮热盗汗，腰膝酸软，头晕耳鸣，舌红少苔或无苔，脉细数或疾或促。

治法：滋阴益肾，养心安神定悸。

方药：左归饮加减。熟地黄 15 克，山茱萸 10 克，枸杞 15 克，山药

15 克，茯苓 15 克，炙甘草 10 克，柏子仁 15 克，酸枣仁 15 克。水煎服。若阴虚火旺、五心烦热、梦遗腰酸明显者，加知母、黄柏、生地黄清热养阴；若阴虚火热不明显者，则可改用天王补心丹；若胸闷、疼痛明显者，可加当归、丹参、川芎、郁金等；若阴虚阳亢而见头晕目眩、面色烘热者，可加制何首乌、女贞子、墨旱莲、钩藤、生龙牡等。

单味中药：玉竹 20 克，浓煎，1 日 2 次，适用于心悸阴虚证。

（三）心脾两虚

主证：心悸气短，神疲乏力，头晕健忘，面色淡白或萎黄，纳呆便溏，舌淡嫩，脉细弱。

治法：补益心脾，安神定惊。

方药：归脾汤加减。人参 15 克，炙黄芪 30 克，白术 15 克，茯神 30 克，当归 15 克，龙眼肉 15 克，酸枣仁 15 克，远志 12 克，木香 10 克，炙甘草 15 克，大枣 6 枚。水煎服。若见心动悸，脉结代者，为气虚血少，血不养心所致，宜改用炙甘草汤益气养血，滋阴复脉；如见纳呆、腹胀、便溏等脾胃虚弱者，加高良姜、砂仁、鸡内金、麦芽、神曲、山楂等健脾和胃，若热病后期，损及气阴，心阴耗散而心悸者，以生脉散益气养阴；若形寒肢冷，腹中隐痛，可加桂枝、干姜等；若血虚甚者，可加熟地黄、阿胶。

单味中药：焦白术适量，水煎服。若感觉多食白术滞气，可用荷叶包裹久蒸，或蜜炙后再服用。

（四）心阳不振

主证：心悸不宁，胸闷气短，眩晕，畏寒肢冷，面色苍白，或口唇紫暗，或下肢浮肿，舌淡苔白滑，脉弱而促，或结或代。

治法：温补心阳，安神定悸。

方药：桂枝甘草龙骨牡蛎汤加味。桂枝 10 克，炙甘草 10 克，生龙骨 30 克，生牡蛎 30 克，人参 15 克，当归 15 克，麦冬 12 克。水煎服。若阳虚明显者可加附子、肉桂、细辛；若兼见水饮内停，心悸伴眩晕，脘痞恶心，加白术、茯苓、泽泻、半夏，以助温阳利水化饮；若见心悸、胸闷如窒，经常昏厥，脉迟者，用麻黄附子细辛汤加味，以温通心阳，补益心气；若见血瘀者，加用丹参、赤芍、川芎、桃仁、红花；若为发汗过多，证见叉手自冒心，心下悸，欲得按者，可用桂枝甘草汤。

（五）阳气虚衰

主证：心悸喘促不安，大汗淋漓，四肢逆冷或抽搐，舌质淡，苔白或少，脉沉迟或结代或脉微欲绝。

治法：回阳救逆，益气固脱。

方药：参附汤加味。红参（另煎兑入）15 克，制附子（先煎）15 克，黄芪 30 克，白术 15 克，炙甘草 10 克。水煎服。若兼有胸闷如窒，加沉香、檀香、郁金以理气舒胸；痰浊阻滞，胸闷者，加枳壳、陈皮、薤白以畅气化痰；有阴虚者，加天冬、阿胶、生地黄养阴生津。

（六）水气凌心

主证：心悸乏力，恶心眩晕，胸脘痞闷，形寒肢冷，尿少，或下肢浮肿，渴不欲饮，恶心，吐涎，舌苔白滑，脉象滑或沉。

治法：苓桂术甘汤加减。茯苓 30 克，桂枝 10 克，白术 15 克，甘草 6 克，半夏 10 克，陈皮 10 克，生姜 6 克。水煎服。若兼有尿少肢肿者，加泽泻、猪苓、车前子以利水渗湿；兼肺气不宣、水湿阻肺者，加杏仁、前胡、桔梗以宣通肺络，葶苈子、防己以泻肺利水；兼瘀血内停者，加当归、川芎、益母草活血通络；若见肾阳虚衰不能制水，水气凌心，证见心悸喘咳，不得平卧，小便不利，浮肿较甚者，宜用真武汤加减。

（七）心脉瘀阻

主证：心动悸不宁，胸闷不舒，或有心痛如刺，唇甲青紫，舌暗或有瘀点，脉弦涩中有结代。

治法：活血化瘀，通络定悸。

方药：血府逐瘀汤加减。桃仁 10 克，红花 15 克，丹参 15 克，川芎

15 克，赤芍 15 克，生地黄 15 克，当归 15 克，柴胡 10 克，枳壳 10 克，白芍 15 克，牛膝 10 克，桔梗 10 克。水煎服。伴有情志抑郁，胸胁满闷明显者，加降香、郁金、香附，以助疏肝解郁；若胸痛彻背，心络瘀阻明显者，加人参、三棱、莪术以增强益气通络、化瘀止痛之功；若兼气虚者，加黄芪、党参、黄精益气补肾；兼心血亏虚者，加熟地黄、枸杞、制何首乌养血补络；兼阳虚者，加附子、仙茅温经助阳。

单味中药：川芎 15 克，水煎服，1 日 2 次，15 天为一个疗程。

（八）痰热扰心

主证：心悸不宁，烦躁不宁，失眠，发热，口渴不欲饮，咳吐黄痰，大便秘结，小便短赤，舌红，苔黄腻，脉滑而促或结代。

治法：清热化痰，宁心安神。

方药：黄连温胆汤加减。黄连 6 克，枳壳 10 克，竹茹 10 克，陈皮 15 克，半夏 9 克，远志 10 克，酸枣仁 15 克，茯苓 20 克，甘草 5 克。水煎服。若痰热互结，大便秘结者，加生大黄；心悸重者，加生龙牡、珍珠母以重镇安神；火郁伤阴者，加麦冬、玉竹、玄参以滋阴清热；若兼脾胃虚弱者，加用白术、党参、砂仁益气健脾。

单味中药：黄连 20 克，水煎服，1 日 2 次。

【辨病与辨证结合施治】

心律失常按照心率的快慢可以分为快速性心律失常与缓慢性心律失常两种类型。快速性心律失常与缓慢性心律失常无论从西医还是从中医方面都有着不同的认识和治疗。临床上通过对快速性心律失常和缓慢性心律失常进行辨病与辨证结合论治，往往可以取得更好的效果。

一、快速性心律失常

快速性心律失常最常见于窦性心动过速、交界性心动过速、阵发性心动过速、心房扑动、心房颤动、室性心动过速、预激综合征等。中医归为"心悸、怔忡"等病，常见数脉、促脉、疾脉、动脉等。

（一）痰热扰心

主证： 心悸不宁，烦躁不宁，失眠，发热，口渴不欲饮，咳吐黄痰，大便秘结，小便短赤，舌红，苔黄腻，脉滑而促或结代。

治法： 清热化痰，宁心安神。

方药： 黄连温胆汤加减。黄连 10 克，枳壳 10 克，竹茹 10 克，陈皮 15 克，半夏 9 克，远志 10 克，酸枣仁 15 克，茯苓 20 克，甘草 6 克。水煎服。

（二）气阴两虚

主证： 自觉心悸不宁，心烦不寐，口干咽燥，少气乏力，潮热盗汗，头晕耳鸣，汗出，胸闷或有心痛，大便干燥，舌红少苔，脉细数或疾或促。

治法： 益气养阴，宁心安神。

方药： 生脉饮加味。西洋参（另兑）10 克，麦冬 12 克，五味子 6 克，黄芪 15 克，黄精 20 克，丹参 15 克，生地黄 15 克，酸枣仁 15 克，柏子仁 15 克。水煎服。

二、缓慢性心律失常

缓慢性心律失常常见于窦性心动过缓、窦性停搏、房室传导阻滞、病态窦房结综合征等。可归于中医"心悸、怔忡、胸痹"等范畴。缓慢性心律失常常见缓脉、迟脉、涩脉、结脉、代脉等。

（一）阳气亏虚

主证： 心悸不宁，眩晕，心胸憋闷，神疲气短，畏寒肢冷，面色白，或口唇紫暗，或下肢浮肿，或有心痛，舌质淡，苔白滑，脉弱而促，或结或代。

治法： 温补心阳，活血通滞。

方药： 麻黄附子细辛汤加味。麻黄 6 克，制附子（先煎）10 克，细辛 3 克，桂枝 15 克，党参 30 克，黄芪 30 克，炙甘草 10 克，丹参 15 克，檀香 15 克，砂仁 15 克，枳实 15 克。水煎服。

（二）心脉瘀阻

主证： 心动悸不宁，胸闷，或有心痛如刺，或舌暗或有瘀点，脉弦涩中有结代。

治法：化瘀宽心。

方药：桃仁红花煎加减。桃仁 12 克，红花 12 克，当归 15 克，香附 10 克，延胡索 15 克，赤芍 12 克，川芎 15 克，丹参 20 克，青皮 6 克，熟地黄 10 克，琥珀粉（冲服）3 克。水煎服。

胸　　痛

胸痛是患者胸部发生疼痛的一种自觉证候。胸部主要有心、肺二脏居于其间。肺主气，为气机升降之枢纽；心主血，是血液运行之主导。一般来说，胸痛一证，多与心肺有关。引起胸痛的原因，有气郁结胸，或痰浊壅肺，或血瘀心络等，这些都能造成肺气不利，胸阳痹阻，心血不畅，血瘀胸络，而致胸痛。因此《金匮要略》把胸痛称为"胸痹"。

【辨证施治】

治疗胸痛，首先要询其起因，其次询其疼痛部位、疼痛时间和疼痛性质，再根据其兼证，综合分析，求其病因，进行治疗。

（一）气滞不畅

主证：胸痛常连胁肋胀痛，时在胁肋，时在胸背，痛无定处，每因情志刺激而增剧。或时欲太息。舌苔薄白，脉象沉弦。

治法：疏肝解郁，理气止痛。

方药：柴胡疏肝散合颠倒木金散百合汤加减。柴胡 10 克，香附 10 克，川芎 6 克，枳实 10 克，白芍 12 克，郁金 10 克，木香 10 克，百合 30 克，乌药 10 克，甘草 3 克。水煎服。痛甚者，加川楝子、降香、元胡；时欲太息者，加旋覆花、佛手。

（二）痰浊壅塞

主证：胸闷而痛，痛彻背部，气短喘促，咳吐黏痰不爽，不能平卧，舌苔白腻，脉象弦滑。

治法：通阳泄浊，化痰降逆。

方药：瓜蒌薤白半夏汤加减。全瓜蒌25克，姜半夏10克，薤白10克，陈皮10克，枳实10克，茯苓12克，生姜10克。水煎服。若见心中痞，胸满气塞，胁下逆抢心，此属痰浊痹阻胸阳，气逆不下，用枳实薤白桂枝汤，以通阳散结，化痰下气。

（三）血瘀胸络

主证：胸部刺痛，痛引背肩，痛处不移，或胸膺痞闷，舌质暗红或有紫块，苔薄白，脉沉弦或沉涩。

治法：逐瘀通络，理气止痛。

方药：丹参饮合失笑散加减。丹参30克，白檀香6克，木香6克，川芎10克，生蒲黄10克，五灵脂10克，当归15克，郁金10克，桂枝6克。水煎服。

若胸痛久而不愈，或痛如针刺，痛处不移者，此即所谓"初病在经，久病在络""初病在气，久病在血"，治宜活血通络，用旋覆花汤加当归、郁金、桃仁、红花、瓜蒌、薤白、丝瓜络。

【临证备要】

引起胸痛的因素虽各不相同，但归纳胸痛的病因以气滞、痰浊、瘀血，阻遏胸络为多见。在辨证施治时，要抓住气滞、痰浊、瘀血三者症状的偏重，才能比较确切地掌握病情变化。而治疗胸痛的方法，气滞不畅者，以通气为主；血瘀胸络者，以活血逐瘀为主；痰浊壅塞者，以通阳化痰为主。虽各有重点，但必须随证配合，才能取得更好疗效。

【外治法】

（一）针灸疗法

1. 体针治疗法：主穴取心俞、厥阴俞、内关、郄门、间使。配穴取膻中、通里、足三里、阳陵泉。重症，加关元、巨阙、气海、人中、至阳；心脉痹阻，加心平（少海穴下3寸）；阴虚，加三阴交、神门、太溪；阳虚，加关元、气海、大椎、素髎；痰阻，加丰隆、肺俞；血瘀，加膈俞、血海。采用补泻结合手法，每日 1 次，留针 20~30 分钟，10 次为一个疗程。

另外亦可在心俞、厥阴俞行皮内埋针及手法循径传感。

2. 耳穴压豆疗法：取王不留行籽压贴于心、小肠、冠状动脉后、前列腺后等穴。每天按压 4 次，每次每穴按压 40 下，每周 2 天。

3. 艾灸疗法

（1）心痛之寒凝闭阻证、心血虚证、心阳虚证等均可用灸法，取穴同体针。每次 10~15 分钟，每日或隔日 1 次。

（2）真心痛心阳暴脱证时艾灸关元、神阙穴，同时针刺气海、足三里，行补法，留针 10 分钟。

（二）敷贴疗法

桃仁、红花、栀子各等份，共研细末，蜂蜜或蛋清调成糊状，敷贴心前区，3 日换 1 次。2 次后 7 日换 1 次，6 次为一个疗程。

（三）按脊疗法

可按压第 7 胸椎棘突，重点按压第 7 胸椎棘突下的至阳穴，心绞痛发作时，可按压该穴 16 分钟，预防性按压 3~6 分钟，可预防心绞痛发作。

【单验方】

1. 寒凝心痛：桂枝、干姜、白芍各 10 克，甘草 3 克。水煎服。

2. 血瘀心痛

（1）三七粉 36 克或蒲黄、五灵脂各等份研末，每次 6 克，开水或黄酒送服。

（2）丹参 30 克，当归、川芎、赤芍、降香各 15 克；或瓜蒌 24 克；或川芎、红花各 10 克，荜拨 6 克，细辛 3 克。任选一方，水煎服。

3. 痰阻心痛：瓜蒌 30 克，薤白 12 克，半夏 10 克；或瓜蒌 30 克，法半夏、炒枳壳、陈皮各 10 克。任选一方，水煎服。

4. 气虚心痛：黄芪、党参、丹参、郁金各 10 克，三七粉（冲服）3 克；

或丹参、党参各 15 克，白术、茯苓、半夏、山楂、陈皮各 10 克。水煎服。

5. 阴虚心痛：丹参 20 克，党参、麦冬、五味子、郁金各 10 克。水煎服。

6. 阳虚心痛：红参（另煎兑服）6 克，干姜、当归、法半夏各 10 克，瓜蒌 20 克，甘草 6 克，三七粉（冲服）3 克；或丹参 20 克，茯苓 15 克，桂枝、白术、法半夏、薤白各 10 克，甘草 6 克。水煎服。

附：心绞痛

心绞痛是指冠状动脉供血不足，心肌急剧的一次性缺血与缺氧所引起的临床综合征。属于冠心病的一种常见临床类型，多见于 40 岁以上男性，常因情绪激动或较强体力活动而诱发。本病属中医"胸痹""心痛"范畴。

【辨证施治】

（一）瘀血痹阻

主证：胸闷心痛如刺，或呈绞痛，痛引肩背，多呈发作性，平素烦躁易怒，心悸，舌质紫暗，或紫点瘀斑，脉涩或结代。

治法：活血化瘀，通脉止痛。

方药：血府逐瘀汤加减。当归 12 克，赤芍 12 克，川芎 12 克，桃仁 10 克，红花 10 克，柴胡 10 克，桔梗 9 克，枳壳 12 克，丹参 15 克，沉香 6 克，瓜蒌 20 克，薤白 12 克，细辛 3 克。水煎服。

（二）气滞心胸

主证：心胸满闷，胀痛时作，痛无定处，时欲叹息，遇情志不畅则心痛发作或加重，或兼脘腹胀满，嗳气，舌苔薄，脉弦。

治法：疏通气机，通络止痛。

方药：柴胡疏肝散加减。柴胡 10 克，枳壳 10 克，白芍 15 克，川芎 10 克，香附 10 克，青皮 10 克，陈皮 9 克，五灵脂 10 克，细辛 5 克，丹参 15 克，瓜蒌 15 克。水煎服。

（三）痰浊痹阻

主证：胸痛窒闷，或痛引肩背，气短喘促，肢体沉重，形体肥胖，痰多，苔白腻，脉滑。

治法：豁痰通阳，宣痹止痛。

方药：瓜蒌薤白半夏汤加减。瓜蒌15克，薤白10克，半夏10克，菖蒲10克，枳实10克，厚朴10克，紫苏梗10克，丹参15克，郁金10克。水煎服。

（四）气阴两虚

主证：胸闷或隐痛，气短，心悸，失眠头昏，神疲乏力，面色少华，舌质红或有齿印，脉细数而弱。

治法：益气养阴，活血通络。

方药：生脉散加减。党参15~20克，炙甘草9克，丹参15克，鸡血藤20克，山药10克，白术10克，红花10克，玉竹10克，麦冬15克，五味子10克，黄芪15~20克。水煎服。

（五）阴虚阳亢

主证：胸闷心痛，烦躁易怒，面红目赤，头晕头胀，失眠多梦，手足心热，口干，舌红少苔，脉弦细数。

治法：育阴潜阳。

方药：天麻钩藤饮加减。天麻10克，钩藤12~20克，石决明15~20克，茯苓15克，川牛膝15克，杜仲10克，栀子10克，黄芩10克，益母草15克，丹参15克。水煎服。

（六）心肾阳虚

主证：胸闷气短，甚则胸痛彻背，心悸，汗出，畏寒肢冷，腰酸乏力，面色苍白，唇甲淡白或青紫，舌淡白或紫暗，脉沉细或沉微。

治法：益气温阳，活血通络。

方药：参附汤合右归饮加减。党参15克，附子10克，熟地黄12克，山茱萸12克，炙甘草6克，肉桂6克，山药12克，杜仲12克，枸杞10克，吴茱萸 10 克，细辛 5 克。水煎服。

不寐（失眠）

不寐就是失眠，其表现不一，有的难以入寐；有的寐而易醒，醒后不能再寐；有的时寐时醒，睡眠不稳；甚至整夜不能入眠者。虽程度不同，统称不寐或失眠。

【辨证施治】

（一）肝肾阴虚，虚火上扰

主证：头晕头痛，心悸失眠，烦躁易怒、腰膝酸软，舌质红，苔薄黄，脉沉弦细。

治法：滋上清下，宁心安神。

方药：经验方。何首乌 15 克，菟丝子 15 克，桑葚子 15 克，桑叶 10 克，菊花 10 克，酸枣仁 15 克，远志 10 克，五味子 10 克，生龙牡各 30 克。水煎服。肾阴虚甚者，加熟地、女贞子；头痛甚者，加川芎；眩晕者，加钩藤、天麻；失眠甚者，加夜交藤；食欲不振者，加陈皮、焦三仙、鸡内金。

（二）心脾亏虚

主证：多梦易醒，醒后难以入睡，心悸健忘，体倦神疲，面色少华，饮食无味，舌淡苔薄，脉细弱。

治法：补养心脾，宁心安神。

方药：归脾汤加减。党参 15~20 克，白术 10 克，茯苓 15 克，酸枣仁 15~20 克，远志 10 克，当归 15 克，桂圆肉 10 克，木香 3 克，甘草 6 克。水煎服。多梦易惊者，加菖蒲、生龙牡；或兼服安神定志丸。

（三）阴虚火旺

主证：心烦不寐，口干，五心烦热，口舌生疮，舌质红，脉弦数。

治法：滋阴清火。

方药：黄连阿胶汤。黄连 6 克，黄芩 9 克，白芍 15 克，阿胶 12 克，鸡子黄 2 枚；或朱砂安神丸。

（四）胃中不和

主证：失眠，脘闷嗳气，腹部胀满不适，舌苔厚腻，脉滑。

治法：消食导滞，和胃健脾。

方药：保和汤。麦芽、焦楂、莱菔子各 12 克，厚朴、香附、半夏、陈皮各 10 克，连翘 6 克，甘草 3 克。水煎服。

（五）痰热扰心

主证：不寐，烦热易惊，口苦吐涎，胸脘痞闷，舌苔黄腻，脉滑数。

治法：清化痰热。

方药：温胆汤加减。半夏 10 克，茯苓 15 克，橘红 10 克，竹茹 10 克，枳实 10 克，甘草 3 克。水煎服。若苔黄腻，烦躁重者，加栀子、黄芩；心悸易惊者，加酸枣仁、远志。

【临证备要】

导致不寐的原因很多，但着重在心、脾、胃、肝、肾等脏腑功能失调，根据其临床特点，辨证论治，不是概用镇静药物所能奏效。不寐是临床上较常见的一个病症，往往与头晕、心悸、多梦、健忘等同时并见。由肝肾阴虚，虚火上扰所致者，多兼头晕、头痛、腰膝酸软，治宜滋下清上为主。由心脾亏虚所致者，多兼心悸、倦怠乏力、面色萎黄，治宜补益心脾为主，归脾汤为主方。由阴虚火旺而致者，有两种情况，一为心阴虚而火旺；二为肾阴虚而火旺。心阴虚而火旺的，还应当辨别是由火旺而导致阴虚，还是由阴虚而导致火旺，二者的相同点均为心烦不寐，口干唇燥，但前者，舌苔必黄，后者则舌红少苔。故前者以滋阴清火为主，以黄连阿胶汤或朱砂安补丸为主方。后者以滋阴养心为主，补心丹为主方。由肾阴虚火旺，多兼有五心烦热，腰膝酸软，多梦遗精等证，治宜滋养肾阴为主。胃中不和者，多兼有嗳气食臭，脘腹胀满，治宜消食导滞为主。痰热扰心者，多兼有口苦呕涎，苔黄腻，治宜清化痰热为主。必须辨证求因，审因论治，方能提高疗效。此外精神方面的安慰，消除紧张情绪和顾虑等，亦很重要。

【外治法】

（一）针灸疗法

1.体针疗法：主穴取神门、内关、三阴交、四神聪。心脾两虚配心俞、脾俞、百会、隐白；心肾不交配心俞、肾俞、照海、太溪；阴虚火旺配太溪、太冲；肝阳上亢配肝俞、行间；脾胃不和配胃俞、中脘、足三里；心胆气虚配心俞、胆俞。手法：根据病情实泻虚补，每日1次，留针30分钟，10次为一个疗程。

2.耳压疗法：取白芥子（或绿豆、王不留行籽、酸枣仁、磁珠等）压于心、脾、肾、神门、枕、脑、皮质下。双耳轮换使用，每周2次，10次为一个疗程。

（二）药熨疗法

取半夏15克，朱茯苓、陈皮、胆南星、菖蒲、远志各10克，枳实6克，甘草3克，水煎取汁，睡前以纱布蘸取热药液熨双面，每次15分钟。

（三）梳头疗法

用木梳从前额经头顶梳向枕后，先轻后重，早、晚各1次，每次10~15分钟。

（四）洗足疗法

取磁石30克，菊花、黄芩、夜交藤各15克，水煎，每晚睡前加热洗脚。

（五）药枕疗法

取黑豆、磁石粉各等份；或决明子、菊花、灯芯草各150克；或灯芯草500克；任选一方，做枕芯，缝制枕头常枕睡觉。

（六）自我按摩疗法

睡前揉百会50次；搓涌泉100次；摩气海、关元各50次；按足三里、三阴交各50次。

【单验方】

1.心脾两虚失眠

（1）炒酸枣仁15克（或加夜交藤15克，五味子10克；或加首乌15克，

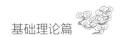

茯神 12 克；或加莲子、生龙牡、党参各 15 克）。水煎，睡前顿服。

（2）生、熟酸枣仁各 15 克，百合 30 克，先用酸枣仁煎汤去渣，加入百合煮熟后连汤食用。

2.心肾不交失眠

（1）莲心 2 克，甘草 3 克，开水泡茶饮。

（2）朱砂 0.6 克，琥珀末 1 克，开水冲服（不宜久服）。

（3）酸枣仁、麦冬、远志各 10 克；或生地、麦冬各 15 克，夜交藤 30 克；或玄参 15 克，百合 30 克。任选一方，水煎，睡前顿服。

3.心虚胆怯失眠：生龙骨 15 克，朱砂 3 克，共研末，每次 6 克，临睡前开水冲服。

4.痰热扰心失眠：珍珠母（先煎）20 克，法半夏、夏枯草各 10 克；或生牡蛎（先煎）20 克，全瓜蒌 30 克，丹参、茯神各 15 克，黄连 6 克，水煎服。

郁　　证

郁，即郁滞不畅之意。凡因情志不舒，气郁不畅，而致脏腑功能失调所引起的多种疾病，均称之郁证，所以它的范围很广。朱丹溪说："血气冲和，万病不生，一有拂郁，诸病生焉。"郑守谦说："郁非一病之专名，乃百病之所由起也。"说明气机瘀滞可引发多种疾病。所以郁证总是以气郁为主，但在病理演变上，由气郁可导致血郁、火郁、痰郁、食郁、湿郁等，因此在临床表现上比较复杂。

【辨证施治】

（一）肝气郁结

主证：胸闷，两胁胀满或胀痛，情志舒畅则减轻，生气恼怒则加重，或脘胀嗳气，舌苔薄白，脉弦。

治法：疏肝理气。

方药：柴胡疏肝散加减。柴胡、赤芍、青皮、香附、枳壳、紫苏梗各10克，川芎6克，水煎服。如兼脘腹胀满，食欲减退者，加苍术、陈皮、厚朴；乳房胀痛者，加橘核、王不留行等；瘀血阻络，见胁肋刺痛，用旋覆花汤加桃仁、红花、郁金、当归、丹参等。

（二）气郁化火

主证：头痛烦躁，胸胁胀满，口苦咽干，或耳鸣目赤，舌红，苔薄黄，脉弦滑或弦数。

治法：疏肝清火。

方药：丹栀逍遥散加减。当归、白芍各15克，柴胡、牡丹皮、栀子、黄芩、茯苓各10克，薄荷3克。水煎服。心悸失眠者，加酸枣仁、夜交藤；多梦易惊者，加远志、菖蒲；眩晕者，加菊花、钩藤；大便秘结者，加大黄。

（三）痰气郁结

主证：自觉咽中如有物梗阻似梅核，吐之不出，咽之不下，但饮水吃饭无异常，每因情志刺激而加重，常伴有情志不舒，舌苔薄白腻，脉弦滑。

治法：理气化痰。

方药：半夏厚朴汤加减。半夏、厚朴、紫苏叶、香附、郁金、茯苓、白蒺藜各10克。水煎服。若阴精亏虚，兼口燥咽干，心悸烦躁，舌质红无苔，少津者，用养阴清肺汤加瓜蒌仁12克，海浮石10克。

（四）肝阴亏虚

主证：两胁疼痛，口燥咽干，心悸烦躁，舌质红无苔，脉弦细或细数。

治法：滋阴清热，养血柔肝。

方药：一贯煎加减。沙参、枸杞、麦冬各15克，当归、川楝子各10克，生地、白芍各12克，甘草6克，酸枣仁15克、丹参20克。水煎服。

（五）久郁伤神

主证：精神恍惚，悲忧善哭，不能自主，时作欠伸，舌苔薄白，脉弦细。

治法：养心宁神。

方药：甘麦大枣汤加减。甘草 10 克，浮小麦 30 克，大枣 5 枚，当归 15 克，白芍 10 克，生地 12 克，生龙牡各 15 克，酸枣仁 15 克。水煎服。

【临证备要】

郁证是由于情志失调而引起的，通常以肝气郁结为多见，所以疏肝理气为常用之法。但对于肝肾亏虚型，用药喜柔忌刚，禁用一般香燥理气之品，因愈用香燥疏肝理气药，则肝阴耗伤愈甚，病情反而加重，这是应当特别注意的。若在滋养肝阴的基础上，少佐疏肝药物，则只可选用性味和平而不伤阴之品，如白蒺藜、香橼、佛手、川楝子等，才能符合病情，提高疗效。久郁伤神者，以悲伤不乐欲哭为主，治宜养心宁神，用甘麦大枣汤。此外对患者除药物治疗外，尚需做好心理指导，不能专恃药物，否则很易复发或缠绵不愈，这也是必须注意的。

眩　　晕

眩晕是一种临床常见的症状，在许多疾病中均可发生。眩指眼花，晕指头晕，因常同时出现，故合称眩晕，是指头晕旋转，视物昏花而言。轻者闭目自止，重者如坐舟车，旋转不止，站立不稳，严重者天旋地转，或伴呕吐、汗出，甚至昏倒等。本病多与情志、饮食、外伤、虚损等因素有关，凡情志失调，饮食不节，思虑劳倦，纵欲无度，年老体衰以及头脑受伤等原因，损伤肝、脾、肾、脑而导致肝肾阴虚、肝阳上亢、肾精不足、气血亏虚、痰浊内蕴及瘀血阻络等均可引起眩晕。《黄帝内经》曰："诸风掉眩，皆属于肝。""髓海不足，则脑转耳鸣。"此外也有"无痰不作眩""无虚不作眩"的说法。主要病机为风、火、痰、瘀、虚，其病变脏腑以肝、脾、肾为主，尤以肝为重点。临床表现多本虚标实。西医的内耳性眩晕、脑性眩晕、眼源性眩晕、中毒性眩晕及高血压、低血压、贫血、阵发性心动过速、房室传导阻滞、神经官能症、头部外伤等以眩晕为主要表现者，均可参考本证有关内容辨证治疗。

【辨证施治】

（一）肝阳上亢

主证：眩晕头胀，面色红赤，烦躁易怒，失眠多梦，舌质红，苔薄黄，脉弦。

治法：平肝潜阳。

方药：天麻钩藤饮或镇肝熄风汤。天麻 10 克，钩藤 10 克，石决明 10 克，川牛膝 10 克，桑寄生 10 克，杜仲 30 克，山橘子 10 克，黄芩 10 克，夜交藤 10 克，益母草 30 克，夏枯草 30 克。水煎服。

（二）气血亏虚

主证：头晕目眩，起立时更甚，面色㿠白，唇甲不华，心悸气短，体倦纳少，舌质淡，脉细弱。

治法：补益心脾，培补气血。

方药：归脾汤加减。黄芪 15~30 克，党参 12~20 克，白术 12 克，茯苓 15 克，当归 12~15 克，酸枣仁 12~20 克，远志 10 克，桂圆肉 10 克，木香 3 克，甘草 6 克。水煎服。

（三）肾阴亏虚，肝阳上扰

主证：头晕头痛，失眠多梦，烦躁易怒，腰膝酸软，舌质红少苔，脉沉细细。

治法：滋下清上，宁志安神。

方药：乌菟汤。何首乌 15 克，菟丝子 15 克，桑葚子 15 克，桑叶 10 克，菊花 10 克，酸枣仁 15 克，远志 10 克，五味子 10 克，生龙牡各 30 克。水煎服。若肝气郁结，气郁化火，上扰清窍，见胸胁苦满，眩晕头痛，失眠多梦，口苦，舌苔黄，脉弦滑者，以疏肝清火，用丹栀逍遥散加钩藤、菊花。

若肝火炽盛，兼口苦，烦躁易怒，舌苔黄腻者，用龙胆泻肝汤。

（四）肾虚

主证：眩晕，精神萎靡不振，记忆力减退，腰膝酸软，头晕耳鸣，遗精。偏阳虚者，四肢不温，舌淡脉沉细。偏阴虚者，五心烦热，舌质红，脉细数。

治法：补肾为主。肾阴虚者滋补肾阴；肾阳虚者温补肾阳。

方药

1. 补肾阴：杞菊地黄丸加减。熟地 30 克，山萸肉 15 克，山药 12~20 克，枸杞 12 克，菊花 10 克，龟板 15 克，菟丝子 15 克，怀牛膝 10~15 克。水煎服。

2. 补肾阳：右归丸加减。熟地 30 克，山萸肉 15 克，山药 12~20 克，杜仲 10 克，菟丝子 15 克，枸杞 12 克，肉桂 6 克，附子 6 克，鹿角胶 10 克，当归 10 克。水煎服。

（五）痰浊中阻

主证：眩晕，伴有胸闷，恶心呕吐，不思饮食，舌苔白腻，脉濡滑。

治法：化湿祛痰，佐以熄风。

方药：半夏白术天麻汤加减。半夏 12 克，白术 12 克，天麻 10 克，钩藤 15 克，茯苓 20 克，陈皮 10 克，桂枝 10 克，生牡蛎 30 克，泽泻 15 克。水煎服。脾虚甚者，加党参、黄芪；呕吐甚者，加生姜；头痛者，加蔓荆子。

【外治法】

（一）针灸疗法

1. 体针疗法：主穴取头维、印堂、曲池、合谷、内关、足三里、三阴交、太溪。耳鸣配翳风；心悸配阴郄；胸闷配膻中，肝火上炎配太阳、风府、行间；肝阳上亢配风池、阳陵泉、肝俞、太冲、行间，用泻法或平补平泻法；气血虚配肾俞、脾俞、关元、气海、百会，用补法；肾精不足配肝俞、肾俞、阴陵泉、血海、关元、水泉、阴谷，用补法或百会透四神聪，风府透哑门，风池透大椎、大杼；痰湿中阻配丰隆，用泻法。留针 15~20 分钟，每日或隔日 1 次。虚证眩晕亦可加用温针。

2. 耳针疗法：主穴取神门、交感、皮质下、内分泌、肾上腺等，配心、肝、脾、胃、肾、三焦等，每次取 3~4 穴。此外，亦可行压豆疗法。

3. 艾灸疗法

（1）虚证眩晕急性发作时可艾灸百会穴。

（2）虚证眩晕取丰隆、脾俞、肾俞、关元、足三里、心俞，选用麦粒灸至局部红晕温热，无灼伤为度。

（二）外敷疗法

肝阳眩晕，取独头蒜、马铃薯（去皮），共捣成泥状；或吴茱萸末，用醋调成软膏；或盐附子末各等分，开水调膏，每晚睡前敷于涌泉穴，次日除去，连续 10~15 天。

（三）灌肠疗法

肝火、肝阳眩晕便秘取大黄 20 克，芒硝 10 克，黄柏 15 克，水煎取汁 150 毫升，保留灌肠 15~20 分钟。

（四）刮痧疗法

取颈背部顺刮，配合刮治或按揉太阳穴等。

【单验方】

1. 肝阳眩晕

（1）菊花、荷叶、苦丁茶、绿豆衣、桑叶、桑寄生、钩藤，任选 1~2 种，开水泡汤代茶饮。

（2）鲜芹菜根绞汁，每次 3~4 勺，每日 3 次，共服 7 日；或芹菜根 10 株，红枣 10 枚。水煎服，每日 1 剂，连服 2 周。

（3）酒浸天麻焙干研末；或天麻 10 克，川芎 20 克，共研末。每次 3 克，日 3 次，清茶送服。

（4）天麻 20 克，钩藤 30 克；或菊花 10 克，白蒺藜、石决明、珍珠母各 15 克；或钩藤 10 克，野菊花、桑枝、益母草各 15 克。任选一方，水煎服。

2. 血虚头晕：当归 20 克，川芎 10 克，荷叶 2 片；或钩藤、荔枝干各 15 克，冰糖 10 克。水煎服。

3. 肾精不足眩晕

（1）黑豆 10 克，桑葚子 15 克；或黑豆、枸杞各 15 克。任选一方，水煎服。

（2）黑芝麻、核桃肉、桑叶各等份；或菟丝子、菊花、天麻各 15 克，枸杞 10 克，研末，炼蜜为丸，每次 6~10 克，开水送服。

4. 痰饮眩晕：生龙牡、茯苓、泽泻各 15 克，半夏、白术、橘皮各 10 克，桂枝、甘草、生姜各 6 克，水煎服。

5. 痰火眩晕：代赭石（先煎）30 克，泽泻 15 克，夏枯草、半夏各 10 克。水煎服。

6. 瘀血头痛：生地、钩藤、白茅根、山楂、地龙、决明子各 30 克，益母草、夏枯草各 60 克，红花 10 克，水煎取汁 150 毫升，每次 75 毫升，每日 2 次。口服。

7. 内耳眩晕

（1）酸枣仁、山药、桂圆肉、当归各 15 克，五味子 10 克。水煎服。

（2）桂枝 6 克，人参、天麻各 10 克，白术 15 克，半夏 20 克，茯苓、泽泻各 30 克。水煎服。

8. 各种眩晕发作期：柴胡、黄芩、钩藤、半夏、吴茱萸、党参、甘草、大枣、生姜。高血压，加天麻、石决明；脑动脉硬化，加丹参、红花；颈椎病，加葛根、骨碎补；肝火旺，加龙胆草、栀子；气血虚，加黄芪、当归；痰饮重，加白术、泽泻。水煎服。

附：高血压

高血压是指原因未明的、以动脉血压升高为主的临床综合征，又称原发性高血压。可能与精神紧张、精神刺激、遗传有关。发病率城市高于农村，北方高于南方，随年龄增长有增高趋势。本病属于中医"眩晕""头痛"等范畴。

【辨证施治】

（一）肝阳上亢

主证：眩晕，头胀耳鸣，面色红赤，急躁易怒，失眠多梦，口干苦，便秘，尿黄，舌质红，苔薄黄，脉弦。

治法：平肝潜阳。

方药：天麻钩藤饮加减。天麻 10 克，钩藤 15~30 克，石决明 20 克，山栀 10 克，黄芩 10 克，川牛膝 15 克，杜仲 10~15 克，益母草 12 克，桑寄生 10 克，夜交藤 10 克，生龙牡各 30 克，夏枯草 15~20 克。水煎服。

若火盛生风，则眩晕耳鸣剧烈，肢体酸麻，筋惕肉瞤，治宜镇肝熄风，用镇肝熄风汤加减（怀牛膝 20 克，生赭石、生龙牡各 30 克，生龟板、生杭芍、元参、天冬各 15 克，钩藤 24 克，地龙、川楝子各 10 克）。水煎服。

（二）肝火上炎

主证：眩晕，面部烘热，头胀痛，急躁易怒，口渴口苦，便秘，尿黄，舌红苔黄，脉弦数。

治法：清肝泻火。

方药：龙胆泻肝汤加减。龙胆草 10 克，山栀 10 克，黄芩 10 克，柴胡 10 克，生地 10 克，泽泻 10 克，车前子 15 克，夏枯草 15 克，大黄 10 克，白芍 10 克。水煎服。

（三）痰浊中阻

主证：眩晕，头重，胸闷，恶心呕吐，不思饮食，痰多色白，嗜睡倦怠，舌苔白腻，脉濡滑。

治法：健脾燥湿，化痰降逆。

方药：半夏白术天麻汤加减。半夏 12 克，白术 10 克，天麻 10 克，茯苓 20 克，陈皮 10 克，胆南星 10 克，僵蚕 10 克，白蒺藜 10 克。水煎服。

（四）肝肾阴虚

主证：头晕眼花，耳鸣，腰腿酸软，无力，心悸气短，五心烦热，男子阳痿或早泄，舌质红少苔，脉细数。

治法：滋补肝肾。

方药：六味地黄汤加减。生地 10 克，山药 15 克，山茱萸 10 克，茯苓 12 克，泽泻 6 克，龟板 12 克，女贞子 10 克，旱莲草 10 克，知母 10 克，枸杞 10 克，炒杜仲 10 克，牡蛎 30 克。水煎服。

【单验方】

1. 桑寄生 12 克，加糖适量。水煎服。

2. 夏枯草 60 克，杜仲 15 克。每日 1 剂，分 2 次水煎服。

3. 决明子 10 克，每日 1 剂，泡水饮。

4. 鲜车前草 10 克，捣汁开水冲服。

5. 鲜桑白皮 6 克，水煎服。

附：脑动脉硬化症

脑动脉硬化症是指脑动脉粥样硬化、小动脉硬化、玻璃样变等动脉管壁变性所引起的非急性弥漫性脑组织改变和神经功能障碍。50 岁以上发病率较高。男性多于女性，而女性患者多见于绝经期以后。本病属中医"头痛""眩晕"等范畴。

【辨证施治】

（一）心脾两虚

主证：头晕头痛，倦怠乏力，心悸失眠或嗜睡，心烦健忘，情绪不稳，喜怒无常，四肢麻木，舌质淡苔薄白，脉细弱。

治法：养血安神，益气健脾。

方药：归脾汤加减。当归 12 克，川芎 12 克，黄芪 20 克，茯苓 15 克，白术 10 克，党参 15 克，龙眼肉 12 克，熟地 20 克，何首乌 12 克，阿胶（烊化）10 克，远志 12 克，菖蒲 12 克，郁金 12 克，柴胡 10 克。水煎服。

（二）心肾两虚

主证：表情淡漠，或盲目乐观，性情孤僻，沉默寡言，反应迟钝，健忘失眠，头晕耳鸣，舌红苔薄黄，脉弦细。

治法：滋肾养心，交通心肾。

方药：六味地黄丸合生脉煎加减。熟地 20 克，山药 20 克，山茱萸 12 克，茯苓 12 克, 泽泻 10 克, 牡丹皮 10 克, 当归 12 克, 川芎 10 克, 五味子 10 克, 党参 20 克, 麦冬 20 克, 女贞子 12 克, 菊花 10 克, 远志 10 克, 益智仁 12 克。水煎服。

（三）肝肾阴虚

主证：言语謇涩, 语声低微, 饮食呛咳, 表情呆板, 走路不稳, 行走缓慢, 甚者筋脉拘急, 四肢抽搐, 眩晕神倦, 气短乏力, 二便失禁, 舌红少津, 脉细数无力。

治法：滋肾柔肝, 佐以熄风。

方药：大补元煎加减。人参 6 克, 山药 15 克, 熟地 20 克, 山茱萸 12 克, 杜仲 12 克, 当归 12 克, 枸杞 10 克, 白芍 15 克, 鳖甲 20 克, 麦冬 12 克, 五味子 10 克, 牛膝 12 克, 僵蚕 15 克, 全蝎 6 克, 蜈蚣 3 条, 菖蒲 12 克, 覆盆子 12 克, 桑螵蛸 12 克, 补骨脂 12 克。水煎服。

中　风

凡突然晕倒, 不省人事, 而有口眼歪斜, 舌强语謇, 半身不遂者, 或不经昏倒, 而出现上述诸症者, 皆叫中风病。因本病发病急骤, 且变化较快, 如风之卒中使然, 故名中风。

中医学论中风, 有真中、类中的不同, 真中风以外风为主, 乃感受外界异常的风寒之邪, 而致口眼歪斜, 外有六经之形证。类中风以内风为主, 虽名为中风, 而实与外界六淫之风邪无关, 乃机体之病理变化, 风自内生, 如心火暴盛, 湿痰久郁生热, 热极生风；或正气自虚, 血液运行迟缓, 瘀血阻塞经络等。临床所见一般多为肾阴亏耗, 肝阳偏亢, 阳动化风, 而猝然昏仆, 不省人事, 继则出现口眼歪斜, 肢体偏废, 语言謇塞等。西医学的脑血管疾病无论是出血性还是缺血性脑卒中, 均可参考本病进行辨证施治。真中风现在临床上比较少见, 故不作论述。

【辨证施治】

中风是以阴阳偏胜，气血逆乱为本，以风火交煽，痰气壅塞为标，所以本虚标实，上盛下虚是本病的特点。但病邪有轻重，病位有浅深，轻者，不经昏倒便突然出现口眼歪斜、语言不利、半身不遂等。重者，突然昏倒，不省人事，继而出现偏废不语等。因此在临床上有中经络、中脏腑的不同。

（一）中经络

凡得病之处，不经昏倒（或仅有短暂的迷糊失神），而见口眼歪斜，肢体麻木沉重，活动不利，甚或半身不遂者，即叫中经络，常见的有以下两种类型。

1.肝阳上亢，痰火阻络

主证：头痛眩晕，耳鸣眼花，突然发生口眼歪斜，舌强言謇，或手足重滞，半身不遂，舌质红，脉弦滑数。

治法：平肝潜阳、化痰通络。

方药

（1）天麻钩藤饮加减：天麻10克，钩藤（后入）15~30克，黄芩10克，生石决明30克，川牛膝12克，杜仲15克，桑寄生30克，夏枯草15克，生龙牡各30克，天竺黄10克。水煎服。

（2）镇肝熄风汤：生白芍15克，天门冬15克，怀牛膝30克，生麦芽10克，代赭石30克，玄参30克，川楝子10克，龟板15克，青蒿6克，生龙牡各30克。水煎服。

2.气虚血瘀，瘀血阻络

主证：起病缓慢，多在休息或睡眠时发病，头晕头痛，肢体麻木，半身不遂，语言不清，舌质紫暗，苔薄白，脉象细弱。

治法：益气活血，逐瘀通络。

方药：补阳还五汤加减。黄芪60克，桂枝、桃仁、红花、川芎各10克，地龙、当归、赤芍各12克，丹参30克，煅花蕊石粉（冲）10克。水煎服。瘀血甚者，加土鳖、制乳没；病程稍久者，加全蝎、乌梢蛇、水蛭。如偏瘫肢体恢复较慢者，可兼用熏洗方。透骨草 30 克，荆芥 15 克，防风 15 克，桂枝 15 克，当归 15 克，苏木 10 克，川牛膝 12 克，红花 10 克，桑枝 30 克。水煎大半盆，置木盆或瓦盆内，盆上置一小窄木板，将患肢放在小木板上，用小棉被盖住，熏蒸烫洗，如太热时，将棉被掀开一些，或用手摩擦患肢，以患者能忍受为度，每个患肢，熏蒸烫洗 0.5~1 个小时。

（二）中脏腑

凡突然昏倒，不省人事，继而出现口眼歪斜，半身不遂，舌强语謇者，即叫中脏腑。当其昏迷时，也叫卒中期，应辨别"闭证"和"脱证"进行急救，以使患者迅速清醒为急务。

1.闭证

主证：两手握固，牙关紧闭，面赤气粗，鼻鼾痰鸣，舌苔黄腻，脉弦滑而数。

治法：开窍启闭，平肝潜阳，佐以止血。

方药：先用至宝丹 1 粒，继用羚羊角汤加减。羚羊角粉（冲）0.3 克（无羚羊角以山羊角 10 克代之），生龟板 30 克，生石决明 30 克，生地 15 克，白芍 10 克，夏枯草 15 克，菊花 10 克，钩藤 15 克，黄芩 10 克，槐花 30 克，三七粉（冲）3 克。水煎，插鼻饲管进药。痰多者，加胆南星、天竺黄；痰盛而喉间壅塞者，用竹沥 15~30 克，生姜汁 10 滴，开水冲服；抽风者，加全蝎、僵蚕、蜈蚣。若湿痰盛，唇紫，苔白腻者，先服苏合香丸 1 粒，继用导痰汤加槐花 30 克，参三七 3 克。

2.脱证

主证：目合口开，汗出息微，手撒遗尿，四肢厥冷，舌淡少苔，脉伏或细弱。

治法：益气回阳固脱。

方药：参附汤为主。人参 15 克，附子 10 克，三七粉（冲）6 克。水煎，鼻饲进药。或用党参、黄芪各 30 克，代替人参。

若见四肢厥冷，两颧赤红，脉伏大无根，或细弱欲绝者，此为阴气大亏，虚阳浮越所致，宜用上方加熟地 30~45 克，山萸肉 30 克，五味子 10 克，麦冬 10 克以护阴敛阳固脱。

（三）后遗症

中风病特别是中脏腑者，多有后遗症，临床上以半身不遂，舌喑不语为最常见。

1.半身不遂

(1) 肝阳上亢，脉络瘀阻

主证：头痛头晕，面色潮红，血压仍甚高，患侧强硬拘挛，舌质红苔薄黄，脉象弦劲。

治法：平肝潜阳，熄风通络。

方药：天麻钩藤饮或镇肝熄风汤加减（见中经络）。只是另外均要加络石藤、伸筋草等通络之品。

(2) 气虚血瘀，瘀血阻络

主证：面色萎黄，体倦神疲，血压不高或略高，患侧肢体缓纵不收，舌质紫暗少苔，脉象虚弱。

治法：益气活血通络。

方药：同中经络气虚血瘀，瘀血阻络。另外可用偏瘫丸，每日 6 克，日 3 次。亦可配合用针灸疗法等。

2.舌喑不语

中风病的舌喑不语，或舌强语謇，多与半身不遂同时并见，有虚证实证的不同。

（1）虚证

主证：语声不出，手足软弱偏瘫，肢体痿软不用，舌淡红少苔，脉沉细。

治法：滋肾开窍。

方药：地黄饮子加减。熟地 30 克，肉苁蓉 12 克，云苓 12 克，麦冬 10 克，五味子 10 克，远志 6 克，菖蒲 10 克，山萸肉 12 克，石斛 12 克，巴戟 10 克，肉桂 3 克，附子 3 克，薄荷 3 克。水煎服。

（2）实证

①肝阳亢盛，痰邪阻窍

主证：头疼头晕，半身不遂，血压仍甚高，舌强不能言，或语言不清，舌质红苔薄腻，脉弦。

治法：平肝潜阳，化痰开窍。

方药：镇肝熄风汤或天麻钩藤饮加远志、菖蒲、全蝎、天竺黄等开窍化痰之品。

②风痰阻窍

主证：语音不清，或舌强不能言，肢体偏废较轻，舌苔厚腻，脉弦滑。

治法：祛风豁痰，宣通窍络。

方药：解语丹加减。胆南星 10 克，远志 10 克，菖蒲 10 克，白附子 6 克，全蝎 10 克，天麻 10 克。水煎服。

3. 口眼歪斜

口眼歪斜，属于内风者多伴有舌强语謇，或半身不遂，其辨证治疗，仍按上述原则处理。

【临证备要】

中风病有真中、类中的不同，真中风以外风为主，类中风以内风为主，与外风无关。在临床上有中经络、中脏腑的区分。凡不经昏迷，而突然出现偏瘫不语等证者，为中经络。凡突然昏倒，不省人事，继而出现偏瘫不语等证者，为中脏腑。中经络有肝阳上亢，痰火阻络；与气虚血瘀，瘀血阻络不同。前者发病较急，年龄较轻，血压甚高。后者发病缓慢，年龄多在 60 岁以上，血压不高或略高。故前者以平肝潜阳为主，后者以益气活血逐瘀为主。中脏腑有闭证、脱证的不同，闭者是邪闭于内，以痰浊为主，为实证。脱者，是气脱于外，以正气外脱为主，为虚证。前者以口噤、握拳、气粗、苔厚腻，脉弦滑等为主证；后者以口开，手撒、息微，舌淡少苔，脉微细为主证。故前者以开窍为主,后者以固脱为急。对后遗症,如半身不遂,舌喑不语,亦应辨别虚实,分别采取平肝潜阳通络,益气行瘀,以及滋肾开窍,或祛风化痰开窍等法,并要配合针灸等疗法,以促使患者恢复健康。

【针灸疗法】

1. 半身不遂:调和经络,疏通气血。以大肠、胃经俞穴为主,辅以膀胱、胆经穴位。初病时,仅刺患侧,病程日久后,可先刺健侧,后再刺灸患侧。取穴:上肢、肩髃、曲池、外关、合谷。下肢取环跳、阳陵泉、足三里、昆仑等。

2. 中风不语:祛风豁痰,宣通窍络。取穴金津、玉液放血,针内关,通里、廉泉、三阴交等。

3. 中风闭证:开关通窍,泄热祛痰。用毫针强刺或三棱针刺出血。可先用三棱针点刺手十二井穴出血,再刺人中、太冲、丰隆。

4. 中风脱证:益气固脱,回阳救逆,多以大柱艾灸,如汗出,肢温,脉起者,再用毫针,且刺激要轻。取穴,灸关元、神阙,刺气海、关元、足三里,如见内闭外脱之证,可先取人中强刺,再刺足三里、气海以调其气。

痫　　证

癫痫为发作性疾病,亦叫痫证,俗称"羊癫风"。本病有大发作、小发作、精神运动性发作和局限性发作等多种类型,大发作以突然昏倒,不省人事,口吐涎沫,两目上视,四肢抽搐,或口中如做猪羊叫声,或二便失禁,移时苏醒如常人为特点。

癫痫的病因,多与大惊大恐,生气郁怒,饮食不节以及先天性遗传等因素有关,其病理主要是风痰为患,蒙蔽清窍,横窜经络所致。

【辨证施治】

癫痫虽有比较典型的症状,但病情各有不同,如发作时间有长短,有的数分钟,有的数小时,甚至有的时间更长,呈持续的或断续的抽搐发作,且在发作间隔期仍处于意识模糊或昏迷之中，这叫作癫痫持续状态，是癫痫发作最严重的情况，必须中西医结合及时抢救。

（一）发作时治疗

主证：本病发作前，约半数患者有先兆，多历时数秒钟，常有眩晕头痛，或心悸，或肢麻，或有恐惧感，或手指抽动；旋即昏倒仆地，神志不清，面色苍白，牙关紧闭，口吐涎沫，两目上视，四肢抽搐，口中发出尖叫声，甚至二便失禁；继则昏睡，不久渐渐苏醒，症状消失，除感头痛，疲乏无力外，饮食起居如常，舌苔白腻，脉多弦滑。

治法：急则治标，当在发作时，迅速将患者的衣领解开，以利呼吸。将包纱布的压舌板或手帕放入患者的牙齿间，防止咬伤舌头，再针刺人中、十宣、承浆等穴，促其苏醒，药物治疗，一般在发作后进行。

方药：如发作时，四肢抽搐不止，舌苔黄腻，脉象弦滑者，乃风阳炽盛，挟痰热上扰，宜清火化痰，熄风，用温胆汤合撮风散加减。半夏10克，云苓15克，橘红10克，枳实10克，黄连6克，胆草10克，全蝎10克，蜈蚣3条，僵蚕10克，生石决明30克，钩藤25克。水煎服。如大便秘结者，加大黄、青礞石；痰涎壅盛者，加竹沥、生姜汁；如高热神志昏迷者，以上方兼服至宝丹或紫雪丹。必要时中西医结合抢救。

（二）发作后治疗

主证：发作后多数患者，仅感头痛头晕，疲乏无力，全身酸楚，一般饮食起居如常，有的无任何明显症状。

治法：豁痰开窍，熄风定痫，去其病因，防止复发。

方药：发作频繁，1日数次或数日1次者，用汤剂急治，定痫丸加减。发作控制后，改用丸剂。按间歇期较长的方法治疗。钩藤30克，天麻10克，半夏10克，云苓10克，橘红10克，胆南星10克，远志10克，菖蒲10克，全蝎10克，蜈蚣3条，僵蚕10克，朱砂（冲）1克，琥珀（冲）3克，竹沥30克，生姜汁（二味合冲）10滴。水煎服。

发作间歇期较长，数月以上发作 1 次者，用丸剂缓治，并需坚持常服。仍用定痫丸加减。天麻 45 克，钩藤 100 克，半夏 45 克，远志 30 克，菖蒲 45 克，全蝎 45 克，蜈蚣 20 条，皂角炭 18 克，白矾 18 克，雄黄 10 克，橘红 30 克，僵蚕 30 克，琥珀 10 克，朱砂 3 克，竹沥 100 克，生姜汁 30 克。前 13 味共为细末，竹沥、姜汁和水泛丸，朱砂为衣，每次 10 克，日 2 次，连服半年至 1 年。

【临证备要】

癫痫是一种常见疾病，主要由于风痰壅盛，随气上逆，闭塞清窍，横窜经络所致，治宜豁痰开窍，熄风定痫，去其病因，防止复发，是治疗本病的主要原则。

发作频繁者，用汤剂急治。发作间歇期长者，用丸剂缓服。发作控制后，仍需坚持常服丸剂，以期根治，防止复发。

【针灸疗法】

多用于发作期，法拟豁痰开窍，平肝熄风。取穴以督脉、心及心包络穴为主，痫发作时刺用泻法。分两组，可交替使用。第一组：百会、印堂、人中、内关、神门、三阴交。第二组：鸠尾、中脘、内关、间使、太冲。阳痫而抽掣搐搦重者，酌加风池、风府、合谷、太冲、阳陵泉；阴痫而湿痰盛者，酌加天突、丰隆，灸百会、气海、足三里；癫痫反复频发者，针印堂、人中，灸中脘，也可针会阴、长强穴。

遗　精

遗精有梦遗和滑精之分。有梦而遗精者，为梦遗；无梦而遗甚或清醒时精液自行滑出，甚或见色而滑出者，名为滑精。健康成年男子，偶有遗精，次日无任何不适感，属生理现象，并非病态，不需治疗。若 3~5 天或 1~2 天遗精 1 次，甚或昼夜遗精，次数无定，遗精之后，神疲体倦，头晕目眩，腰腿酸软，心慌气短等，则为病态，需要治疗。西医学中的神经衰弱、前列腺炎、精囊炎等引起的遗精，可参照本病辨证施治。

【辨证施治】

（一）心肾不交

主证： 夜寐不实，梦中遗精，阳事易兴，次日头晕目眩、心悸耳鸣、潮热盗汗、心烦少寐多梦，腰膝酸软，精神不振，体倦乏力，小便短黄有热感，舌红苔黄，脉弦细数。

治法： 滋阴降火，宁心固精。

方药： 三才封髓丹合黄连清心饮加减。熟地30克，天门冬12克，党参12克，黄柏10克，知母10克，黄连10克，莲子心15克，山茱萸15克，柏子仁15克，炒酸枣仁20克，茯神15克，远志6克，菖蒲10克，生龙牡各30克，砂仁6克。水煎服。心悸加柏子仁、五味子；心火旺加灯芯草、麦冬；虚热明显者，加龟板、猪脊髓；肝经火热明显者，可加用龙胆泻肝汤。

此类患者，不可专恃药物，更重要的是精神调养，清心寡欲，是治疗本病关键。同时要注意生活起居，如晚饭不宜过饱，少进辛辣刺激性食物，盖被不宜过厚，衬裤不宜过紧等。

（二）肾精不藏

主证： 遗精频作，甚或情动即遗，头晕目眩，精神萎靡，腰腿酸软。肾阴偏虚者，则兼手足心热，舌质红，脉细数。肾气偏虚者，甚则面色㿠白，舌质淡，脉沉细。

治法： 补肾涩精。

方药： 六味地黄汤合水陆二仙丹加减。熟地30克，山茱萸15克，山药20克，菟丝子15克，党参15克，芡实15克，金樱子10克，五味子10克，煅龙牡各30克，连须6克。水煎服。肾阳虚者，加鹿角胶、补骨脂、韭子；相火盛者，加知母、黄柏；若遗精频作，日久不愈者，加用金锁固精丸。每次1丸，每日2次。

（三）湿热内蕴

主证：遗精频作，口苦或渴，小便热赤，舌苔黄腻，脉濡数。

治法：清化湿热。

方药：湿热遗精方加减。萆薢15克，茯苓15克，泽泻10克，车前子15克，滑石15克，生薏苡仁15克，黄柏10克，黄连6克，桔梗6克。水煎服。胁肋胀痛加川楝子、青皮；脘腹痞满加大腹皮；尿时不爽，少腹及阴部作胀加败酱草、赤芍。

（四）心脾两虚

主证：遗精遇思虑或劳倦过度而作，头晕失眠，心悸健忘，面黄神倦，食少便溏，舌淡苔薄白，脉细弱。

治法：补养心脾，益气摄精。

方药：归脾汤加减。党参20克，黄芪30克，白术15克，当归15克，茯苓15克，山药15克，远志10克，柏子仁15克，金樱子15克，芡实15克，生龙牡各30克，木香10克。自汗，加浮小麦、防风；心悸失眠，加炒酸枣仁、五味子；纳差，加焦三仙、鸡内金。

除了以上辨证施治之外，还应注意辨病用药。临床上加入水蛭、鸡内金、刺猬皮等治疗遗精的针对性药，能提高疗效。此外，因遗精与生殖系、泌尿系炎症刺激有关，故应重视炎症的治疗。加入鹿衔草、夏枯草、蒲公英等清热消炎之品，收效快而疗效稳。

【临证备要】

遗精一证，有梦遗和滑精的不同，以阴虚者居多，一般的梦遗属心脾火旺偏于实，滑精属肾不固摄偏于虚。所谓有梦为心病，无梦为肾病。治疗遗精切忌只用固肾涩精一法，而应该分虚实，实者以清泄为主，虚证方可补肾固精，若虚而有热，当予养阴清火。心肾不交者，以心肾的症状同时并见，有梦而遗为特点，治宜滋阴降火，交通心肾。肾精不藏者，以表现肾虚为主，每为滑精，治宜补肾固摄。久滑不止，着重固摄涩精，并加健脾益气之品，始能提高疗效。湿热下注者，多有口苦苔黄腻，治宜清化湿热，禁用固涩，湿热祛，则遗精自除。需要指出的是，遗精有很大一部分患者与情志的变化密切相关。注意精神调摄，排除杂念，清心寡欲，从心理变化角度予以诱导，也是治疗本病的关键。节制性欲，戒除手淫，夜晚进食不宜过饱，睡前少饮热水。养成侧卧习惯，被褥不宜过厚，脚部不宜盖得过暖，衬裤不宜过紧，少食辛辣刺激性食物，治疗方可收效。

【外治法】

（一）针灸疗法

1.体针疗法：主穴取肾俞、脾俞、肝俞、关元俞、白环俞、八髎、足三里、十七椎。每次取2~3穴，梦遗，加心俞、神门、内关、三阴交；滑精，加大赫、志室、太溪、关元；肾阴亏损，加志室、精宫、太溪。湿热下注滑精用补法，并可加灸法，留针20分钟，灸气海、三阴交；心肾不交，加心俞、神门加中极、阴陵泉。梦遗用平补平泻法，隔日1次。

2.艾灸疗法：灸关元、大赫、志室。亦可合灸心俞、肾俞、白环俞、命门、关元。

（二）敷贴疗法

取五倍子末适量，以生理盐水调成糊状敷贴于四海穴（脐下2寸，旁开0.5寸），3天1换，3次为1个疗程，一般3个疗程见效。

（三）敷脐疗法

梦遗取甘遂、甘草各等份研末，以1克纳入脐眼，上贴小黑膏药；或五倍子、女贞子各30克研末，醋调做饼敷脐，每日1次。

（四）药带疗法

取金樱子、芡实、莲肉、益智仁各12克，生牡蛎、白蒺藜各15克，共研末制成药带束于腰部、下腹部。

（五）冷水疗法

每晚临睡前用冷水冲洗阴茎35分钟。

早　泄

早泄是指性交时过早射精,甚或性交前即射精,以致不能进行正常性生活。早泄是男性性功能障碍的常见病证,而常与阳痿、遗精并作。西医学中炎症刺激、中枢性功能紊乱等疾病而见早泄者,可参照本病辨证施治。

【辨证论治】

（一）肝经湿热

主证：早泄,性欲亢进,口苦咽干,小便黄赤,阴囊热痒,舌红苔黄腻,脉弦滑而数。

治法：清泄肝经湿热。

方药：龙胆泻肝汤加减。药用龙胆草、黄芩、车前子、通草、柴胡各10克,栀子、泽泻、当归、生地黄各12克,茵陈30克,甘草6克。水煎服。龙胆泻肝汤宜暂用,中病即止,不可久服。

（二）阴虚阳亢

主证：阳事易兴,早泄滑精,腰膝酸软,五心烦热,虚烦不寐,舌红少苔,脉细数。

治法：滋阴潜阳。

方药：知柏地黄汤加减。知母、黄柏、泽泻、山茱萸各12克,牡丹皮、生地黄、山药、金樱子、枸杞各15克,沙苑子18克,生龙牡各30克。水煎服。

（三）肾气不固

主证：性欲减退,早泄遗精,腰膝酸软,小便清长,夜尿频多,舌淡苔白,脉沉细。

治法：益肾固精。

方药：金匮肾气丸加减。肉桂9克,制附片、金樱子各15克,熟地黄、山茱萸各18克,山药30克,泽泻、牡丹皮、五味子各10克,桑螵蛸 12 克。水煎服。

（四）心脾虚损

主证：早泄，肢体倦怠，面色不华，形体消瘦，心悸气短，健忘多梦，或自汗，纳呆便溏，舌淡，苔白，脉细。

治法：补益心脾。

方药：归脾汤加减。党参、白术、沙苑子各 15 克，茯神 18 克，炒酸枣仁 30 克，龙眼肉、金樱子、当归各 12 克，远志、木香、炙甘草各 10 克。水煎服。

【临证备要】

由于本病多由器质性疾病所致，故应在辨证论治的基础上，重视对器质性疾病的治疗，如精囊炎、前列腺炎等病，宜加用鹿衔草、蒲公英、茜草、夏枯草等清热解毒之品。只有重视炎症的治疗，才能使疗效巩固。对于功能性的中枢性功能紊乱所致者，应重视心理疗法及性知识指导，笔者的经验是，无论哪种早泄，加入鸡内金、水蛭、刺猬皮等药，往往能提高疗效。由于早泄常常容易继发阳痿等性功能减退的表现，因此，临床上也应注意治疗和预防。例如节制房事，夫妇双方互相交流经验，促使性生活和谐等。

【外治法】

（一）针灸疗法

取肾俞、志室、命门穴，用毫针补法，也可加用灸法。

（二）熏洗法

1. 取五倍子 20 克，以文火煎半小时，再加入适量温开水，趁热熏洗阴茎龟头数分钟，待水温下降至 40℃左右时，再将龟头浸泡，置药液中 5~10 分钟。每晚 1 次，15~20 天为 1 个疗程。

2. 取细辛、丁香各 20 克，浸入 100 毫升 95% 乙醇内，15 天后，以浸出液涂抹阴茎龟头部位，涂药后 3 分钟即可同房。

3. 用蛇床子、地骨皮各等份，煎汤熏洗阴茎，并用手擦。

消　渴

消渴是因五脏禀赋虚弱，复加情志失调，饮食不节等诱因导致的脏腑阴虚燥热，气阴两虚，津液输布失常的一种疾病。临床以口渴多饮，多食善饥而消瘦，小便次数频而量多，或尿液混浊如脂，或有甜味为特征。本病患者以中老年居多，病情严重者可并发心痛、眩晕、中风、麻木、痈疽等病证。现代医学的 1 型糖尿病、2 型糖尿病、妊娠期糖尿病及其他特殊类型糖尿病可按本病辨证论治。

【辨证施治】

本病以"三多"症状为主证。上消多饮，中消多食，下消多尿，为辨证的特征。然而往往三多症状同时出现，或有某一证较显著者，临证时不可拘泥。治疗上以滋阴清热为主要法则。正如《医学心悟》中说："治上消者，宜润其肺，兼清其胃；治中消者，宜清其胃，兼滋其肾；治下消者，宜滋其肾，兼补其肺。深得治消渴之大旨矣。"

（一）胃火熏灼，肺燥津伤（上消）

主证：口渴引饮，饮多而口渴不解，小便频多，口燥咽干，舌红苔黄而燥，脉细数。

治法：清热润肺，生津止渴。

方药：消渴方加减。天花粉 18 克，麦冬 30 克，生地 15 克，生石膏 30 克，黄连 10 克，葛根 15 克，乌梅 3 枚。水煎服。若舌燥脉虚者，加太子参 15 克，五味子 10 克，益气生津。

（二）胃热燥实，阴液消烁（中消）

主证：口渴多饮，消谷善饥，形体消瘦，或小溲频多，大便干结，舌红苔黄燥，脉洪数或细数。

治法：清热泻火，养阴润燥。

方药：玉女煎加减。生石膏 30 克，知母 10 克，麦冬 30 克，天花粉 15 克，生地 15 克，太子参 15 克。水煎服。

（三）肾阴亏耗，虚火内灼（下消）

主证：小便量多次频，或饮一溲二，或尿如膏脂，量反减少，腰酸神倦，口渴咽干，舌偏红，少津，脉沉细数。

治法：滋阴清热，补肾固摄。

方药：人参固本丸加减。熟地 20 克，党参 15~30 克，枸杞 15 克，山茱萸 12 克，芡实 15 克。水煎服。若口干渴者，加麦冬 15 克，天花粉 15 克，养阴生津；若面色黧黑，耳轮焦枯，阳痿不起，为阴阳俱虚证，可加制附子 10 克，肉桂 6 克，以助肾阳。

本病除药物治疗外，还应重视调养。严格控制饮食。减少米、面等含糖成分较高的食品，认真控制主食量，一般宜食蛋、牛奶、肉类、蔬菜等，禁烟酒。注意休息，避免过重的体力劳动。病情较轻的患者，可适当参加户外锻炼，或轻度体力劳动。

【临证备要】

消渴病的病理主要是阴虚和燥热两个方面，三多（多饮、多食、多尿）的偏重，是区别三消（上消、中消、下消）的主要标志，以口渴多饮为主者为上消，多食易饥为主者为中消，多尿或尿如脂膏有甜味者为下消。上消重在治肺；中消重在治胃；下消重在治肾。但三多症状往往同时存在，肺胃肾三者之间关系极为密切，因此在治疗上不能截然分开，而应当根据病情，有所兼顾。《医学心悟》说："上消清胃者，使胃火不得伤肺也；中消滋肺者，使相火不得攻胃也；下消清肺者，滋上源以生水也。三消之治，不必专执本经，但滋其化源则病易痊矣"。这是前人经验的总结，值得我们注意。

【针灸疗法】

1.体针疗法：主穴取胰俞、膈俞、曲池、阴陵泉、足三里、三阴交。上消加肺俞、心俞、太渊、神门、廉泉、内庭、少商、鱼际；中消加脾俞、胃俞、中脘、然谷、太冲;下消加肾俞、命门、三焦俞、关元、水泉、复溜、太溪、太渊,用补法或平补平泻法,每日1次。10次为一个疗程。

2. 耳针疗法:主穴取胰俞、内分泌、皮质下、三焦、耳迷根、神门、心俞、肝俞。多饮加肺俞,渴点;多食加胃俞、脾俞;多尿加肾俞、膀胱。每次取3~5穴,轻刺激,留针30分钟,隔日1次。亦可埋针、压豆等。

【单验方】

1. 山药、天花粉各250克,略炒香,研细末,分30包,每次1包,开水调服。

2. 治疗脾胃虚弱的消渴证。五倍子(研末冲服)15克,黄连10克,知母10克,葛根15克,生地15克,太子参15克,五味子15克,山药20克,益母草30克,丹参20克,黄芪30克,玄参20克。每日1剂,水煎服,1个月为一个疗程。

附:糖尿病

糖尿病是由多种因素引起的以高血糖为特征的代谢紊乱疾病,临床上可分为1型糖尿病(胰岛素依赖型)和2型糖尿病(非胰岛素依赖型)。1型糖尿病少见,发生于15岁以下儿童,病情重,较早出现慢性并发症,需胰岛素治疗;2型糖尿病多见,发生于40岁以上中老年人,起病年龄较晚,病情较轻,早期不易发现。本病属于中医"消渴"范畴。多因过食肥甘醇酒,五志过极,热病伤津及老年肾虚导致肺胃肾功能失常引起本病。

【辨证施治】

(一)肺热津伤(上消)

主证:口渴喜饮,随饮随渴,咽干灼热,食量正常,小便量多色黄,或有甜味,舌红少津苔薄黄,脉数。

治法:清热润肺,生津止渴。

方药:消渴方加减。天花粉30克,黄连9克,生地黄20克,麦冬15

克，葛根 15 克，玉竹 12 克，生石膏 30 克，甘草 6 克。水煎服。

（二）胃热炽盛（中消）

主证：多食多饮，形体消瘦，大便干结，小便频数，舌红苔黄，脉滑数。

治法：清胃泻火，养阴保津。

方药：玉女煎加减。生石膏 30 克，知母 10 克，生地黄 15 克，麦冬 20 克，牛膝 12 克，玄参 10 克，决明子 15 克，黄连 9 克，栀子 10 克，大黄 10 克。水煎服。

（三）脾胃气虚

主证：渴饮不多，面色萎黄，乏力，饥不能食或浮肿，恶心，腹胀，小便量多，大便溏薄，舌淡，脉弱。

治法：益气健脾，固涩摄精。

方药：香砂六君子加减。党参 15~20 克，白术 12 克，茯苓 15 克，葛根 15 克，鸡内金 12 克，砂仁 10 克，苍术 10 克，薏苡仁 30 克，山药 15 克。水煎服。

（四）肾阴亏虚（下消）

主证：尿频量多，浊如脂膏，味甜，口干舌燥，或口渴多饮，五心烦热，头晕乏力，腰膝酸软，失眠，舌红少津，脉细数。

治法：滋阴补肾，生津清热。

方药：知柏地黄丸加减。知母 10 克，黄柏 10 克，生地黄 15 克，山茱萸 12 克，山药 15 克，茯苓 15 克，天花粉 15 克，旱莲草 15 克，女贞子 15 克，枸杞 12 克。水煎服。

（五）气阴两虚（下消）

主证：多饮多尿，倦怠乏力，自汗气短，动则尤甚，口干舌燥，五心烦热，便秘，腰膝酸软，舌淡暗，边有齿痕，苔薄白少津，脉细弱。

（六）阴阳两虚（下消）

主证：尿频量多，混浊如脂膏，口干多饮，形体消瘦，面色黧黑，腰膝酸软，耳轮焦干，或浮肿少尿，或泄泻，或阳痿、早泄，舌淡苔白，脉沉细无力。

治法：温肾育阴。

方药：金匮肾气丸加减。熟地黄 15 克，山药 20 克，山茱萸 12 克，茯苓 15 克，泽泻 6 克，黄芪 20~30 克，益智仁 15 克，菟丝子 12 克，补骨脂 12 克，五味子 10 克，肉豆蔻 10 克，淫羊藿 10 克，仙茅 10 克。水煎服。

（七）血瘀

主证：上述各型均可兼见血瘀证候，如面色晦暗，头痛，肢体疼痛，心前区疼痛，胁痛，肢麻，半身不遂，舌有瘀斑，舌下脉络青紫或怒张等。

治法：活血化瘀。

方药：在各型辨证用药的基础上，加用活血化瘀药，轻者，加当归 12 克，赤芍 12 克，川芎 10 克，益母草 30 克，丹参 15 克；重者，加水蛭 6 克，桃仁 12 克，红花 10 克，地龙 12 克，三七粉 6 克，炮穿山甲（研末冲服）6 克。水煎服。

【临证备要】

糖尿病肾病的治疗：中医中药治疗糖尿病肾病不仅可在不同程度上减轻患者症状，同时可以协同西医，具有降血糖、降低蛋白尿及改善肾功能的良好作用。中西医结合治疗并行不悖，相得益彰，但值得重视的是，糖尿病肾病早期治疗和坚持治疗是十分重要的。

糖尿病肾病后期，尿蛋白往往持续存在，大量的蛋白尿进一步加重肾损害，造成恶性循环，此时西医无有效的治疗方法，邓老在活血化瘀治疗的同时，常辨病使用雷公藤消减尿蛋白。同时选用黄芪、党参、芡实、金樱子、杜仲、牛膝等补肾益气中药辅助治疗，另外多应用虫草类制剂（如百令胶囊、金水宝胶囊等）。

糖尿病肾病伴周围神经病变者，选用补阳还五汤加山药、生地黄、黄连、芡实、杜仲、制大黄等；糖尿病肾病伴发皮肤感染者，选用五味消毒饮加连翘、赤小豆、制大黄、皂角刺、天花粉、莲子心、赤芍等；糖尿病肾病蛋白尿伴轻度水肿者，选用参芪地黄汤加川牛膝、丹参、竹茹、苍术、冬瓜皮、芡实、菟丝子、黄连、玄参；糖尿病肾病表现为肾病综合征阳虚水停者，可温阳利水，选用真武汤合五子衍宗丸，再加黄芪、芡实、椒目、泽兰、巴戟天、砂仁；糖尿病肾病视物模糊者，加菊花、枸杞、谷精草、川芎、白芷、青葙子。另外，皮肤瘙痒者，加用白蒺藜、地肤子、白鲜皮、赤芍；并发脉管炎者，加桂枝、苏木、刘寄奴、当归、鸡血藤；尿中有酮体，加黄芩、黄连、茯苓、白术；恶心呕吐者，加用代赭石、半夏、竹茹；水肿者，加粉防己、大腹皮、玉米须、车前草、淫羊藿、巴戟天；夜尿频多者，缩泉丸加桑螵蛸、黄精；眠差者，加炒酸枣仁、茯神、夜交藤；腰酸者，加狗脊、川牛膝；耳鸣者，加葛根、钩藤、川芎、灵磁石；血脂高者，加绞股蓝、山楂、银杏。

腰　　痛

　　腰痛是指有外感、内伤或外伤等致病因素导致的腰部经络气血运行不畅，或腰部失于精血濡养，使腰脊或腰的两侧出现疼痛为主证的病证。现代医学的强直性脊柱炎、腰椎间盘突出症、腰椎结核、腰肌劳损、脊髓炎、肾盂肾炎、肾小球肾炎、慢性附件炎、前列腺炎等以腰痛为主要表现，均可按本病辨证论治。

【辨证施治】

（一）寒湿腰痛

主证：腰中冷痛，重则不利，甚至不能转侧，仰俯疼痛加重，每遇风冷或阴雨气候变化痛亦加剧，常喜热熨，舌苔白腻，脉细沉。

治法：散寒祛湿，温经通络。

方药：甘姜苓术汤加减。苍术 10 克，白术 10 克，干姜 10 克，茯苓 15 克，独活 10 克，狗脊 12 克，骨碎补 12 克，五加皮 10 克，桂枝 10 克，川牛膝 10 克，炙甘草 6 克。水煎服。痛甚者，加制川乌、细辛；刺痛不移者，加没药、红花。若腰痛或下肢关节亦痛者，为风寒湿邪侵袭经络，用独活寄生汤祛风散寒通络；若腰痛兼有恶寒头身疼痛者，为外感风寒湿邪，用羌活胜湿汤以祛风散寒利湿。

（二）湿热腰痛

主证：腰髋弛痛，痛处伴有热感，小便短赤，舌苔黄腻，脉滑数。

治法：清化湿热，通络止痛。

方药：四妙散加减。苍术10克，黄柏10克，川牛膝15克，防己12克，萆薢15克，海桐皮10克，杜仲15克，木瓜15克，川芎10克，薏苡仁30克。水煎服。若小溲短赤，淋漓热痛者，加萹蓄、瞿麦、滑石、木通清热利湿通淋；若妇女黄带多黏臭者，加苦参、白花蛇舌草。

（三）肾虚腰痛

主证：腰部酸软而痛，绵绵不绝，腿膝无力，手足不温，过劳加重，或头晕耳鸣，溲频或尿少不利，舌质淡，面色少华，脉沉细无力。

治法：补肾温阳，壮腰益精。

方药：右归丸加减。熟地黄18克，山药15克，杜仲15克，菟丝子15克，山茱萸15克，当归12克，枸杞15克，补骨脂15克，胡桃仁10克，肉桂6克，制附片6克。水煎服。

如见口燥咽干，心烦失眠，手足心热，舌红少苔，脉沉细数者，为肾阴亏虚而生内热，治宜滋补肾阴，用六味地黄丸加桑寄生、杜仲、川断、怀牛膝、狗脊以补肾养阴，强壮腰膝。

（四）瘀血腰痛

主证：腰痛如刺，痛有定处而拒按，俯仰转侧不利，舌质多紫或有瘀斑，脉沉涩。

治法：活血化瘀，通络止痛。

方药：身痛逐瘀汤加减。当归15克，赤芍12克，桃仁10克，红花10克，川芎10克，牛膝15克，没药10克，土鳖10克，羌活10克，秦艽10克，川断15克。水煎服。

若腰痛牵引股腿疼痛，俯仰疼痛加重者，为瘀血阻络较重，治宜活血舒筋通络，用活络效灵丹加味：当归30克，丹参30克，制乳没各10克，川牛膝 15 克，桂枝 10 克，白芍 20 克，川草乌各 6 克，木瓜 15 克，炙甘草 10 克。水煎服。

【临证备要】

"腰为肾之府"，腰痛一般与肾有关。腰痛比较复杂。从致病原因来看可分外感、内伤两类。外感寒湿者则腰痛沉重，遇寒加重，治宜散寒祛湿为主，通络止痛为辅。感受湿热者则腰部灼热作痛，治以清化湿热为主。内伤则多由久病虚衰，年老体弱，肾精亏虚而致，治宜补益肾精为主。至于瘀血腰痛，除跌仆挫伤引起外，亦可由他病导致气滞血瘀，治宜活血化瘀为主。

【外治法】

（一）针灸疗法

1.体针疗法：腰痛一般参照压痛点取穴。主穴取肾俞、大肠俞、气海俞、夹脊、腰眼、委中。寒湿，配风府、阳陵泉；劳损，配膈俞、次髎；肾虚，配命门、志室、太溪；急性腰痛先针腰痛点、腰眼、委中。手法：实泻虚补。慢性腰痛可加温针，寒性腰痛加灸，留针 20 分钟，每日或隔日 1 次。

2.温针疗法：腰肌劳损可灸肾俞、大肠俞、气海俞、委中等穴，针后温针，隔日 1 次。

3.刺血疗法：急性腰扭伤疼痛者，用手蘸酒或冷开水拍打腘窝至皮肤发红，挑刺红点放血，也可点刺委中穴出血。

4.艾灸疗法：腰冷痛可采用隔饼灸 3~5 次或艾条熏灸 10~20 分钟，每日或隔日 1 次。

5.拔罐疗法

（1）腰肌劳损可在脊柱两旁膀胱经循行线拔火罐或行走罐，以皮肤紫红色为度。

（2）急性腰痛点刺环跳、大肠俞、委中、阳陵泉后拔火罐出血，有缓急止痛之效。

6.耳穴压豆疗法：取耳郭腰椎穴，或压痛点，埋压绿豆。

（二）药熨疗法

1.青盐 500 克炒烫装布袋；或青盐 250 克炒烫后，加入捣碎葱白 250 克共炒热装布袋；或生草乌 1 个，生姜 1 块，青盐少许，共捣烂，用酒炒热装布袋。任选一方热熨痛处，每日 1~2 次，每次 30 分钟。

2.取天麻、半夏、细辛各适量，共打碎，装布袋蒸热熨痛处。

3.肾虚腰痛取肉桂、葱头各 30 克，吴茱萸 90 克，生姜 120 克，花椒 60 克，共炒热，绢包熨痛处。

（三）热敷疗法

寒性腰痛可取艾叶适量，以醋炒热布包束腰部痛处；或吴茱萸 10 克，以酒炒热，摊油纸贴患处。此外亦可用热砖、热砂、热水敷痛处。

（四）敷贴疗法

风寒腰痛取生川乌头末 1 克，醋调涂敷腰部。

（五）药衣疗法

风湿腰疼可取川断、藁本、苏木各 30 克，防风、白芷、附子、川乌、草乌各 20 克，狗脊、独活各 45 克，共研末，缝制棉裹兜穿戴于腰部。

（六）药带疗法

风湿腰疼可取狗脊 60 克，桑寄生、川牛膝各 30 克，川断、钻地风各 20 克，独活、千年健、当归、五加皮各 15 克，川乌、草乌各 10 克，共研末，用酒炒热制成药带束于腰间。

【单验方】

1.风湿腰痛

（1）鸡血藤、伸筋草各 10 克；或白术 15 克，苡仁 30 克。水煎服。

（2）桑寄生 12 克，鸡血藤、海风藤各 15 克，细辛 3 克，杜仲、牛膝、地龙、穿山甲各 10 克。风盛肩臂痛，加羌活、防风各 10 克；湿盛腰膝肿胀重者，加苍术 6 克，薏苡仁 30 克；寒盛腰膝冷痛，加桂枝、制附子各 10 克；下肢挛急，加芍药、木瓜各 10 克，甘草 6 克。

2. 寒湿腰痛：制附子 10 克，木瓜、牛膝、独活各 12 克，薏苡仁 30 克。水煎服。

3. 闪挫腰痛：当归、杜仲、苏木各 10 克；或丹参 15 克，制乳没、牛膝各 10 克。水煎服。

4. 肾虚腰痛：川断、杜仲各 10 克；或黑附子 4.5 克，肉苁蓉 6 克，甘草 3 克；或黄芪、当归、川牛膝各 30 克；或川断 15 克，杜仲 20 克，当归 30 克，生姜 5 片。任选一方，水煎服。

5. 腰腿痛

（1）杜仲、牛膝各 10 克，桑寄生 15 克，白酒 300 毫升，浸泡 15 天，每次 15 毫升，饭后服。

（2）各种腰腿痛，取黄芪 30 克，熟地 15 克，当归 12 克，芍药、乌药、地龙各 10 克，川芎、升麻各 8 克。寒湿腰痛，加威灵仙、细辛；瘀血腰痛，加桃仁；肾阴虚腰痛，加山萸肉、补骨脂或加杜仲、川断、菟丝子。水煎服。

6. 腰肌劳损：小茴香末 5 克，每日 1 次，淡盐汤送下。

痹　　证

痹是闭阻不通的意思，凡风寒湿邪，侵袭人体肌表经络，致使气血阻塞，运行不利，引起肢体的筋骨、肌肉、关节等部位发生疼痛、酸麻、重着、屈伸不利、关节肿大等症状的，均称为痹证。现代医学的风湿病、风湿性关节炎、类风湿性关节炎、强直性脊柱炎、骨性关节炎、痛风等疾病中，以肢节痹痛为临床特征者可按本证辨证施治。

【辨证施治】

痹证虽由风寒湿侵袭而发病，但由于体质不同，或感邪有偏胜，因此在临床表现上也极不一致，如风邪偏胜的，则其关节疼痛游走无定，称为行痹或风痹。寒邪偏胜的，则疼痛比较剧烈，疼处固定，称为痛痹或寒痹。湿邪偏胜的，则痛虽不甚，但肢体重着，活动不灵，称为着痹或湿痹。如平素阴虚阳亢，或素有内热，复感风寒湿邪，郁而化热，表现关节红肿热痛的，称为热痹。但由于风寒湿三气往往混合致病，故临床上以风寒痹、风湿痹及湿热痹较为多见。

（一）风寒痹

主证：肢体关节疼痛，痛有定处或游走，疼痛剧烈，得热痛减，遇寒痛增，关节不能屈伸，局部皮色不红，触之不热，舌苔白，脉象弦紧。

治法：祛风散寒，温经止痛。

方药：乌头汤加减。黄芪 30 克，麻黄 10 克，白芍 12 克，川乌 10 克，桂枝 10 克，甘草 10 克，生姜 10 克，蜂蜜 30。水煎服。

（二）风湿痹

主证：肢体关节酸痛肿胀，手足沉重，活动不便，或肌肤麻木不仁，舌苔白腻，脉象濡缓。

治法：祛风利湿。

方药：薏苡仁汤加减。生薏苡仁 30 克，黄芪 30 克，羌活 10 克，独活 10 克，麻黄 6 克，桂枝 10 克，苍术 10 克，当归 15 克，川芎 6 克。水煎服。

若肌肤麻木不仁而无疼痛者，用黄芪桂枝五物汤。风寒湿三邪所致的痹证，临床上虽有所偏胜，但三气致病，大多杂合而来，很难截然划分，今将三痹在用药上归纳为祛风散寒利湿，活血通络止痛为总的治疗原则，以程氏蠲痹汤加减为统治三痹的主方。羌活 10 克，独活 10 克，桂枝 10 克，当归 10 克，川芎 10 克，赤芍 10 克，海风藤 10 克，制乳香 10 克，秦艽 10 克，川牛膝 10 克，松节 12 克，甘草 6 克。水煎服。风邪胜者，加防风、威灵仙；寒邪胜者，加川乌 6 克，草乌 6 克，并加重甘草的用量，使与川乌、草乌的总量相等；或再加生姜，以解川乌、草乌之毒。湿邪胜者，加薏苡仁、苍术、稀莶草、晚蚕沙。除上述辨证治疗外，临床上常有一些习惯用药的方法，可参考使用，如上身关节痛，可选用威灵仙、姜黄、羌活、秦艽、海风藤；下身关节痛,可用杜仲、桑寄生、川断、狗脊等。其他一些祛风湿活络药物,如桑枝、五加皮、海桐皮、千年健、伸筋草、稀莶草、络石藤、木瓜等,也可选择使用。

若痹证日久不愈,气血阻滞经络,根据"初病在气,久病在血""初病在经,久病在络"的道理,治宜活血祛瘀法,用身痛逐瘀汤,并适当加入一二味虫类搜剔祛风药物,如全蝎、蜈蚣、蜣螂、穿山甲、蕲蛇、白花蛇、乌梢蛇等。

若病久气血虚弱,肝肾亏损,可用三痹汤;若风寒湿痹,腰腿关节疼痛较重者,可用独活寄生汤。

(三)风湿热痹

主证:关节疼痛剧烈,局部灼热红肿,得冷则舒,不能活动,或有发热口干,舌质红苔黄燥,脉象弦滑而数。

治法:以清热为主,佐以祛风通络。

方药:丁氏清络饮加减。白薇10克,赤芍12克,生地30克,秦艽12克,威灵仙12克,松节12克,丝瓜络10克,地龙10克,地骨皮12克,忍冬藤20克,石斛12克。水煎服。低烧者,加青蒿。

外用如意金黄散适量,凡士林调和,贴关节局部。

若关节红肿灼热疼痛,壮热口渴,微恶风者,用白虎加桂枝汤;若湿热炽盛,关节热痛,舌苔黄腻,脉象滑数者,用宣痹汤;若风寒湿邪外束,热邪内郁,四肢关节疼痛,下肢关节肿胀,头眩欲吐者,用桂枝芍药知母汤;若皮下结节者,用散结消核汤;若环形红斑者,用桃红饮加紫草、赤芍、牡丹皮。

【临证备要】

痹证是一个常见病,主要原因是体质素虚,抗病能力减弱,风寒湿邪侵袭而发病,风寒湿三邪大多杂合而至,但亦有所偏胜,风邪胜则疼痛游走无定;寒邪胜则疼痛剧烈;湿邪胜则疼痛重着麻木。故风寒痹以关节剧烈疼痛,不红不热,得热则舒,遇寒则剧为特点,以乌头汤为主方。风湿痹以肢体重着麻木为特点,以薏苡仁汤加减为主方。风寒湿痹,延久不愈,多挟瘀血,经络阻塞,治宜活血祛瘀通络为主,身痛逐瘀汤加减化裁。若气血不足,肝肾失养，风寒湿邪痹阻不去，宜用三痹汤标本兼顾。风湿热痹，是素体阳盛，热邪内蕴，风寒湿邪皆从火化，以关节红肿热痛为其特点，治宜清热祛风通络，丁氏清络饮为主方。

【外治法】

（一）针灸疗法

1.体针疗法：根据疼痛部位，肩痛常取肩髃、肩髎、肩贞、臑俞、巨骨、秉风、曲池、中渚、后溪；肘痛取曲池透少海、天井、尺泽、手三里、合谷；腕痛取养老透内关、外关、阳池、阳溪、阳谷；手指痛取合谷、后溪、八邪、十宣；腰脊痛取风府、大椎、身柱、脊中、肾俞、腰俞、腰阳关、环跳、委中、昆仑；髋痛取环跳、居髎、秩边、承扶、悬钟；膝痛取伏兔、犊鼻、血海、鹤顶、梁丘、委中、膝阳关、足三里、阳陵泉、阴陵泉；踝痛取申脉、照海、昆仑、中封、丘墟、太溪、解溪；足趾痛取通谷、公孙、跗阳、八风等。其治疗原则是酸痛麻木者，多灸少针；胀痛红肿只针不灸；局部麻木者，可用埋针；急性期疼痛剧烈者，宜深刺留针；关节红肿宜多针浅刺；慢性期宜中等刺激，酌加温针、艾灸、拔火罐及电针。

2.艾灸疗法：灸肩髃、曲池、阳池、水沟、环跳、秩边、犊鼻、申脉、膈俞、血海、肾俞、关元、足三里、商丘等。痛痹可用隔姜灸；着痹可用温针灸。

3.拔罐疗法：可根据风寒湿痹的具体病变部位，选择相关穴位拔火罐。亦可用竹管疗法，将竹管煮沸后取出甩干迅速拔于穴位上。

（二）药熨疗法

青盐500克（或加捣碎葱白250克，或加小茴香250克，蚕沙500克，白酒250毫升）；或苍术、木香各30克，乳香、没药各15克，共研粗末，加麸皮500克，喷入少量清水；或生川乌、生草乌、生附片、肉桂、北细辛、川椒、羌活各30克，共研粗末兑白酒适量。任选一方，炒烫布包热熨患处。

（三）热敷疗法

1.风湿痹痛取川乌、防风、白芷各30克，共研末，略加开水，趁热调敷患处；或川乌、草乌各 30 克，苍术 60 克，共研末，酒调加温，热敷患处。

2. 热痹取蒲公英 120 克，加水煎成药液，用纱布蘸药液，热敷患处。

（四）敷贴疗法

1. 风寒湿痹取生川乌、生草乌、生半夏、生南星各 15 克，肉桂、白芷、炮姜、樟脑各 10 克，共研末，蜜调敷患处（生川乌、生草乌、生半夏、生南星均有毒，防止入口中毒）；或白芥子末适量，蛋清调敷患处，约 3 小时后取下。

2. 热痹取生栀子 30 克，生半夏、生大黄、当归各 15 克，桃仁、红花各 10 克，共研末，醋调敷患处。

（五）熏洗疗法

风寒湿痹取艾叶 200 克；或花椒、葱根、蒜瓣各适量；或川乌、草乌、防风、甘草各 100 克。任选一方，煎汤熏洗患部。亦可取威灵仙、甘草各 500 克，煎水 1 桶，先以药液熏蒸全身，待水变温后进行洗浴，以汗出为度，汗后卧床休息 1~2 小时，避风寒。

（六）刮痧疗法

风湿痹痛取露蜂房 100 克，用酒浸 3 天后，蘸酒顺刮病变部痛处。

（七）淋浴疗法

1. 风寒湿痹取独活、防风、狗脊、巴戟天、胡芦巴、桂枝各 100 克，牛膝 150 克，续断 120 克，赤芍 60 克，鸡血藤 40 克，川芎 30 克，当归 15 克；或当归、制乳香、制没药各 20 克，红花 30 克，川芎、牛膝、乌梢蛇、血竭、儿茶各 60 克，苏木、川断、狗脊、防风、羌活、独活各 100 克，鸡血藤 150 克。任选一方，煎汤热浴。

2. 热痹取桑枝 500 克，络石藤 200 克，稀莶草、海风藤各 100 克，海桐皮、忍冬藤、鸡血藤各 60 克。煎汤待温时沐浴。

（八）药衣疗法

风湿腰痛取金毛狗脊、独活各 45 克，续断、藁本、苏木各 30 克，防风、白芷、附子、川乌、草乌各 20 克，共研末。缝制棉裹兜戴在腰部。

（九）药带疗法

风湿痹痛可取川乌、草乌各 10 克，当归、桂枝、五加皮、千年健、独活各 15 克，川断、钻地风各 20 克，川牛膝、桑寄生各 30 克，金毛狗脊 60 克，共研末；或晚蚕沙 500 克，白酒炒热做成药带，缠缚腰间或患部。

【单验方】

1. 风湿痹痛：鸡血藤 30 克，钩藤、络石藤、海风藤、威灵仙各 15 克，体虚关节痛，产后身痛，合黄芪建中汤；类风湿关节炎，合当归四逆汤；寒痹，加制附子、肉桂。水煎服。

2. 风寒湿痹：老鹳草、稀莶草各 30 克；或秦艽、稀莶草各 10 克，鸡血藤 15 克；或红花、防风、威灵仙各 6 克；或当归、薏苡仁各 30 克，木瓜 15 克，苍术 10 克；或炮附子 9 克，当归、桂枝、防风各 10 克，白芍 12 克，细辛、甘草各 3 克；或桑寄生 30 克，当归、秦艽各 12 克，独活、牛膝、杜仲各 10 克，甘草 6 克。任选一方，水煎服。

3. 热痹、湿热痹：苍术、黄柏、防己、草薢各 10 克；或稀莶草、桑枝各 30 克，嫩柳枝、嫩槐枝各 15 克；或石膏 60 克，忍冬藤、薏苡仁各 30 克，知母 12 克，甘草 6 克；或葛根 60 克，忍冬藤 45 克，丝瓜络 15 克，路路通 12 克；或忍冬藤 30 克，丹参 20 克，车前子（包煎）15 克，秦艽 12 克，苍术、黄柏、怀牛膝各 10 克。任选一方，水煎服。

附：痛风

痛风是嘌呤代谢障碍、血尿酸增高引起组织损伤的疾病。临床表现形式主要是急性痛风性关节炎、痛风石及慢性关节炎、间质性肾炎及肾结石。好发于中老年男性。本病属中医"痹证"范畴。

【辨证施治】

临床上分急性期、间歇期、慢性期、肾病期 4 个阶段，分别进行辨证施治。

（一）急性期

主证：痛风急性期多表现为关节红肿热痛，口干舌燥，面红目赤，大便干结，小便黄赤，舌红苔黄腻，脉滑数或弦数。

治法：清热解毒利湿，通经活络止痛。

方药：四妙散合五味消毒饮加减。黄柏 12 克，黄芩 12 克，栀子 12 克，茵陈 15 克，苍术 12 克，薏苡仁 30 克，蚕沙 12 克，赤芍 12 克，金银花 20 克，川牛膝 15 克，土茯苓 50 克，威灵仙 20 克，萆薢 20 克。水煎服，每日 1 剂，并随证加减。

（二）间歇期

主证：关节疼痛停止，疲倦乏力，少气懒言，四肢困重，舌红苔白腻，脉沉细。

治法：益气活血，利湿通络。

方药：四妙散合四君子汤加减。黄芪 20 克，党参 15 克，茯苓 15 克，薏苡仁 30 克，白术 15 克，防风 10 克，厚朴 10 克，陈皮 10 克，桑寄生 15 克，牛膝 15 克，当归 15 克，白芍 15 克，苍术 10 克。水煎服，每日 1 剂，随证加减。

（三）慢性期

主证：关节僵硬、畸形，疼痛时作，活动不利，皮下出现结节，疲倦乏力，舌淡红或有瘀斑，脉细。

治法：活血化瘀、补益肝肾。

方药：独活 12 克，桑寄生 15 克，秦艽 10 克，防风 10 克，细辛 3 克，当归 12 克，川芎 12 克，牡丹皮 10 克，桃仁 12 克，红花 10 克，薏苡仁 30 克，全蝎 6 克，蜈蚣 6 克，乌梢蛇 20 克，土茯苓 30 克，萆薢 20 克，威灵仙 20 克，土鳖 10 克，地龙 15 克。水煎服，每日 1 剂，随证加减。

（四）肾病期

痛风肾病期应进一步辨证论治，按阴阳虚实分别论治。

1.实证

主证：以湿热淋证为多见，为尿频、尿急、腰痛、尿痛、血尿及排尿困难，尿中时有砂石排出。舌红苔黄腻，脉滑数。

治法：利尿通淋，排石止痛。

方药：三金排石汤加减。金钱草30克，海金沙30克，鸡内金15克，茵陈15克，滑石20克，菝葜10克，猪苓12克，茯苓15克，泽泻10克，白术12克。水煎服，每日1剂，随证加减。

肾病期实证患者总以标实为主，病理因素为湿热，病位在肾。治疗上以清为主，采用清热利湿大法，针对不同的兼挟症状，分别以排石、止痛、通淋等治疗。此期患者无须配合滋补药物，以免闭门留寇。

2. 虚证

(1) 肝肾阴虚

主证：头晕耳鸣，腰膝酸软，低热口干，舌红少苔，脉细数。

治法：滋补肝肾，养阴生津。

方药：六味地黄汤加减。熟地黄15克，山茱萸12克，山药15克，泽泻10克，牡丹皮10克，茯苓12克，杜仲15克，桑寄生15克，狗脊15克，牛膝15克，续断12克。水煎服，每日1剂，随证加减。

(2) 脾肾气虚

主证：疲倦乏力，少气懒言，畏寒肢冷，食欲不振，舌淡苔薄，脉细数。

治法：补气健脾、益肾填精。

方药：保元汤加减。党参20克，黄芪30克，附子10克，肉桂10克，山药15克，茯苓15克，白术12克，当归12克，川芎10克，薏苡仁20克，陈皮10克，甘草5克。水煎服，每日1剂，随证加减。

（3）气阴两虚

主证：腰膝酸软，头晕耳鸣，疲倦乏力，食少纳果，口渴，舌淡脉细。

治法：益气养阴。

方药：参芪地黄汤加减。党参15克，黄芪30克，白术12克，山药30克，薏苡仁 15 克, 枸杞 12 克, 熟地黄 12 克, 白芍 12 克, 山茱萸 10 克, 当归 12 克, 川芎 10 克, 茯苓 15 克, 泽泻 10 克。水煎服, 每日 1 剂, 随证加减。

【外治法】

(一) 针灸疗法

1. 针刺疗法: 取曲池、血海、三阴交、膈俞用捻针泻法, 肾俞、关元用平补平泻法, 趾、指小关节局部采用针灸针点刺, 每天 1 次, 治疗 10 次, 适用于急性痛风性关节炎。

2. 刺络、放血疗法: 选照海、太冲、丘墟、地五会、足临泣、解溪、委中等穴, 在红肿周围寻找上述穴位暴露于皮肤浅表之脉络, 每次选 2~3 穴用三棱针快速点刺 1~2 毫米深度, 放血 5~10 毫升治疗本病, 有凉血泄热、活血消肿、通络调气之功。

3. 灸法: 取患侧阴陵泉、三阴交、行间、大都、阿是穴。将纯净艾绒搓捏成 1.5~2 厘米大小圆锥形艾柱放在备好的新鲜姜片 (厚度 0.2 厘米, 面积 2~4 平方厘米, 中间以针刺数孔) 上点燃并置于穴上, 每穴 3 柱, 以患者耐受为度。每日 1 次, 4 次为 1 个疗程, 2~3 个疗程为宜。

(二) 敷贴法

1. 以金黄散 (药用黄柏、姜黄、白芷、大黄各 250 克, 天花粉 500 克, 制南星、炒苍术、姜厚朴、陈皮、甘草各 100 克, 共研细末混匀) 每次 20 克用热水调糊局部外敷。有清热解毒, 祛湿消肿, 活血止痛之功效。

2. 取六神丸 6~10 粒碾成粉末, 以食醋调和, 外涂于患者的红、肿、热、痛关节处, 适度按摩, 每日早晚各 1 次, 配合汤药内服治疗。

3. 药用虎杖、生大黄各 60 克, 黄柏、天花粉、车前草、泽泻、牛膝各 50 克, 冰片 20 克, 生半夏、生南星各 30 克, 将上述药物研成细末熬成膏状。视患处部位大小, 将膏药平摊于布上, 贴痛处, 绷带固定, 每日换药 1 次。

4. 栀子蛋清外敷治痛风: 栀子 25 克, 鸡蛋清 1 个, 用高度烧酒调成糊状, 敷在痛处, 外面用纱布包好, 每日换 1 次, 一般 2~3 天即可见效, 无任何不良反应。敷药后局部皮肤有可能变黑，但无痛痒，不破溃。以上剂量可敷一个痛处，如疼痛部位多，可酌情增剂量。

5. 消瘀散：蒲公英 500 克，没药、土鳖各 200 克，苏木 100 克，泽兰、刘寄奴、当归各 250 克，乳香、大黄各 200 克，蒲黄、三七、五灵脂各 650 克，老鹳草、丹参各 300 克。上药烘干研粉，过 80 目筛，装瓶备用。治疗时以冷开水调敷患处，每日换药 1 次，7 次为 1 个疗程。

（三）中医熏洗法

1. 祛风活血方：羌活 9 克，独活 9 克，桂枝 9 克，当归 12 克，荆芥 9 克，防风 9 克，秦艽 9 克，路路通 9 克，川红花 9 克。煎水熏洗患处，每日 2~3 次。

2. 热痹洗浴方：桑枝 500 克，络石藤 200 克，忍冬藤 60 克，鸡血藤 60 克，海桐皮 60 克，稀莶草 100 克，海风藤 100 克。水煎洗浴。适用于关节红肿热痛的急性关节炎。

【单验方】

1. 痛风方：苍术 15 克，白术 15 克，茯苓 20 克，土茯苓 30 克，泽泻 15 克，萆薢 30 克，虎杖 15 克，泽兰 10 克，黄柏 10 克，牛膝 15 克，威灵仙 15 克，薏苡仁 30 克，当归 15 克，秦艽 15 克，桃仁 12 克，土鳖 10 克，地龙 15 克。每日 1 剂，水煎 2 次取汁 400 毫升，分早晚 2 次温服。关节红肿明显者，加金银花；疼痛剧烈者，加醋延胡索；口干咽燥者，加生地黄、玄参；大便秘结者，加大黄；缓解间歇期，加黄芪、桑寄生、狗脊。

2. 加味四妙散：牛膝 15 克，苍术 10 克，黄柏 10 克，薏苡仁 30 克，鸡血藤 15 克，土茯苓 30 克，泽泻 30 克，地龙 10 克，萆薢 15 克，滑石 15 克，忍冬藤 15 克，甘草 10 克。水煎服，每日 1 剂。

3. 痛风定痛汤：金钱草 30 克，石膏 30 克，泽泻 10 克，车前子 10 克，防己 10 克，知母 10 克，黄柏 10 克，地龙 10 克，赤芍 10 克，甘草 5 克。水煎服。具有清热利湿，活血定痛之功。主治痛风湿热型。

4. 将金钱草、车前草的干品各 15 克，每天早上加水煮沸后代茶饮。痛风会逐渐减缓，直至痊愈。金钱草与车前草历来是利尿、排石的常用药物，可促进尿酸排泄，清除尿酸盐结晶，从而达到治疗痛风的目的，对早期痛风患者有效。

5.山慈菇 30 克，水煎服。本品含有秋水碱成分，能有效地缓解痛风发作，用于痛风发作期。

6.土茯苓 30 克，水煎服。用于痛风发作期以及缓解期，能增加尿酸排泄，降低血尿酸。

7.痹宁汤：苍术 15 克，黄柏 20 克，天南星 15 克，桂枝 15 克，防己 15 克，羌活 10 克，白芷 15 克，川芎 15 克，桃仁 10 克，红花 10 克，神曲 15 克，威灵仙 15 克。每日 1 剂，水煎服。

8.痛风土茯苓煎：土茯苓 30 克，生薏苡仁、威灵仙、萆草、虎杖各 30 克，萆薢 20 克，秦艽、泽兰、泽泻、桃红、地龙、赤芍各 15 克，土鳖 12 克，三妙丸（包煎）10 克。水煎服，每日 1 剂。

附：类风湿性关节炎

类风湿性关节炎是一种自身免疫性疾病，尤以青壮年发病率较高，属于中医学中的"湿热痹""骨痹""历节风"等范畴。

【辨证施治】

（一）热型

体温增高，关节发热，红肿疼痛，累及一个或多个关节，活动不便，痛不可近，遇冷则舒为其主证。临床上又常分三个类型。

1.阴虚内热

主证：年后潮热，自汗盗汗，肌肉萎缩，口渴欲饮，舌质红少苔，脉细数。

治法：滋阴清热，通络止痛。

方药

(1) 清络饮加减。白薇 12 克，石斛 25 克，生地 45 克，忍冬藤 45 克，地骨皮 15 克，牡丹皮 10 克，秦艽 12 克，羌活 10 克，独活 10 克，威灵仙 15 克，地龙 10 克。水煎服。

(2) 养阴煎。生地 30 克，羌活 10 克，川牛膝 12 克，松节 15 克。水煎服。

2. 阳明热证

主证：高热持续不退，口渴引饮，大汗出，小便黄赤，大便干秘，舌苔黄厚，脉象洪大。

治法：清热为主，佐以通络止痛。

方药：白虎加桂枝汤化裁。桂枝 10 克，生石膏 30 克，知母 10 克，薏苡仁 30 克，忍冬藤 30 克，赤芍 10 克，络石藤 10 克，甘草 6 克。水煎服。大便秘者，加大黄；口渴甚者，加花粉，并重用知母。

3. 湿热内盛

主证：发热，饮食无味，食欲不振或恶心，泛泛欲吐，大便日数次或溏泻，舌苔厚腻，脉滑数或沉缓。

治法：清热利湿。

方药：化湿汤。茵陈 45 克，苍术 12 克，白术 12 克，黄柏 10 克，羌活 10 克，独活 10 克，木瓜 10 克，薏苡仁 30 克，滑石 25 克，忍冬藤 30 克。水煎服。

（二）寒型

主证：形寒恶冷，怕风，易感冒，虽炎夏盛暑，亦须着棉、皮衣裤，肢体关节拘急疼痛剧重，患处不红不热。得热痛减，遇寒则重。舌苔薄白，脉象弦紧。

治法：祛风散寒除湿。

方药

1. 舒筋除痹汤。黄芪 18 克，桂枝 12 克，附子 12 克，当归 12 克，赤芍 12 克，羌活 12 克，川芎 6 克。水煎服。

2.壮阳化湿汤。麻黄10克,桂枝12克,附子15克,黄芪20克,秦艽12克,云苓15克,苍术12克,羌活12克,独活12克,海桐皮12克。水煎服。

（三）中间型

主证：关节掣痛，昼轻夜重，稍有恶风怕冷，体温不高，寒热征象均不突出，舌苔薄白，脉弦。

治法：舒筋活血通络。

方药

1.四神汤加减。黄芪15克，忍冬藤30克，生地25克，石斛20克，川牛膝20克，威灵仙10克。水煎服。

2.独活寄生汤加减。熟地12克，杜仲12克，牛膝10克，桑寄生15克，当归10克，白芍10克，川芎10克，党参12克，云苓10克，独活10克，防风10克，秦艽10克，甘草6克。水煎服。

以上三型对于关节肿胀患者可采用膏药外敷，如芙蓉膏、凤仙膏、川槿皮膏等，如病情较重可中西医结合治疗。

【单验方】

1.猪蹄子方：用猪蹄子2只，金银花30克，花椒15~20克，茶叶15~20克，生姜30克，大枣30克。加水煮至猪蹄烂熟为度。吃猪蹄子，并服汤药，隔日1剂。

2.外用芙蓉膏：用芙蓉叶适量。晒干后研成细末，用香油或蓖麻油调成药膏。

3.外用凤仙膏：用凤仙花（俗名指甲桃子）全草若干。加水煮取浓汁，然后继续加热浓缩成膏。

4.外用川槿皮膏：川槿皮90克，白芷30克，羌活60克，桃仁120克。共研为细末，用香油或蓖麻油调成药膏。

血　证

血证是由于多种原因引起的火热熏灼或气虚不摄，致血液不循常道，或上溢于口鼻诸窍，或下泄于前后二阴，或渗出于肌肤所形成的疾患，称为血证，即非生理性出血病称为血证。常见病证有鼻衄、齿衄、咯血、吐血、便血、尿血、紫斑等。

一、鼻衄

【辨证施治】

（一）应急措施

1. 用湿毛巾或冰袋冷敷额部及鼻根部。

2. 将百草霜、血余炭，用棉花球蘸上药末塞入鼻内。

3. 手指按压上星、印堂穴。

（二）分证论治

1. 邪热犯肺

主证：鼻出血而干，口干咽燥，或兼身热，咳嗽少痰，舌质红苔薄，脉数。

治法：清热泄肺，凉血止血。

方药：桑菊饮加减。桑叶 10 克，菊花 12 克，杏仁 10 克，桔梗 6 克，连翘 20 克，生甘草 6 克，薄荷 6 克，芦根 30 克，牡丹皮 10 克，白茅根 30 克。水煎服。

2. 胃热炽盛

主证：鼻出血或兼齿衄，血色鲜红，口渴欲饮，鼻干，口干臭秽，烦躁便秘，舌红苔黄，脉数。

治法：清胃泻火，凉血止血。

方药：玉女煎加减。麦冬 12 克，生蒲黄 20 克，牛膝 12 克，石膏 30 克，知母 10 克。水煎服。如大便秘结，加大黄、瓜蒌以通腑泻热。口渴加天花粉、白茅根、石斛以养阴生津。

3.肝火上炎

主证：鼻出血，头痛，耳鸣目眩，烦躁易怒，面红耳赤，口苦，舌红苔黄，脉弦数。

治法：清肝泻火，凉血止血。

方药：龙胆泻肝汤加减。龙胆草、栀子、黄芩、生地黄、当归、车前子、泽泻各10克，通草、生甘草各6克，牛膝12克。水煎服。若阴液亏耗，舌红少津者，可加麦冬、玄参、知母以养阴清热，还可酌情加白茅根、仙鹤草、藕节等以加强止血之力。

4.气血亏虚

主证：鼻出血或兼齿衄，肌衄，神疲乏力，面色苍白，心悸，夜寐不安，舌淡，脉细无力。

治法：补气摄血。

方药：归脾汤加减。党参15克，白术10克，黄芪20克，当归10克，炙甘草6克，茯神15克，远志10克，酸枣仁10克，木香6克，龙眼肉10克，生姜3克，大枣10枚。水煎服。

【单验方】

1.茜草根、艾叶各30克，研末蜜丸，乌梅9克，煎汤送服，治虚寒性鼻衄。

2.仙鹤草、小蓟、旱莲草，捣汁内服。

3.取仙鹤草15克，水煎代茶饮。

二、咳血

【辨证施治】

(一)燥热伤肺

主证：喉痒咳嗽，痰中带血，口干鼻燥，或有身热，舌红少津苔薄黄，脉数。

治法：清热润肺，宁络止血。

方药：桑杏汤加减。桑叶、杏仁、沙参、贝母、栀子各 10 克，淡豆豉 6 克，梨皮 10 克。水煎服。身热甚者，加金银花、连翘、菊花以清热解表。加入白茅根、藕节、茜草根、侧柏叶等凉血止血。

（二）肝火犯肺

主证：咳嗽阵作，痰中带血或纯血鲜红，胁肋胀痛，烦躁易怒，口苦，舌质红苔黄，脉弦数。

治法：清肝泻肺，凉血止血。

方药：泻白散合黛蛤散加减。桑白皮、地骨皮、海蛤壳各 10 克，甘草、青黛各 6 克。水煎服。可加牡丹皮、黄芩、山栀以清热止血；并选加鲜生地、旱莲草、白茅根、藕节、仙鹤草凉血止血。

（三）阴虚肺热

主证：咳嗽痰少，痰中带血，或反复咯血，血色鲜红，口干咽燥，颧红，潮热盗汗，舌质红，脉细数。

治法：滋阴润肺，宁络止血。

方药：百合固金汤加减。生地黄、熟地黄、麦冬、贝母、百合、当归、炒白芍、玄参各 10 克，甘草 6 克，桔梗 3 克。水煎服。可加黄芩、山栀清热，白芨、藕节、白茅根等凉血止血。反复咳血量多者，加阿胶、三七养血止血；潮热，颧红者，加青蒿、地骨皮、白薇等以清虚热；盗汗者，加糯稻根、生牡蛎以敛汗固涩。

【针灸疗法】

取穴鱼际、内关、外关、孔最、郄门、膈中、膻中，每次 3~5 穴，针刺泻法。

【单验方】

1.新鲜仙鹤草 250 克，捣汁，加入藕汁 1 盅，炖热后待凉服。

2.生萝卜捣汁，半杯，加盐少许内服。

3.百合粥食疗：取百合 60 克，大米 250 克，白糖或盐适量。洗净大米、百合，加水适量，先置武火上烧沸，再以文火煨熬，熟烂时加入白糖或盐即成，每天食 3~5 次。用于肺痨久咳，咳痰唾血。

【外治法】

取新鲜大蒜 1 头去皮，捣成泥状，称取 9 克，并加硫磺末 6 克，肉桂末 3 克，冰片 3 克，研匀后分涂两块纱布上，敷贴于涌泉穴，隔日调换 1 次。用于咯血中等量以上的患者，对肺阴虚或虚阳上亢咯血者疗效尤为显著。

三、吐血

【辨证施治】

（一）应急措施

根据病情选择止血的方法：

1.大黄粉（或醇提片），每次 3 克，每日 3 次，口服。

2.云南白药，每次 0.5~1 克，每日 3 次，口服。

3.三七粉或白芨粉，每次 3 克，每日 3 次。

4.内镜下局部止血。

（二）分证论治

1.胃火炽盛

主证：脘腹胀闷，甚则作痛，吐血，色红或紫暗，常挟有食物残渣，口臭，便秘或大便色黑，苔黄腻，脉滑数。

治法：清胃泻火，化瘀止血。

方药：泻心汤合十灰散加减。黄芩 10 克，黄连 6 克，大黄、大蓟、小蓟、侧柏叶、荷叶、茜草根、栀子、牡丹皮各 10 克，白茅根 30 克，棕榈皮 6 克。水煎服。

2.肝火犯胃

主证：吐血，色红或紫暗，口苦胁痛，心烦易怒，寐少梦多，舌质红绛，脉弦数。

治法：清肝泻胃，凉血止血。

方药：龙胆泻肝汤加减。龙胆草 10 克，栀子 10 克，黄芩 10 克，柴胡 5 克，生地黄 10 克，车前子 10 克，泽泻 10 克，当归 10 克，木通 6 克。水煎服。若出血过多，症见面色苍白，四肢厥冷，汗出，脉微等，急服独参汤以益气固脱。在吐血时，应使患者情绪安定，静卧不动，以防变化，并及时转诊。

3. 气虚血溢

主证：吐血缠绵不休，时轻时重，血色暗淡，神疲乏力，心悸气短，面色苍白，舌质淡，脉细弱。

治法：益气健脾，摄血止血。

方药：归脾汤加减。党参 15 克，黄芪 20 克，白术 20 克，茯神 10 克，酸枣仁 20 克，龙眼 10 克，木香 10 克，炙甘草 6 克，当归 10 克，远志 10 克，生姜 10 克，大枣 10 克。水煎服。

【单验方】

1. 大蓟草、白茅根、藕节各 30 克，水煎服，也可加韭菜汁少许服下。

2. 鲜芦根 90 克，生侧柏叶、仙鹤草各 30 克，水煎服。

3. 三七、白芨、生大黄按 2：2：1 比例研成药末，每服 3~4.5 克，每日 3 次，温开水调服。

四、便血

【辨证施治】

（一）分证论治

1. 肠道湿热

主证：便血色红，大便不畅或稀溏，或有腹痛，口苦，苔黄腻，脉濡数。

治法：清热化湿，凉血止血。

方药：地榆散加减。生地榆、茜草、栀子、黄芩、黄连、茯苓、槐花、侧柏叶各 10 克。水煎服。

2. 气虚不摄

主证：便血色暗，食少，体倦，面色萎黄，心悸少寐，舌淡，脉细。

治法：益气摄血。

方药：归脾汤加减。（药方同前方）

3. 脾胃虚寒

主证：便血色暗，甚则黑色，腹部隐痛，喜温喜按，喜热饮，面色不华，神倦少气，懒言，便溏，舌淡，脉细。

治法：温中健脾，益气止血。

方药：黄土汤加减。灶心黄土 30 克，白术、附子、地黄、黄芩、阿胶、甘草各 10 克。水煎服。

【针灸疗法】

便血属实热者可配合针刺曲池、大椎、三阴交，针用泻法；属虚寒者可取足三里、太白、脾俞等，针用补法或温针，或艾灸百会、气海、关元、命门等。

【单验方】

1. 侧柏叶、白芨各 10 克，共研细末，每次 6 克，每日 2 次冲服。

2. 乌贼骨、白芨、甘草各等量，共研细末，每次 3 克，每日 3 次。

3. 猪肠汤：猪大肠 90 克，加黄连、木香末各 30 克。将猪大肠洗净，黄连、木香末填入肠内，扎紧两头，用米醋煮烂，分 3 次空腹服之。用于胃热、湿热之便血。

4. 猪肠槐米汤：猪大肠 120 克，槐米 15 克，同入瓦锅内，加水适量，煮 3~4 小时，去渣顿服，每日 1 次，连服数天。

五、尿血

【辨证施治】

（一）应急措施

尿血量多者，当先行止血，可选用云南白药，每次 1 克，每日 4~6 次，口服；或三七粉，每次 1 克，每日 4~6 次，口服；或紫珠草 50 克，水煎至 300 毫升，每日 3 次，口服。

（二）分证论治

1. 下焦热盛

主证：小便黄赤灼热，尿血鲜红，心烦口渴，口舌生疮，夜寐不安，舌红，脉数。

治法：清热泻火，凉血止血。

方药：小蓟饮子加减。小蓟、生地黄、藕节、栀子、竹叶、滑石、当归、炒蒲黄各 10 克，木通 6 克，生甘草 3 克。水煎服。可加琥珀以止血化瘀。

2. 肾虚火旺

主证：小便短赤带血，头晕耳鸣，神疲，颧红潮热，腰膝酸软，舌红，脉细数。

治法：滋阴降火，凉血止血。

方药：知柏地黄汤加减。知母、黄柏、熟地黄、山萸肉、山药、茯苓、牡丹皮、泽泻各 10 克。水煎服。可加大小蓟、藕节、旱莲草以凉血止血。

3. 脾不统血

主证：久病尿血，面色不华，体倦乏力，气短声低，或兼齿衄、肌衄，舌质淡，脉细弱。

治法：补脾摄血。

方药：归脾汤加减。（药方同前方）

4. 肾气不固

主证：久病尿血，色淡红，头晕耳鸣，精神困惫，腰脊酸痛，或兼舌质淡，脉沉细。

治法：补益肾气，固摄止血。

方药：无比山药丸加减。山药 10 克、肉苁蓉 10 克、熟地黄 10 克、山萸肉 10 克、茯神 10 克、菟丝子 10 克、五味子 6 克，赤石脂 10 克、巴戟天 10 克、泽泻 10 克、杜仲 10 克、牛膝 10 克。水煎服。日久尿血不止，可加牡蛎、龙骨、金樱子之类以加强固涩之力。

【针灸疗法】

心火亢盛者，针刺大陵、小肠俞、关元，施加泻法，大敦穴以三棱针刺血；脾肾两亏者，针刺脾俞、肾俞、气海、三阴交，用补法，三阴交亦可平补平泻，气海穴导出针感向阴部放射，可在针柄上用艾卷灸之。

【单验方】

1. 白茅根 60 克，水煎服。治热证尿血。

2. 鲜车前草、鲜藕、鲜小蓟草各 60 克，共捣汁，空腹服。治各种尿血。

3. 车前茅根汤。车前草、白茅根各 30 克，白糖适量，水煎后去渣代茶饮。用于膀胱湿热之尿血。

六、紫斑

【辨证施治】

（一）应急措施

口服止血药，水牛角 60 克，水煎服。或紫珠草粉 5 克，每日 4 次，吞服；或阿胶 15 克，每日 1~2 次，烊化服；或三七粉 3 克，每日 4 次，吞服。

（二）分证论治

1. 血热妄行

主证：皮肤发斑，斑色鲜红或暗红，甚则紫红，融合成片，起病急骤，常兼有鼻衄、尿血、便血，或伴发热，烦渴，尿赤便秘，或伴有发热恶风，头痛，舌质红苔黄，脉弦数或滑数。

治法：清热泻火，凉血止血。

方药：犀角地黄汤合化斑汤加减。水牛角 30 克，生地黄 15 克，生石膏 60 克，知母 10 克，玄参 15 克，赤芍 12 克，牡丹皮 15 克。水煎服。

2. 阴虚火旺

主证：斑色鲜红或紫暗，时发时止，起病较缓慢，伴头晕目眩，五心烦热，潮热盗汗，腰膝酸软，心烦少寐，口燥咽干，舌红少苔或无苔，

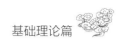

脉细数。

治法：滋阴降火，凉血止血。

方药：茜根散合大补阴丸加减。黄柏、茜草、生地黄、龟板、知母、黄芩、侧柏叶、阿胶、旱莲草各10克。水煎服。

3.气虚不摄

主证：紫斑色紫暗淡，散在出现，时起时消，反复发作，病程较长，伴面色苍白或萎黄。神疲乏力，心悸气短，纳呆腹胀，便溏溲清，舌淡，苔薄白，脉细弱。

治法：健脾养心，益气摄血。

方药：归脾汤加减。（药方同前方）

4.瘀血内阻

主证：久病不愈，斑色紫暗，面色暗或唇甲青紫，胸或腰腹疼痛，痛有定处，舌紫暗有瘀斑，脉涩。

治法：活血化瘀，消斑止血。

方药：桃红四物汤加减。桃仁10克，红花10克，当归10克，川芎10克，丹参20克，鸡血藤20克，三七6克，生地黄10克，赤芍10克。水煎服。

【针灸疗法】

针刺膈俞、脾俞、涌泉、血海、三阴交等穴，每日1次，每次选2~3穴。

【单验方】

1.白茅根、藕节各15克，白芨粉3克。前二味煎水取汁，加入白芨粉共饮服，每日1剂，分早晚2次服。

2.升麻、鳖甲、玄参、生地黄各10~15克，水煎服，每日1剂，分3次服。

3.茜草、白茅根、槐花各10~15克，水煎服，每日1剂，分2次服。

附：特发性血小板减少性紫癜

特发性血小板减少性紫癜（ITP）系血小板免疫性破坏，外周血中血小板减少的出血性疾病。临床分为急性型和慢性型。前者多见于儿童，后者好发于 40 岁以下女性。本病属中医"血证"范畴。本病多由外感温热之邪，饮食不节，情志失调致火热迫血妄行，或劳倦、久病伤及气血，血不归经所致。

【辨证施治】

（一）血热妄行

主证：发病急骤，初见发热，皮肤斑块青紫量多，伴鼻衄、齿衄，月经量多，甚者尿血，口渴心烦，舌红绛苔黄燥，脉滑数。

治法：清热解毒，凉血止血。

方药：犀角地黄汤加减。水牛角 30 克，生地黄 30 克，牡丹皮 12 克，赤芍 10 克，紫草 15 克，茜草 20 克，生石膏 30 克，地榆 15 克，白茅根 30 克，甘草 10 克。水煎服。口渴者，加知母 15 克；苔黄者，加黄芩 10 克、焦山栀 10 克。

（二）阴虚内热

主证：皮肤瘀点或斑块时轻时重，或鼻衄、齿衄量少，伴颧红，心烦，手足心热，或潮热盗汗，舌红苔少，脉细数。

治法：滋阴降火，凉血止血。

方药：大补阴丸加减。熟地黄 12 克，龟板 15 克，知母 10 克，黄柏 10 克，茜草 20 克，侧柏叶 15 克，旱莲草 15 克，女贞子 12 克，阿胶（烊化）10 克。水煎服。

（三）脾气亏虚

主证：皮肤斑点色淡，时发时愈，稍劳尤甚，伴月经量多色淡、神疲乏

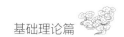

力，气短懒言，面色苍白，纳少，舌淡，脉细弱。

治法：补气摄血。

方药：归脾汤加减。黄芪 30 克，茯苓 15 克，熟地黄 15 克，制首乌 20 克，当归 15 克，白芍 12 克，党参 15~30 克，白术 10 克，木香 10 克，大枣 5 枚，远志 10 克，龙眼肉 12 克，甘草 10 克。水煎服。

附：过敏性紫癜

过敏性紫癜是一种常见的血管变态反应性疾病。变态反应导致毛细血管脆性及通透性增加，血液外渗，产生皮肤紫斑、黏膜及某些器官出血。可分为单纯型、腹型、关节型、肾型、混合型。本病多见于青少年，男性多于女性，秋季发病较多。本病属中医"血证""痹证""腰痛""腹痛"等范畴。本病多由外感风热，饮食不节，久病不愈，失血过多，血热外溢，或流注关节，或瘀血阻滞脾肾经络所致。

【辨证施治】

（一）风热伤络

主证：皮肤紫色斑块出没迅速，瘙痒，或起风团，身热面赤，心烦口渴，咽喉肿痛，小便短黄，大便干结，舌红苔黄，脉滑数。

治法：清热解毒，凉血祛风。

方药：犀角地黄汤加减。水牛角 30 克，生地黄 12 克，紫草 15 克，赤芍 12 克，金银花 20 克，连翘 15 克，牛蒡子 10 克，蝉蜕 10 克，地肤子 10 克，牡丹皮 10 克。水煎服。

（二）瘀血阻络

主证：皮肤斑点反复出现，关节疼痛，腹痛，大便稀或色黑或暗红，咽干，舌暗有瘀点，苔薄白或黄，脉涩。

治法：活血化瘀，解毒祛风。

方药：桃红四物汤加减。桃仁 10 克，红花 10 克，生地黄 12 克，赤芍 15 克，牡丹皮 12 克，紫草 15 克，蒲公英 15 克，黄芩 10 克，川芎 10 克，茜草 15 克。水煎服。

（三）气血两亏

主证：紫癜反复迁延不愈，色淡，劳累后加重，神疲乏力，心悸气短，面色不华，舌淡红苔白，脉细弱。

治法：补益气血，收敛止血。

方药：八珍汤加减。党参 15 克，白术 10 克，茯苓 12 克，当归 12 克，熟地黄 12 克，白芍 12 克，仙鹤草 15 克，益母草 30 克，紫草 12 克，大枣 5 枚，阿胶（烊化）10 克。水煎服。

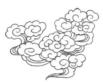

临证医案篇

病案 1

陈某，女，70 岁。于 2021 年 3 月 9 日以"胸闷、气短 3 个月，加重 1 个月"为主诉入院。3 个月前患者因接触感冒患者后出现咳嗽，随之出现胸闷、气喘，喉中痰鸣，气短，经应用消炎、止咳平喘药物，咳嗽渐渐缓解，但胸闷、气喘进行性加重，活动后尤甚，近 1 个月夜间发作性心悸，眠差，诸症加重，遂入住病房。现症见：胸闷，气喘，夜间发作性心悸，眠差，恶心欲呕，不欲饮食，小便少，双下肢浮肿。1 年前患肾病综合征，大剂量激素治疗后病情控制，但出现高血压，平素服用盐酸特拉唑嗪片降压。入院查体：血压：100/60mmHg，口唇发绀，两肺呼吸音低，两肺底可闻及细湿啰音，心界向左扩大，心音遥远，心率 88 次 / 分，律不齐，期前收缩 5~7 次 / 分，肝区压痛，双下肢凹陷性水肿。心电图：频发多源性房早伴室内差异性传导；短阵性房速；频发室早；心肌呈缺血型改变；左心房负荷重。

西医诊断：冠心病心律失常，心衰Ⅲ级；肾病综合征。

中医辨病辨证：胸痹（气虚血瘀）。

治疗：入院后给予四君子汤和活血化瘀利水定悸汤及西药降压、扩冠、抗凝、利尿、营养心肌等，患者胸闷、气喘及心悸明显减轻，血压平稳，可进行户外活动，唯纳差，恶心，无呕吐，舌质暗红，苔薄黄腻，脉沉弦细。邓老查房后指出："寒热往来，头晕目眩，默默不欲饮食，诸症不必悉具，小柴胡汤主之。"此患者为小柴胡汤证，加用平胃散健脾。

方药：柴胡 15 克，黄芩 15 克，半夏 12 克，太子参 15 克，苍术 15 克，川厚朴 12 克，陈皮 15 克，砂仁 10 克，炒莱菔子 12 克，甘草 6 克，生姜 3 片，大枣 5 枚。水煎 400 毫升，每服 200 毫升，分早晚两次温服。进 3 剂后，患者纳食明显好转，无恶心，继续巩固疗效。

【按语】患者虚寒体质，复感寒邪，感寒而伤阳，失于治疗，邪气留于半表半里，少阳枢机不利，影响三焦气机，故症状繁多，治疗时不必诸症兼具，看准病机即可遣方用药。应用小柴胡汤宣散表里、调理肝胆脾胃、调和内外阴阳、调达上下升降，以奏和解表里、调和阴阳、疏利肝胆、调节上下气机之功。平胃散出自《简要济众方》，主治脘腹胀满、不思饮食、口淡无味等，为燥湿运脾、行气和胃之方。两方配合应用，收效卓著。

病案 2

陈某，女，61 岁。于 2021 年 1 月 3 日上午 10 点以"阵发性胸闷 2 个月"为主诉入院。近 2 个月来无明显诱因出现发作性胸闷，伴有心悸、乏力，休息及活动时均可出现，无汗出，卧床休息 10 分钟左右可自行缓解，至外院查胸片、血脂、血糖均正常。心电图：广泛心肌缺血。服用消心痛、肠溶阿司匹林片等半个月后，胸闷发作次数减少，仍有头晕，心悸，乏力，纳可，眠差，二便正常。既往有高血压病史半年，服用维压静片治疗，血压不平稳。查体：血压 130/80mmHg，口唇发绀，咽红，心率 60 次 / 分，律齐，心脏杂音（-），舌质暗，苔白腻，脉沉细无力。

西医诊断：缺血性心脏病；高血压病。

中医辨病辨证：胸痹（气血亏虚血瘀）；眩晕（气血亏虚）。

治法：益气养血化瘀。

方药：以归脾汤加减。党参 45 克，红参 10 克，当归 15 克，川芎 15 克，赤芍 15 克，桃仁 10 克，红花 120 克，酸枣仁 15 克，远志 10 克，首乌藤 30 克，琥珀（冲）3 克，珍珠母 30 克，甘草 6 克。水煎 400 毫升，每服 200 毫升，分早晚两次温服。患者服用 1 周后，头晕、心悸基本消失，出院。

【按语】患者系老年女性，气血不足，气虚无以推动血液运行，血亏无以濡养心脉，不荣则痹。气虚故见乏力，气虚不能助血液上荣清窍故头晕；气为血之帅，气虚血行不利，出现血瘀，不通则痛。初始患者舌质暗，苔白腻，脉沉细，偏重于痰瘀互结，运用二陈汤合丹参饮加减化痰活血化瘀之后胸闷、心悸有所减轻，但仍头晕，乏力，且舌质淡，苔薄白，脉沉细无力，均是气虚为主的表现，加用益气健脾之剂，事半功倍。邓老在治疗胸痹过程中，注重标本同治，标即指痰湿、血瘀，本是指气虚、血虚、阴虚、阳虚，若只注重治本，则愈补愈滞，若只注重祛标，则正气愈虚，标本同治，诸症得安。方中党参与红参合用，不仅益气健脾之功强大，又有温运阳气之效，气非温不得行，适当应用安神之剂也是邓老治疗胸痹的一个特点，往往收效颇佳。

病案 3

韩某，女，52 岁。于 2021 年 4 月 14 日以"阵发性胸背痛 1 年，再发加重 1 天"为主诉入院。1 年前患者于劳累后突然晕倒，约 5 分钟后自行缓解，清醒后觉恶心、心悸，至外院查心电图示：心肌缺血。具体治疗不详，此后阵发性出现胸骨后、背部针刺样疼痛，每遇劳累及精神紧张时诱发，持续不超过 5 分钟，含化速效救心丸及休息后能缓解。又因劳累后发作 2 次胸背痛，伴汗出、心悸，含化速效救心丸可以缓解，为求进一步系统治疗入院。入院症见：阵发性胸背刺痛，汗出，乏力，纳眠差，二便正常。既往有腰椎间盘突出病史，对青霉素过敏。查体：血压 120/60mmHg，形体肥胖，口唇微发绀，心率 62 次 / 分，P2>A2，律齐，舌质暗红，有裂纹，苔薄白，脉沉细。心电图：广泛心肌缺血性改变，左室高电压。

西医诊断：冠心病，不稳定型心绞痛。

中医辨病辨证：胸痹（气阴两虚，瘀血内阻）。

治法：益气养阴，活血化瘀，养心安神。

方药：以生脉散合丹参饮加味。太子参 30 克，麦冬 15 克，五味子 10 克，玉竹 15 克，北沙参 15 克，丹参 30 克，檀香 10 克，砂仁 10 克，川芎

10 克，赤芍 10 克，焦三仙各 15 克，首乌藤 30 克，炒酸枣仁 30 克，甘草 6 克。水煎 400 毫升，每服 200 毫升，分早晚两次温服。

服上方 5 天，患者发作胸背痛次数略有减少，邓老查房，患者舌质红，舌体胖大，裂纹舌，苔薄白腻，脉沉弦。细究，患者乃先天性裂纹舌，舌体胖大乃痰湿之象，辨证为痰热瘀阻、气滞血瘀，治以清热化痰、活血化瘀为主。方以小陷胸汤加味：黄连 10 克，半夏 12 克，全瓜蒌 15 克，枳实 15 克，天竺黄 12 克，炒莱菔子 15 克，川芎 15 克，赤芍 15 克，丹参 30 克，红花 15 克，降香 15 克。服药 5 剂，症状消失，此后随访一年未复发。

【按语】一般来说，裂纹舌多主阴虚，舌质暗红是气虚血瘀的表现，给此患者运用益气养阴方法结合活血化瘀治疗，症状略有减轻，但未消失。后邓老查房，仔细询问患者，乃是先天性裂纹舌。患者体形肥胖，乃痰湿体质，痰湿阻碍脾胃的运化功能，湿邪外露，故见舌苔腻、舌体胖大，但随着疾病病程变化，证型也随之变化，痰湿蕴积日久化热，就表现出一系列瘀热征象，痰热黏滞，阻碍气机，气滞血瘀，阻碍心脉气机，不通则痛。综观整个疾病过程，患者的体质因素是决定治疗的关键。

病案 4

李某，男，37 岁。于 2020 年 12 月 18 日以"间断胸闷、心悸 2 年，再发伴咽痛 5 天"为主诉入院。2 年前于睡眠时出现胸闷，心悸，气短，入睡后缓解，至当地医院测血压 145/115mmHg，查心电图示：心肌缺血，给予脉络宁静脉滴注，络活喜口服，血压控制正常，心电图缺血消失，故自行停药，此后上述症状多于酒后再发，休息后缓解。5 天前受凉后再发，并有咽痛，颌下淋巴结疼痛，于当地医院诊为"上感"，给予青霉素、病毒唑静脉滴注，症状减轻，但仍胸闷、心悸，遂来我院就诊。入院时症见：胸闷、心悸、咽痛，纳可，眠欠安，二便调。平素易受凉感冒，既往有肺结核病史。查体：形体偏胖，颌下淋巴结压痛，咽腔充血，右侧扁桃体Ⅰ度肿大，舌质暗，苔黄厚，脉弦细。心电图：大致正常。心脏彩超：正常。

西医诊断：高血压病1期；上呼吸道感染。

中医辨病辨证：胸痹（气阴两虚，痰瘀互阻）；感冒（气阴两虚，风邪外袭）。

治法：入院后给予降压、降脂、抗炎，中医予以益气养阴、活血化瘀中成药静脉滴注，汤剂以荆防败毒散加减。荆芥10克，防风10克，夏枯草15克，葛根10克，党参20克，北沙参20克，茯苓10克，柴胡10克，前胡10克，羌活6克，独活6克，薄荷5克，桔梗10克，生甘草10克，水煎400毫升，每服200毫升，分早晚两次温服。

服药后患者胸闷、心悸、咽痛等症状渐渐减轻，自觉发热，测体温不高，中药应用三仁汤加味，仍乏力，身热。邓老查房认为舌质暗，苔白微黄，脉微浮，辨为脾胃湿邪蕴结，中焦湿阻，治以健脾化湿，表里同治，方以小柴胡汤合平胃散加减。柴胡15克，栀子12克，半夏15克，太子参15克，苍术20克，陈皮15克，川厚朴12克，炒莱菔子15克，炒槟榔12克，连翘12克，滑石15克，甘草6克。服药后，患者纳食逐渐增多，自觉发热消失，乏力逐渐改善，余无不适。

【按语】患者初始因感染外邪，肺为"娇脏"，最先受邪，邪从口鼻而入，故出现咽痛。邪气内入，阻滞气血运行，心脉的正常运行受其影响引发胸闷、心悸。荆防败毒散偏重于治疗虚寒型感冒，理论上治疗思路正确，且应用益气养阴、活血化瘀中成药静脉滴注，胸闷及心悸症状减轻。后出现身热，乏力，考虑患者体胖，"肥人多湿"，而三仁汤多用于暑湿夏月感冒，宣畅上、中、下三焦湿邪，患者患病于冬季，外感湿邪的可能性不大。邓老查房时注意到患者舌脉，脉象微浮，为表邪未尽，舌苔白而微黄，有湿化热趋势，湿处中焦，邪处半表半里。平胃散用于湿邪侵胃，饮食不化证，当着眼于湿食两证，以舌苔厚腻为指征，即凡见舌苔厚腻，就可应用平胃散。张仲景曰："病过十日，脉续浮者，与小柴胡汤。"柴胡疏肝解郁，升达胆气，散心腹郁结；半夏辛开苦降，解半表半里郁结；滑石助湿从下焦而祛；连翘清上焦火，以遏邪从热化。

病案5

梁某，男，67岁。于2020年12月5日下午5点以"胸闷、气喘1个月"为主诉入院。1个月前因气候变冷出现胸闷、气喘，以夜间为重，不能平卧，应用喹诺酮类抗生素静脉滴注，口服复方丹参滴丸、氢氯噻嗪片、洛汀新等，效果欠佳，症状逐渐加重，时有咳嗽、痰少，无发热，纳可，眠差，二便调。既往有高血压病史10年，血压控制情况良好，冠心病病史20年。入院查体：口唇发绀，咽红，双肺呼吸音粗，无干湿性啰音，心脏查体无异常，双下肢无水肿。舌质暗红，苔薄白，脉弦细。心电图：窦性心律，心率75次/分；下壁、后壁心肌缺血。

西医诊断：缺血性心脏病，心衰Ⅱ级；慢性支气管炎急性发作。

中医辨病辨证：胸痹（心脾两虚，痰瘀互阻）；喘证（痰湿中阻）。

治法：入院后西医治以降压、扩冠、消炎、解痉平喘、营养心肌等为主，中医给予三子养亲汤以化痰浊止咳平喘，急则治其标。入院后第四日邓老查房，患者咳嗽、气喘减轻，胸闷无明显好转，舌质暗红，苔白，脉弦滑，认为中药可重点以化痰宽胸、温运脾阳为主，佐以活血化瘀。

方药：瓜蒌15克，半夏12克，枳实15克，葶苈子20克，白术30克，茯苓30克，桂枝15克，川芎15克，赤芍15克，红花15克，丹参30克，甘草10克。服用3剂后患者胸闷基本消失，无气喘，偶有咳嗽，痰黏难以咯出，上方去桂枝，加薏苡仁30克，4日后诸症基本消失，予以玉屏风散合三子养亲汤、苏子降气汤加减以巩固疗效。

【按语】邓老认为，胸痹乃本虚标实之证，但有时正虚往往不太明显，而是以邪实为主，病起于七情内伤者，以气滞心胸为主证，症以胸闷短气为主，可偶发心痛；若恣食肥甘，形体肥胖，或气郁日久，多成痰浊瘀阻之证，此时虽以胸脘满闷、咳唾痰浊为主，但心痛亦常发作；若痰气瘀阻，血行不畅，日久遂成心血瘀痹证，此时患者以心胸疼痛为主，且发作较为频繁，并兼有舌暗或有瘀斑瘀点，脉细涩等。在心脉瘀阻的基础上，或感于寒，或因劳累，心阳益损，则可发生寒凝心脉证，此为标实之证。此患者胸痹病史日久，心脾亏虚，心气虚是心血瘀阻的始动因素，而脾虚是痰湿内停的始动因素，两者造成了痰瘀互结的标实之证，在胸痹的发展过程中痰瘀互结是一个重要的病理因素，痰浊瘀血阻滞不通，气血不能顺利运行，心气更加消耗亏虚，补益之品不能发挥应有的疗效，治疗应攻补兼施，以使痰消瘀化，胸阳舒展，则胸痹自除。

病案 6

尚某，男，40 岁。于 2021 年 3 月 5 日下午 4 点以"发作性胸痛 5 天"为主诉入院。5 天前于饮酒后突发胸闷、胸痛，压榨样向颈部放射，伴气短乏力，持续 15 分钟左右自行缓解，遂至省中医院门诊给予复方丹参滴丸口服，症状消失，次日至当地医院查心电图示：下壁、侧壁心肌缺血。予以美心力针及钾镁极化液静脉滴注，3 日后症状仍于活动后发作，休息后 5 分钟内可缓解，喜叹息，今为进一步治疗入院。入院查体：血压 90/60mmHg，口唇微发绀，心肺（－），舌质暗，苔薄白，脉沉细。心电图：窦性心律，心率 75 次/分；下壁、前侧壁心肌缺血。

西医诊断：冠心病，不稳定性心绞痛。

中医辨病辨证：胸痹（心气亏虚瘀血内阻）。

治法：入院后给予扩冠、抗凝、降低心肌耗氧量、抗血小板等治疗。中医给予益气活血化瘀，四君子汤合丹参饮加减。入院后第 4 天，患者胸闷仍时有发生。邓老查房，病人舌质暗，苔薄白，脉弦细，辨证为肝气郁结，心血瘀阻，治以疏肝理气，活血化瘀，应用血府逐瘀汤加减：柴胡 15 克，赤芍 15 克，白芍 15 克，生地黄 15 克，川芎 15 克，桃仁 10 克，红花 15 克，枳壳 15 克，川牛膝 15 克，郁金 12 克，石菖蒲 15 克，丹参 30 克，桂枝 10 克，甘草 6 克。后胸闷消失出院。

【按语】患者为青年胸痹，从年龄来看正气不致太虚。邓老认为，胸痹的辨证，内因应注重气血的调和，外因应辨别是属寒凝、痰湿或是瘀血，并指出年轻人冠心病患者多为脑力劳动者或性格急躁者或情志抑郁者，所以情志内伤也无疑是冠心病发病的一个很重要的因素。清·沈金鳌《杂病源流犀烛》云："七情之由作心痛。"指出此证患者多有胸胁胀痛，烦闷不适，胸痛每因情志不畅而诱发或加重，或兼有嗳气、善太息等症状。本例病案存在有气滞、血瘀，血府逐瘀汤善治胸中气滞血瘀证，加桂枝温通心脉，石菖蒲开窍化湿体现了邓老治疗心痹注意温阳、以通为用的观点。

病案 7

宋某，男，72 岁。于 2020 年 12 月 7 日上午 11 时以"胸闷、心前区不适 6 小时"为主诉入院。6 小时前无明显诱因出现左侧胸闷不适，休息后无缓解，遂来就诊，测血压 200/100mmHg，心电图：窦性心律，陈旧性下壁心肌梗死，前侧壁心肌缺血。入院时症见：心前区憋闷不适，气短，乏力，偶有咳嗽，咳少量白痰，左侧肢体活动不利，纳眠可，大便稀，小便正常。既往有糖尿病病史 6 年，坚持服用降糖药，血糖控制理想；30 年前患脑梗死，现遗留左侧肢体活动不利。有磺胺类药物过敏史。查体：血压 168/90mmHg，口眼右歪，肋间隙增宽，双肺呼吸音粗，左下肺可闻及湿啰音，心率 75 次 / 分，律齐，心尖部可闻及Ⅱ级收缩期吹风样杂音，左侧肢体活动不利，双下肢无水肿。舌质暗，苔白，脉弦细。

西医诊断：缺血性心脏病，陈旧性下壁心肌梗死，不稳定性心绞痛；高血压；肺气肿合并肺部感染。

中医辨病辨证：胸痹（气阴亏虚，心脉痹阻）；中风—中脏腑（气虚阴虚，血瘀经络）。

治法：入院后给予扩冠、降压、抗凝、抗血小板聚集、降糖、抗炎、改善循环等，中药以益气养阴、活血通脉，选方生脉饮合丹参饮加味。经治，患者胸闷不适等症状很快消失，但出现腹泻，每日5~6次，质稀，伴腹痛。主治医师考虑腹泻日久，脾肾亏虚，肾关不固，因此腹泻不止，治以补肾固肾，固涩止泻，方以赤石脂禹余粮汤加味。

方药：赤石脂15克，禹余粮12克，补骨脂10克，煨豆蔻12克，五味子12克，乌梅10克，生薏苡仁30克，炒山药30克，焦三仙各10克，米壳6克，甘草6克。2日后，仍腹泻不止，呈稀水样，腹痛，无里急后重及脓血，舌质红，苔黄，脉弦细有力，大便常规无异常，邓老查房细查患者口干、口臭，嗳气酸腐，考虑为患者胃肠食积，应用固涩止泻法不效，胃肠邪热内壅，湿热下利应用清热解毒利湿之法以荡涤胃肠邪热：生大黄10克，葛根15克，黄芩15克，黄连15克，姜半夏10克，炮姜3克，2剂后，患者大便量多，次数减少，口干、口臭减轻，无腹痛，去姜半夏，加川厚朴12克，焦三仙各12克，甘草6克，以清余热、健脾消滞。

【按语】患者年过古稀，气阴亏虚，日久成血瘀之证，应用益气养阴、活血化瘀方后胸闷消失。对该患者重点围绕腹泻治疗，几经调整治疗思路，终获良效。初始考虑患者年高，肾气亏虚，平素大便稀，腹泻日久，就是脾肾阳气亏虚的表现，水液的转输及运化无力，肾关不固，清浊难别，一同排出体外所致，运用补肾固涩止泻之剂竟然不效。再查患者舌质红，苔黄，脉象虽弦细但是有力，口臭，嗳气，结合这诸多征象乃胃肠邪热积滞之实证，反而是攻下法有效，所谓"通因通治"，诸多大寒之剂恐伤阳气，炮姜防药性过寒，是为佐药。

病案 8

　　张某，男，72 岁。于 2020 年 8 月 13 日下午 5 点以"阵发性胸闷痛 5 年，加重 2 年"为主诉以"胸痹"收入院。5 年来患者每遇活动、饱餐、情绪激动即出现胸闷胸痛，以心前区部位明显，呈压榨样向左肩背部放射，持续 1~5 分钟，休息或含化硝酸甘油后缓解。查心电图示：心肌缺血。在当地医院被诊断为冠心病、心绞痛。经服用复方丹参滴丸、地奥心血康胶囊、消心痛片等症状好转，近 2 年胸痛无诱因发作频繁，寒冷刺激亦可诱发，每日发作 1~2 次，持续半小时左右，有时长达 1 小时，含化硝酸甘油无明显效果。1 周前，至青海大学附属医院冠脉造影：多支病变，狭窄较重，行支架介入手术未能成功，故要求前往省中医院中西医结合治疗。发病以来精神差，纳少。现症见：胸闷，胸痛，乏力，气短，口干，纳差，夜眠一般，二便正常。既往有糖尿病病史 20 年，不规律服用多种药物降糖（具体不详），血糖控制不理想，3 个月前改为皮下注射胰岛素（长效）14U。高血压病史 10 年。查体：血压 120/75mmHg，双肺呼吸音清，心率 80 次 / 分，律齐，舌质暗红，少津，苔黄腻，脉沉细。心电图：①窦性心律；②广泛心肌缺血；③ Q–T 间期延长。

　　西医诊断：冠心病，不稳定性心绞痛，心功能Ⅱ级；高血压病 3 级；2 型糖尿病。

　　中医辨病辨证：胸痹（气阴不足，络热瘀阻）；消渴（气阴不足）。

　　治法：给予扩冠、抗凝、降压、降糖、降脂、营养心肌，中药予以益气养阴、化痰清热。

　　方药：生脉饮合小陷胸汤加减。西洋参 15 克，麦冬 10 克，五味子 15 克，石斛 15 克，黄连 10 克，芡实 12 克，半夏 12 克，全瓜蒌 15 克，丹参 30 克，川芎 15 克，砂仁 10 克，陈皮 12 克，鸡内金 15 克，茯苓 15 克，黄芩 12 克，甘草 6 克。水煎 400 毫升，早晚分服。

【按语】患者年老，消渴病日久，气阴不足，气虚无以行血，阴虚则脉络涩滞，均可使血行不畅。气血瘀滞，心脉痹阻，则见胸闷胸痛。年老脾胃虚弱，运化失司，聚湿生痰，郁而化热，故舌苔黄腻。病位在心，涉及脾胃。入院后邓老查房立方后，胸痛发作次数减少，舌质暗红，苔薄白腻，脉沉细。《黄帝内经·素问》（脏气法时论）篇曰："心病者，胸中痛，胁支满，胁下痛，膺背肩胛间痛，两臂内痛。"患者症状与此完全符合。年过古稀，肾气渐衰，肾阴肾阳不足，不能温化濡养五脏而致心脾亏虚。心主血脉，心气亏盛，行血无力，瘀血内停；脾主健运，健运失司，水湿不化，聚而为痰，痰瘀互阻，胸中气机不畅，脉络不和，故发为本病。小陷胸汤功能清热涤痰开结，本是治疗痰瘀互结于胃脘部之胃痛的良方，临床主要治疗痰瘀互结于胸证。近年来随着人们生活水平的不断提高，痰浊因素逐渐增多，痰浊郁久化热，痰与热便成为冠心病、心绞痛的重要致病因素，从而痹阻胸阳之气，应用此方取其清热化痰之功，瓜蒌清热化痰、宽胸祛浊，黄连清热化湿，黄芩清热，半夏燥湿化痰，配伍陈皮、茯苓健脾化痰，砂仁温中健脾化湿，生脉饮益气养阳，丹参、川芎活血通络。

病案 9

郭某，男，55岁。于2021年4月18日上午11点以"阵发性胸闷、气短20年，加重3个月"为主诉以"胸痹，冠心病"为诊断收入院。近20年患者无明显诱因出现胸闷、气短，偶伴头晕，在当地医院查心电图：正常。症状可自行缓解，未系统治疗。3个月前再发，自觉症状较前加重，查心电图仍示正常。心电图负荷试验阳性。来诊，入院时症见：阵发性胸闷、气短、乏力、头晕、口干，纳差，眠可，二便调。既往体质一般，否认高血压、糖尿病等病史。入院查体：血压120/70mmHg，双肺呼吸音清，未闻及干湿性啰音，心率76次/分，律齐，心脏瓣膜听诊区未闻及病理性杂音。舌质淡红，苔薄白，脉沉细。心电图：

大致正常心电图。心电图负荷试验（+）。

西医诊断：冠心病，不稳定性心绞痛。

中医辨病辨证：胸痹（气阴两虚，心脉失养）；眩晕（气血亏虚）。

治法：入院后给予抗血小板聚集、减慢心率、减少心肌耗氧量等药物，正值邓老查房，患者气短乏力、胸闷程度已经较入院前减轻，诉眩晕，上午尤甚，喜深吸气。邓老指出：眩晕不过风、火、痰、虚、瘀几方面，此患者应为虚证，眩晕在晨起至上午明显，10点以后减轻，脉象沉细，辨证应属气虚所致，应用补中益气汤以补益中气，从而使脾胃健运，气之生化有源。红参10克，黄芪30克，白术15克，柴胡10克，升麻12克，葛根15克，当归15克，陈皮15克，蔓荆子15克，甘草6克，5剂后患者眩晕、乏力、气短症状明显减轻，胸闷基本消失。

【按语】《黄帝内经》云："年过四十而阴气自半。"邓老认为，治疗心脏疾病时要注意结合患者的年龄等因素综合考虑，此患者一派虚象，且是以气虚为主，气虚不能运行血液，故出现胸闷。气虚清阳不展，不能使血液上荣清窍，《黄帝内经·灵枢》（口问）篇说："故上气不足，脑为之不满，耳为之苦鸣，头为之苦倾，目为之眩。"运用补中益气汤补益中气，使脾胃健运，则气血生化有源而病自安。

病案 10

巩某，男，56岁。于2020年4月20日以"胸闷、胸痛半个月"为主诉来诊。初诊：半个月前在活动时突然出现胸闷、胸痛，遂在附近社区医院查心电图示：心肌缺血。服用丹参片、地奥心血康等药物症状有所缓解，但未消失，今来诊，现症见：阵发性胸闷、胸痛，每于活动时及餐后明显，一般持续约数分钟，休息后可以缓解，浑身乏力，头晕昏沉，肩背沉困，纳食可，夜眠一般，二便正常。查体：血压105/80mmHg，心率67次/分，律齐，心脏瓣膜听诊区未闻及病理性杂音。舌质暗红，苔薄白，脉弦滑。心电图：部分导联 T 波改变（I、aVL、V4-V6 导联 T 波倒置）。

西医诊断：冠心病，不稳定性心绞痛。

中医辨病辨证：胸痹（痰瘀阻滞）。

治法：宽胸化痰，活血化瘀。

方药：瓜蒌 20 克，枳实 15 克，半夏 15 克，薤白 12 克，丹参 30 克，川芎 15 克，赤芍 12 克，降香 12 克，红花 12 克，砂仁 10 克。7 剂，水煎服，每日 1 剂，分 2 次温服。

二诊：一周后复诊，诉服药后行走、活动时胸闷痛均较前减轻，持续数分钟后可自行缓解，乏力好转，仍有头晕昏沉，肩背酸困，纳食可，夜眠差，入睡困难，舌质暗红，苔薄白，脉弦。仍辨证为痰瘀阻滞，治法不变，在原方基础上加茯苓 20 克，生薏苡仁 30 克，去瓜蒌，7 剂。

三诊：5 月 4 日来门诊复诊，诉日常活动量较前增加，但餐后及活动后仍可诱发胸闷痛，全身乏力，头晕头沉，纳食可，夜间入睡困难，舌质暗红，苔薄白，脉弦。治以健脾和胃，化痰活血。瓜蒌 12 克，薤白 15 克，半夏 12 克，苍术 15 克，川厚朴 12 克，陈皮 15 克，枳实 12 克，生薏苡仁 30 克，赤石脂 12 克，赤芍 15 克，川芎 15 克，罂粟壳 6 克，甘草 6 克，7 剂。

四诊：患者胸闷胸痛无发作，大便稀溏，日 3 次，舌质淡，苔薄白，脉沉缓。复查心电图：倒置 T 波升高。辨证为心脾阳虚、痰浊血瘀，治以健脾化湿，化痰祛瘀。红参 10 克，白术 15 克，茯苓 30 克，半夏 12 克，薤白 15 克，全瓜蒌 10 克，生薏苡仁 30 克，炒白芍 20 克，白扁豆 15 克，桔梗 10 克，赤石脂 15 克，丹参 30 克，砂仁 10 克，檀香 10 克，甘草 6 克，7 剂。此后胸闷、胸痛无发作，头痛头沉消失，余症亦有改善。

【按语】患者乃血瘀痰浊阻滞心脉，不通则痛，在活动及饱餐后气被消耗，更加不利于血液的运行，故动则发作，运用化痰祛瘀法有所减轻，但症状未尽除，究其原因，乃心脾气虚，《景岳全书》指出："善治痰者，治其所以生痰之源,则不消痰而痰自无矣。"《医宗必读》中云:"治痰不理脾胃,非其治也。"而心气虚与脾关系甚大,脾主升运,能升清阳,从根本上起到补益心气的作用,所以强调补益心气重在健脾。另外,脾胃健运,则湿不聚,痰难成;脾失健运,痰湿内生。冠心病临证时,必须抓住脾胃以健中气。中气振,则全身脏腑功能可以增强,可使错综复杂的病情向顺利方向转化。

病案 11

李某,女,59岁。2021年6月5日初诊,阵发性左胸部闷痛2年,加重3个月。2年前因生气出现左胸部憋闷疼痛,以后每在情绪激动后出现,在某医院诊断为"冠心病,心绞痛",住院治疗2个月症状无明显改善而出院。现症见:阵发性左胸部憋闷疼痛,放射至左肩背,两胁部胀闷不适,多因情绪因素而诱发,发作频繁,心烦易怒,善太息以呼出为快,气短乏力,腹胀纳差,舌质暗红,边有齿印,脉沉弦细。查体:心率76次/分,心律齐,各瓣膜听诊区未闻及病理性杂音。心电图示:前间壁心肌呈缺血性改变。

西医诊断:冠心病,心绞痛。

中医辨病辨证:胸痹(肝郁气滞,心脉不畅,兼气虚血瘀型)。

治法:疏肝理气,益气活血通脉。

方药:柴胡12克,白芍12克,枳壳12克,制香附10克,薤白10克,郁金12克,川楝子10克,党参15克,茯苓15克,白术12克,红花12克,丹参30克,川芎12克,甘草6克。6剂。

二诊:6月11日复诊,症见心绞痛发作次数减少,两胁肋胀闷不适感已消失,继服上方12剂。

三诊:6月23日复诊,诸症消失,已能上全天班,嘱患者慎情志,勿劳累。

【按语】《黄帝内经·灵枢》(寿天刚柔)篇曰:"忧恐忿怒伤气",情志之伤，肝当其冲。患者情志不遂，使肝气郁结，疏泄失常。肝主疏泄的功能与心主行血密切相关，其疏，使气运行通而不游，其泄，使气散而不郁。今肝气郁滞日久不解，由气及血，导致瘀血阻络，使心之气血受阻，心络不和，发为胸痹。胸胁为肝经循行之处，气滞血瘀，不通则痛，故胸部憋闷疼痛，善太息，以呼出为快，且每随情绪波动而加重。肝气失于柔顺舒畅之性，故情绪急躁易怒。胸痹乃本虚标实之证，气虚不足为其发病根源。患者年事已高，气盛不足，故见气短乏力，腹胀纳差；舌质暗红、边有齿印、脉沉弦细为气虚血瘀之象。方用四逆散合四君子汤加味，四逆散疏肝解郁，配合制香附、薤白、郁金、川楝子加强行气解郁、柔肝止痛之功；四君子汤益气健脾，为治本之剂；配合丹参、川芎、红花等活血化瘀之品，共奏疏肝理气、益气活血通脉之效。二诊、三诊治疗效果满意，嘱患者注意调畅情志，防止复发。

病案 12

张某，男，70 岁。2017 年 6 月 11 日入院。24 年前，无明显原因突然胸闷、气短，自服速效救心丸后病情缓解。此后每遇劳累即诱发，含化硝酸甘油可缓解，心电图示：心肌缺血。2 周前因劳累再次诱发本病，且胸闷、气短症状较频繁，并伴有下肢浮肿。症见：神志清，精神差，胸闷，气短，汗出，纳一般，睡眠较差，多梦，大便正常，小便夜频。舌淡暗胖大，苔薄白，脉沉细。高血压病史 20 年。体格检查：心脏浊音界向左下扩大，心率 84 次 / 分，律齐，各瓣膜听诊未见杂音，第一心音低钝。

西医诊断：冠状动脉粥样硬化性心脏病。

中医辨病辨证：胸痹（气阴不足、心血瘀阻证）。

治法：益气活血化瘀。

方药：红参 6 克，黄芪 30 克，五味子 15 克，麦冬 15 克，桃仁 12 克，红花 12 克，当归 15 克，川芎 15 克，赤芍 15 克，枳壳 10 克，知母 10 克，牛膝 10 克，甘草 6 克，6 剂。

二诊：6 月 17 日复诊，自诉胸闷、气短症状减轻，继服上药。

三诊：6 月 20 日复诊，症见精神可，偶有胸闷，无胸痛发作，夜眠差，多梦，舌质暗红，苔薄黄腻，改方为：黄连 10 克，半夏 12 克，茯苓 20 克，陈皮 15 克，枳实 12 克，全瓜蒌 15 克，石菖蒲 12 克，郁金 12 克，葛根 15 克，水蛭 10 克，天麻 12 克，甘草 6 克。并配合口服化痰祛瘀中成药宽胸畅心丹。

四诊：6 月 23 日复诊，症见精神可，症状基本未再发作，纳眠正常，二便调。

【按语】患者以"胸痛、胸闷"就诊，属于中医"胸痹"范畴。《黄帝内经·素问》（痹论）篇说："心痹者，脉不通"，《玉机枢微·心痛》中特别提出，本证属于虚者："然亦有并久气血虚损及素作劳羸弱之人患心痛者，皆虚痛也。"该患者年老体衰，病情日久，气虚不足。心气亏乏，不能帅血以行，血行不畅，瘀于脉络故而胸闷、气短，且每随劳累后气虚而加重；气虚而不敛阴故而体倦乏力、汗出；气虚不能蒸化津液，故下肢浮肿，关门不固而见夜尿频多。心阴亏虚，心失所养而见夜眠差，多梦；舌淡暗胖大，苔薄白，脉沉细乃气阴虚挟瘀之象。故辨证属于气阴两虚，血瘀胸府，辨证为本虚标实，病位在心，治以益气养阴，活血化瘀。方中红参、黄芪大补元气，使正气得到鼓舞而恢复行血，桃红四物养血活血而化瘀，枳壳开宣肺气，牛膝引血下行，气机升降调摄适宜；配合生脉散益气养阴，知母滋阴润燥。全方气阴兼顾以治其本，活血化瘀以治其标，标本兼顾。二诊病情好转继服原方。三诊见气滞血瘀导致痰浊内阻，胸阳不振，治以清热化痰、活血化瘀，方以黄连温胆汤加减。四诊诸症好转，病情稳定。

病案 13

田某，男，66 岁。于 2021 年 4 月 17 日入院。患者于 2015 年劳累后出现心前区憋闷、疼痛，在西宁市某医院做心电图诊断为"急性下壁心肌梗死"，遂住院治疗。出院后胸痛时常发作，口服速效救心丸及休息后缓解。半个月前胸痛再次发作，见心前区闷痛甚，胸胁有刺痛感，伴恶心、咳嗽、咳痰带血，在当地诊所治疗效果差。现症见：精神差，阵发性心前区憋闷疼痛，呕恶痰涎，纳差，睡眠差，二便调。舌暗红，苔厚腻，脉沉细数。心率 101 次／分。心电图：窦性心动过速，陈旧性下壁心肌梗死。

西医诊断：冠状动脉粥样硬化性心脏病，陈旧性下壁心梗。

中医辨病辨证：胸痹（痰瘀交阻证）。

治法：宣痹通阳，祛痰活瘀。

方药：全瓜蒌 15 克，薤白 15 克，半夏 12 克，枳实 12 克，炒莱菔子 15 克，丹参 30 克，川芎 15 克，赤芍 15 克，檀香 10 克，砂仁 10 克，降香 15 克，葶苈子 15 克，大枣 5 枚，6 剂。

二诊：4 月 23 日复诊，症见精神可，活动后仍有胸闷胸痛，伴心悸，睡眠一般，二便调，舌质暗红，苔白腻，脉沉细数，继服上方 4 剂。

三诊：4 月 27 日复诊，症见精神好，胸闷胸痛减轻，心悸止，气短、口干，纳眠一般，二便调，舌质暗红，舌尖部少苔，根部白腻，脉沉细。去枳实、葶苈子，加黄芪 30 克，黄精 20 克。继续服用 20 剂。

【按语】胸阳痹阻，痰瘀互结是胸痹心痛常见的病因病机。该患者年逾半百，阳气亏虚，气机郁滞。心主气血，若血瘀心脉，不通则痛，故胸中刺痛；瘀血阻肺，肺失宣肃，故咳嗽、气喘，瘀血伤于肺络，故咳痰带血。气主行水，水湿不化，停聚为痰，痰阻脘腹，浊阴不降，脾失健运，故呕恶痰涎，纳差，痰瘀交阻，而见胸中憋闷疼痛。治疗上要急则治标，宣痹通阳，祛痰化瘀，用瓜蒌薤白半夏汤合丹参饮加减：瓜蒌薤白半夏汤中瓜蒌涤痰散结，薤白通阳宽胸，半夏燥湿祛痰，配合炒莱菔子行气，枳实下气破结，消痞除满，诸药使气结得开，痰浊得消；丹参饮治宜祛瘀行气止痛，配合赤芍凉血活血，川芎为血中气药，其性主升，降香为气中血药，其性主降，二药相伍行气活血；另葶苈大枣汤治痰涎壅于胸中，以除咳喘，利肺气。诸药共奏祛痰活瘀、宽胸散结之功。二诊守原方继续治疗。三诊见气短、口干，舌尖部少苔，出现气阴不足的表现，去枳实、葶苈子以防过燥伤阴，加黄芪、黄精，以益脾气，补肺阴。

病案 14

王某，女，49 岁。2021 年 9 月 19 日初诊。患者 1 年前因生气出现左胸憋闷疼痛，后复在劳累和情绪刺激时加重。半年前上述症状加重，在某医院诊断为冠心病，心肌供血不足，经治无明显改善。症见：阵发性左胸憋闷疼痛，放射到左肩背，多因情绪因素，劳累而诱发，发作频数，每日 3~10 次不等，每次持续数分钟，服速效救心丸可缓解，心烦易怒，善太息，两目干涩，口干咽燥，头晕目眩，夜寐多梦，两胁肋及腰部酸软不适，舌质暗红，苔薄白，脉沉细。心电图示：下壁、前壁心肌缺血性改变。

西医诊断：冠心病，心绞痛。

中医辨病辨证：胸痹（肝肾阴虚，心脉失养兼气虚血滞）。

治法：滋养肝肾，补气活血。

方药：北沙参 30 克，生地黄 15 克，当归 15 克，川楝子 15 克，麦冬 20 克，枸杞 15 克，红参 6 克，丹参 30 克，川芎 12 克，红花 12 克，三七 3 克，郁金 10 克，6 剂。

二诊：9 月 25 日复诊，症见胸痛发作次数较前减少，疼痛程度减轻，睡眠较好，但仍喜太息，两胁肋及腰部症状已消失，舌脉同前，加柴胡 10 克，桔梗 10 克，6 剂。

三诊：诸症好转，嘱畅情志，勿劳累，改服柏子养心丸巩固疗效。

【按语】清·沈金鳌《杂病源流犀烛》（心病源流）讲，七情除"喜之气能散外，余皆足令心气郁结而为痛也"。患者因情绪激动而起病，皆因暴怒伤肝，使肝失疏泄，肝郁气滞。不通则痛，故见胸中憋闷疼痛，且每随情绪因素加重；肝气不舒，故喜太息；肝郁化火，火热内扰而见心烦易怒、夜寐多梦。肝火燔灼而耗损阴液，使肝阴亏虚，肝阴不足，不能上濡，故见两目干涩，口干咽燥；肝阳上亢故见头晕目眩。"肝肾同源"，肝肾阴液相互滋生，肝阴亏虚累及肾阴，而见肝肾两虚。两胁为肝经循行部位，腰为肾之府，肝肾阴虚，筋脉失养，故见两胁肋及腰部酸软不适。舌质暗红，苔薄白，脉沉细为阴虚、血瘀之象。方选一贯煎加减。一贯煎专为肝肾阴虚，肝气横逆而设。方中北沙参、生地黄、麦冬、枸杞、当归滋阴养血柔肝；川楝子疏泄肝气为佐使，虽性苦寒，但配伍在大批滋阴养血药中无"苦燥伤阴"之害；红参、三七资助元气，以治其本虚；丹参、川芎、红花、郁金功善行气化瘀、凉血活血，为治标之药。全方资助肝肾气阴，且养肝柔肝，使肝气得舒，肝火得降，血瘀自除。二诊加柴胡、桔梗，增强疏肝理气之功。三诊情况良好，巩固治疗。

病案 15

赵某，女，46 岁。2015 年 2 月 10 日应诊。1 年前出现心前区短阵性刺痛每次 1~2 分钟，数日发作一次，未予重视治疗。逐渐发作频繁，疼痛加剧，向左肩背放射。心电图示：心肌呈缺血型改变。经西药治疗效果不佳。近 3 个月症状显著加重，疼痛每日发作 3~5 次，每次数分钟至 20 余分钟，伴心悸，气短，胸闷憋气，形寒喜暖，手足逆冷，腹胀便溏，舌质淡暗，苔白腻，脉沉细无力。

西医诊断：冠心病，心绞痛。

中医辨病辨证：胸痹（阳虚寒凝，痰瘀互阻）。

治法：温阳益气，化痰活瘀。

方药：红参6克，附子15克，干姜9克，全瓜蒌15克，薤白20克，半夏9克，橘红9克，肉桂3克，丹参30克，川芎12克，红花12克，降香15克，3剂。

二诊：2月14日复诊，服药后疼痛显著减轻，心悸、气短、胸闷等症状皆有改善。继服上方6剂。

三诊：2月20日复诊，症见心绞痛消失，仅有轻微隐痛，发作时间亦缩短，自觉气力增加，可做少量运动。脉较前有力但仍沉细，将红参改为党参30克，守上方继续服用15剂巩固疗效。

【按语】《医门法律·中寒门》曰："胸痹心痛，然总因阳虚，故阴得乘之"，《类证治裁·胸痹》亦云："胸痹胸中阳微不运，久则阴乘阳位，而为痹结也。"由此看出，阳气不足、痰浊瘀阻均可致心痛发作。患者素体阳虚，胸阳不振，阴寒之邪，乘虚侵袭，寒凝气滞，痹阻胸阳，而成胸痹。诸阳受气于胸中而转行于背，寒邪内侵使阳气不运，气机痹阻，故见胸闷憋气，心悸，气短，阳气不能温煦，故形寒喜暖，手足逆冷；中阳衰微，脾虚不运，故见腹胀便溏；阳虚血运无力，水液难化，故痰瘀互阻而见舌质暗，苔白腻。方选人参四逆汤合瓜蒌薤白半夏汤加减。人参四逆汤温健脾肾之阳，大补元气；瓜蒌薤白半夏汤通阳散结，且行气祛痰之力较大，配合人参四逆汤更可温中理气，通阳散结；橘红行气化痰，配肉桂温阳助火，共为佐助；配合丹参、川芎、红花、降香四味活血行血，共收温阳益气、化痰祛瘀之功。二诊症状改善，继服上药，见固疗效。三诊改红参为党参，党参药性较为和缓，为平补之剂，无红参过燥伤阴之虞。

病案 16

冯某,女,57岁。2022年11月6日初诊。患者自诉胸闷、胸痛反复发作7年,症状时轻时重,每因劳累或气候变化而诱发。经某医院确诊为冠心病、高血压。常年口服多种中西药(药名剂量不详),双下肢无力,时有麻木感,周身疲惫无力,以下午为明显。一周前因天气转凉出现胸闷、胸痛加重,周身疲乏无力,双下肢发软无力,时有麻木感,夜寐欠佳、梦多,纳食尚可,舌体胖、边有齿痕,舌苔薄白,脉沉细。

西医诊断:冠心病;高血压。

中医辨病辨证:胸痹(胸阳不振,气虚血瘀)。

治法:温阳通脉,益气活血。

方药:全瓜蒌15克,薤白15克,桂枝12克,降香15克,高良姜15克,细辛5克,丹参30克,川芎15克,赤芍15克,巴戟天15克,党参20克,炙甘草10克,鸡血藤30克,川木瓜15克。6剂,水煎服,每日1服,分2次温服。

二诊:胸闷、胸痛减轻,夜寐尚可,大便偏稀,不成形,便前腹痛,便后疼痛消。原方加生姜3片,6剂,水煎服。

【按语】胸痹的发生多由于年高体虚、饮食不当、情志失调、寒邪入侵等因素引起,以心脉痹阻、不通则痛为主要病机。病位主要在心,涉及肝、脾、肾三脏。病性为本虚标实,虚实夹杂。针对病因病机,根据症状虚实定其治则为补其不足、泻其有余,尽可能做到补正而不碍祛邪,祛邪而不伤正。患者年过半百,体形偏胖,素体阳虚,气化失司,痰浊内生,复受寒邪,寒主收引,使气机收敛,经络筋脉拘急,心脉痹阻,发为胸痛。故用瓜蒌豁痰下气,宽畅胸膈;薤白、桂枝通阳散结,平降逆气;降香降气宽中,散瘀,辟秽;细辛、高良姜温中散寒,行气止痛;丹参、川芎、赤芍活血祛瘀,安神宁心。气能生血，气为血帅，阳气不足使气不能生血，亦不能鼓动血液运行，使经络失于濡养，故出现双下肢发软无力，时有麻木感，方中用党参、炙甘草补中益气，养血生津。鸡血藤养血活血，川木瓜疏经通络，巴戟天温肾补阳，使气血行，经络通，麻木感消失。

病案 17

金某，男，53 岁。2022 年 11 月 27 日初诊。患者自诉时有阵发性胸闷，心悸，易激动。查体：血压 165/100mmHg，舌红少苔，脉弦。心电图示：下壁、侧壁心肌呈缺血型改变。有高血压病史 5 年。

西医诊断：冠心病；高血压。

中医辨病辨证：胸痹（阴虚肝郁，气滞血瘀）。

治法：滋阴柔肝，理气活血。

方药：北沙参 30 克，生地黄 15 克，当归 15 克，栀子 10 克，柴胡 12 克，白芍 15 克，郁金 15 克，香附 12 克，凌霄花 10 克，玫瑰花 10 克，川芎 12 克，赤芍 15 克，甘草 6 克，生百合 20 克。6 剂，水煎服，每日 1 剂，分 2 次温服。

【按语】患者壮年男性，形体偏瘦，观其舌象，舌红、少苔，为阴液亏虚失于充养之故。易激动，脉弦为肝气不舒之象。肝气郁结，气机不利，气为血帅，气滞则血瘀，心脉痹阻，不通则痛，发为胸痹。方用北沙参、生地黄、当归、生百合滋阴养血，白芍、甘草酸甘化阴，共奏益肝阳、养肝血之功。柴胡、郁金、香附、赤芍理气化滞，活血化瘀。川芎行气开郁，活血止痛。玫瑰花理气解郁，和血散瘀，舒肝胆之郁气，健脾降火。凌霄花凉血去瘀，合清热凉血之栀子，全方滋阴药物与理气活血药物合用，使滋而不滞，共奏滋阴柔肝、理气活血之功。

病案 18

王某，男，37岁。2017年10月24日以"心悸气短8年，加重2年"为主诉来诊。初诊：8年来经常发作心悸气短，近2年加重，曾多次出现双下肢浮肿，特来诊，来时症见：心悸气短，夜间不能平卧，神疲乏力，腹胀纳差，形寒肢冷，四肢不温，夜眠差，夜间不能平卧，小便少，大便正常。查体：口唇发绀，面色晦暗，颈静脉怒张，心率96次/分，律齐，心尖部可闻及收缩期及舒张期杂音。肝大，肋缘下5cm可触及，剑突下7cm可触及，双下肢凹陷性水肿。舌质暗，苔白腻，脉沉细。

西医诊断：风湿性心脏病，二尖瓣狭窄伴二尖瓣关闭不全，心衰Ⅱ级。

中医辨病辨证：心衰（心脾阳虚，血瘀水阻）。

治法：温阳健脾，化瘀利水。

方药：党参30克，白术15克，茯苓30克，桂枝15克，熟附子15克（先煎），猪苓15克，泽泻15克，车前子30克，葶苈子15克，丹参30克，当归15克，益母草30克，鳖甲30克，大枣5枚。3剂，水煎服，每日1剂。

二诊：3日后复诊，心悸减轻，已能平卧睡眠，腹胀大减，饮食增加，四肢转暖，足踝部微肿，舌同前，脉较前有力。上方减车前子为15克，7剂。

三诊：1周后复诊，诸症皆消失，活动较久时稍感气短，舌暗红，苔薄微黄，脉细数。肝于肋缘下2cm，剑突下3cm，心率88次/分，杂音同前。上方去车前子、泽泻，减熟附子至10克，桂枝至10克，加麦冬15克，再服12剂巩固疗效。

【按语】邓老认为，心衰的病机源于气虚阳虚，非气虚不成血瘀，非阳虚不成水停，阳虚不外乎心脾肾阳虚。治疗应该遵循益气温阳，活血利水。据患者舌脉阳虚以心脾阳虚为主。治疗心衰应根据阳虚的程度用药，据血瘀的轻重用药，据水停的缓急用药，据阳虚的程度用药。心阳亏虚型程度较轻。

可按照"通阳即是助阳"和《黄帝内经》"形不足者，温之以气"的原则，选用桂枝甘草龙骨牡蛎汤合四君子汤，以通阳益气；心脾阳虚型，阳虚较重，里寒较甚，故加用性大温的附子以温中散寒，扶助脾阳，并用红参代替党参以增强补气之力；而对于阳气衰微、阴寒独盛的心、脾、肾阳俱虚，则要重用四逆汤以回阳救逆。

据血瘀的轻重用药：心阳亏虚型血循异常只表现为心脉瘀阻，血行不畅，治疗上选用丹参、当归、赤芍等和血之品化瘀通络，调畅血脉；心脾阳虚型其血瘀日久，结聚不散而形成了胁下痞块，治疗时就需丹参、红花、鳖甲等活血化瘀、软坚散结之品同用，以求积块消散，血络得通；心脾肾阳俱虚型，其积块大且坚硬，非一般药物所能取效，故选用三棱、莪术、鳖甲等攻坚破积、软坚散结之药，希冀能奏效建功。

据水湿的缓急用药：心阳亏虚型其水湿潴留系由瘀血不利化而为水，其势较缓，选用葶苈子、赤芍以和血行水；心脾阳虚型其水肿主要由于脾不健运，水湿泛滥，其势较急，则选用茯苓、泽泻、猪苓等药健脾利水，并加车前子以消除过剩之水液；心、脾、肾阳俱虚型见全身皆肿，喘促倚息不得卧，乃水势更急，泛滥诸身，上凌心肺所致，故在上述药物中加用椒目以收敛水势，平喘消肿。本方中党参、白术、茯苓健脾益气；桂枝、熟附子温阳；泽泻、车前子、葶苈子利水；当归、丹参活血化瘀；猪苓、益母草有利水兼活血化瘀之效；鳖甲软坚散结，稍佐有滋阴之效，以防诸药伤及阴分。但从整个病程中看，心衰的治疗难免会伤阴，随着病情的好转，应注意减少温阳利水力度，加之滋阴药物。这也正反映出了心衰的病机演变规律。

病案 19

李某，男，58岁。2018年2月20日以"心悸、胸闷、气短1年，加重1周"为主诉来诊。患者1年前无明显诱因出现心悸、胸闷、气短、乏力，活动后加重，未正规治疗，1周前症状加重，夜眠中不能平卧，稍动则喘促，并出现胃脘部不适，恶心，咳嗽，咯吐白色泡沫样痰，双下肢轻度水肿，纳食可，睡眠差，二便正常。查体：血压110/80mmHg，心率96次/分，律齐，各瓣膜听诊区未闻及病理性杂音。舌质红，少苔，脉细数。胸部正位片示：两肺上野纹理增粗，心影呈烧瓶状。B超：肝脏下移，胆囊炎表现。心脏彩超示：全心扩大（考虑扩张性心肌病可能），二尖瓣轻度反流，左心室舒张末期内径76mm，左心室射血分数32%。

西医诊断：扩张性心肌病。

中医辨病辨证：心衰（气阴两虚，血瘀水停）。

治法：益气养阴，化瘀利水。

方药：太子参20克，麦冬12克，五味子10克，沙参15克，桑白皮15克，红花12克，赤芍12克，川芎10克，丹参30克，佛手花15克，陈皮12克，葶苈子15克，甘草6克。10剂，每日1剂，分2次温服。

二诊：1周后复诊，胸闷、咳嗽咳痰症状减轻，继续服用上方巩固疗效。

三诊：3个月后复诊，心悸、气短、胸闷较前明显减轻，咳嗽咳痰消失，自感体力较前大有增加，下肢水肿消失。查心脏彩超心脏较前缩小，左心室舒张末期内径64mm，左心室射血分数46%，继续服药治疗。

【按语】邓老指出，心衰多气虚阳虚，但应根据患者的体质等具体情况灵活变通，此患者舌质红，苔少，脉细数，属于典型阴虚证表现。可能与心衰日久、反复应用利尿药及抗生素治疗有关，利尿药直伤阴津，抗生素乃苦寒之品，也易伤津，或久用、过用温燥而伤阴，或瘀血之有形之邪瘀滞日久而化热伤阴。本方中用太子参而不用人参等大补之品，有其特别的用意，太子参性味平和，不伤及阴津，有益气养阳之效，与麦冬、五味子共同组成生脉饮。红花、赤芍、川芎等活血化瘀，桑白皮、葶苈子利水。本方活血药较多，也是考虑到扩张型心肌病心肌的"瘀血"较重的关系。邓老运用西医的病理认识作为辨证依据，西医认为本病病理有纤维瘢痕和血栓，这种病理现象符合中医血瘀之证。可见在运用西医的病理认识时应以中医辨证理论为基础，只有这样才能使中医的辨证准确，从而丰富中医的辨证内容，不至于使某些隐匿性疾病无证可辨，这也正是中医发展的方向所在。

病案 20

孟某，女，52 岁。2018 年 5 月 20 日来诊。初诊：主诉风心病 20 年，1998 年后持续房颤，经常心慌气短，双下肢浮肿。现症：心慌气急喘促，不能平卧，纳差腹胀，四肢逆冷，腰膝酸软，小便短涩，双下肢高度水肿，面颊发绀，舌瘀暗，苔白多湿，脉沉细而结代。查体：平均心率 98 次 / 分，心尖部可闻及收缩期Ⅲ级杂音，舒张期Ⅳ级杂音，心前区可触及舒张期震颤，两肺底有湿性啰音，肝于剑突下 7cm、肋缘下 6cm 触及，质较硬。

西医诊断：风心病二尖瓣狭窄并关闭不全，全心衰竭Ⅲ级。

中医辨病辨证：心衰（心脾肾阳俱虚，兼挟血瘀水阻）。

治法：回阳救逆，活瘀利水。

方药：红参 10 克，桂枝 15 克，熟附子（先煎）30 克，干姜 15 克，白术 15 克，茯苓 30 克，葶苈子 15 克，车前子 30 克，丹参 30 克，三棱 10 克，莪术 10 克，鳖甲 30 克，赤芍 20 克，大枣 5 枚，3 剂。

二诊：5 月 24 日复诊，症见心慌气喘明显缓解，能平卧休息，小便增多，水肿显著消减，四肢稍温。照上方改熟附子为 20 克，车前子为 15 克，6 剂。

三诊：5 月 30 日复诊，服药 9 剂后，下肢水肿消失，手足欠温，休息时无不适感，活动后有时觉心慌气短，舌质暗红，苔薄白，脉细而结。肝于剑突下 4cm、肋缘下 2cm 触及。心脏体征同前；改服六君子汤加活血化瘀药物巩固疗效。服药 1 个月后，精神、饮食均好转，心功能显著改善。

【按语】患者风心病史 20 年，病情较为加重，心脾阳虚，日久及肾，导致命门火衰，四肢逆冷，腰膝酸软；水不化气，故下肢水肿，小便短涩；寒水上犯，上凌心肺，则见心悸怔忡、气逆喘促，不得平卧；气不行血，瘀血内阻，故面颊发绀、胁下肿块；舌瘀暗，苔白多湿，脉沉细而结为阳气虚急、血瘀湿阻之象。方用人参四逆汤合五苓散加减：人参四逆汤回阳救逆、益气固脱；五苓散益气温阳，利水渗湿；车前子利水消肿，葶苈子、大枣合用泻肺平喘；赤芍、三棱、莪术、鳖甲活血祛瘀，软坚散结。全方共收回阳救逆、活血化瘀利水之功。二诊阳气稍复，水肿减轻，故减少熟附子、车前子用量。三诊诸症好转，以六君子汤配合活血化瘀药，培补中焦，活血化瘀。

病案 21

李某，男，60 岁。于 2022 年 4 月 27 日入院。6 年前曾患心肌梗死，经治后好转。心脏彩超示：心梗后室壁瘤形成。此后 6 年间反复发作胸闷、水肿、腹水。2 天前症状加重。神志清、精神差，颜面浮肿，口唇发绀，胸闷不能平卧，心悸气短，形寒肢冷，小便量少，大便溏泻，纳可，夜眠差，舌质瘀暗，苔白厚腻，舌体胖大，有齿痕，脉缓。颈静脉怒张，胸廓对称呈桶状，心界扩大，心尖搏动弥散，心律绝对不齐，心音强弱不等，A2>P2。肝于剑突下 6cm 触及，质硬，边缘镜利光滑，脾于左肋下 7.5cm 触及。腹部移动性浊音（－），双下肢水肿Ⅰ度。心电图示：①心房纤颤；②陈旧性广泛前壁心梗。

西医诊断：冠心病，陈旧性心肌梗死，室壁瘤，心房纤颤，心力衰竭Ⅲ度。

中医辨病辨证：心衰（心肾阳虚，兼血瘀水阻）。

治法：温阳益气，化瘀利水。

方药：红参 10 克，附子 10 克，桂枝 12 克，茯苓 30 克，白术 15 克，赤芍 10 克，白芍 10 克，川芎 12 克，桃仁 10 克，红花 12 克，丹参 30 克。配合益气温阳中成药芪苈胶囊口服，每次 5 粒，3 次/日。

二诊：5 月 2 日复诊，症见精神可，活动后心慌、胸闷、腰膝酸软情况减轻，二便可，纳眠可，腹水消失，双下肢不肿。舌淡红，苔薄白腻，脉结。去附子，茯苓减至 15 克。

【按语】本例患者为心衰以心悸为主要表现者。《杂病源流犀烛》（怔忡源流）曰："怔忡，心血不足病也，神气失守，则心中空，快快动摇不得安宁，无时不作，名曰怔忡。"心衰之证，每以心悸为主要表现者，乃心之气血亏虚，心神失养。患者年事已高，病久天长，反复发作，耗伤正气。而致心肾阳虚，阳不化水，水湿停聚而见下肢水肿，形寒肢冷，大便溏。水气上凌心肺，故见胸闷、心悸。舌质瘀暗，苔白厚腻，脉缓均为心肾阳虚、血瘀水阻之象，治以温阳益气、活血化瘀，行气利水。方选参附汤合真武汤化裁：参附相伍，温阳益气，通利血脉之力倍增；真武汤能够鼓舞真阳，助阳消水，喻嘉言曰："亡阳而用真武以救之者，盖真武北方司水之神，方中四味，是行水收阴，崇土回阳之剂"，配伍赤芍、川芎、桃仁、红花、丹参活血化瘀，使气血得畅，水阻得行。二诊病情好转，去附子防温燥过盛；减轻茯苓用量，防利水过度损伤阴津。

病案 22

刘某，女，37 岁。2022 年 2 月 16 日以"心慌 3 年，加重 4 个月"为主诉来诊。3 年来心慌呈间断性发作，2020 年 9 月曾经在某医院诊断为病毒性心肌炎，治疗 2 个月，心慌好转出院。出院 3 天后病情又加重，服用三磷酸腺苷二钠片、辅酶 Q10、肌苷片、维生素 C 片、复方丹参片等药，诸症无明显改善。特此来诊，现症见：心慌、胸闷呈持续性，动则加重，休息后减轻，偶有心前区隐痛，周身乏力，睡眠差，舌质微红，苔薄白，脉沉细结代。查体：心率 76 次 / 分，律不齐，可闻及心跳间歇，未闻及病理性杂音。心电图：频发室性期前收缩，多呈二联律、三联律。

西医诊断：病毒性心肌炎，心律失常，频发室性期前收缩。

中医辨病辨证：心悸（气血双亏，心神不宁）。

治法：益气养血，安神定志。

方药：方拟定心汤加减：炙甘草 10 克，红参 6 克，桂枝 10 克，生地黄 10 克，麦冬 12 克，龙眼 15 克，山萸肉 15 克，生龙骨、生牡蛎各 15 克，丹参 20 克，柏子仁 15 克，酸枣仁 15 克，远志 10 克，石菖蒲 10 克，白芍 12 克，延胡索 10 克。15 剂，水煎服，每日 1 剂。

二诊：心慌呈阵发性，每日出现 1 次或数次，为时短暂，仍有乏力感，睡眠差，期前收缩的出现及睡眠差与情绪不佳有关。上方去柏子仁、酸枣仁，加苦参 10 克，郁金 10 克，15 剂。嘱患者保持情绪稳定，消除紧张心理。

三诊：诸症基本消失，已经能上班，并能参加适量的文娱活动，但有时有疲乏感。嘱患者勿劳作过度，继服上方 12 剂以善后。

【按语】该患者为病毒性心肌炎失于治疗或迁延日久所致，心为火脏，心病日久阳气亏虚，心阳不能正常的温通血脉，出现气血运行迟滞，故见心慌、胸闷,脉沉细结代。全身的血液均靠心脏的正常搏动来供应,心阳虚,鼓动无力，故见周身乏力。另外，肾为先天之本，五脏的阳气全赖元阳以温煦，许多心脏疾病，其病位在心，其源在肾。"心之合脉也，其主肾也"。肾阳是人体各脏腑功能活动的根本,故称"元阳",心阳需得到肾阳之鼓动才能推动气血运行，维持正常的心功能（心阳）。若命门火衰，不能温煦心阳，则君火不明，出现心肾阳虚，不能温煦气血运行则血行迟缓，容易导致气血瘀滞而出现心动悸、脉迟或结代等症。邓老认为，结脉常是"阴偏盛"的表现，只有用助阳药，才能使治疗事半功倍，温阳益气法强于单纯益气法，方中红参、桂枝温阳益气，龙眼、山萸肉滋养肾精，使"阳得阴助则生化无穷"，且配合柏子仁、酸枣仁、远志、龙牡安神，生地黄、麦冬滋养阴津。患者偶有心前区隐痛，酌情加延胡索止痛。

病案 23

葛某,男,38 岁。2017 年 5 月 18 日因"右侧腰腹部胀痛 2 日,伴尿急、尿酸、尿痛"就诊。患者诉 2 天前无明显诱因出现右侧腰腹部胀痛,伴尿急、尿酸、尿痛,面色苍白,恶心欲吐,口干,无畏寒、发热,无腹泻及黑便,无肉眼血尿,自服消炎药及止痛药(具体用药不详),疗效欠佳,症状时轻时重,故来就诊。舌质红,苔薄黄腻,脉弦滑。尿常规检查示:蛋白(+),红细胞(+++),白细胞(+)。腹部彩超示:右侧肾盂积水,右输尿管上段有一 0.9cm × 0.7cm 高密度影。

西医诊断:泌尿系结石。

中医辨病辨证:石淋(湿热蕴结型)。

治法:清热利湿,行气化瘀,通淋排石。

方药:三金排石汤加减。金钱草 30 克,海金沙 20 克,鸡内金 20 克,冬葵子 16 克,石韦 16 克,路路通 16 克,车前子(布包)30 克,白茅根 30g,滑石(布包)30 克,王不留行 30 克,瞿麦 20 克,小蓟 20 克,生地黄 16 克,川牛膝 16 克,琥珀粉(冲服)6 克,元胡 16 克。7 剂,水煎早晚分服,每日 1 剂。

二诊:2017 年 5 月 25 日,服 2 剂后疼痛缓解,服 3 剂后见结石排出,服药 1 周后复查泌尿系彩超检查示结石影消失,无肾盂积水。尿常规(-)。舌红,苔薄白,脉弦。

方药:上方去琥珀粉、元胡,加山药 30 克,杜仲 16 克,水煎早晚分服,每日 1 剂,7 剂以巩固疗效。

【按语】中年男性体内湿热蕴结,煎熬尿液,凝为砂石,砂石阻于尿道,瘀阻不通,故可见腰腹部胀痛、尿痛;膀胱气化失司,水道不利,则见尿频、尿急;舌质红,苔薄黄腻,脉弦滑乃湿热内蕴之象;四诊合参,本病属石淋,辨证为湿热蕴结。

泌尿系结石多因湿热蕴结下焦，膀胱气化不利，煎熬为石，阻塞泌尿道所致。临床上根据尿路结石所在部位的不同分为肾结石、输尿管结石、膀胱结石，多发于青壮年，男多于女，胖多于瘦。患者或无临床症状，或仅表现为腰部酸胀不适，或突然出现腰腹部及肾区刀割样疼痛并放射至下腹部、腹股沟或大腿内侧及会阴部，伴血尿、尿急、尿频、尿痛，甚至恶心呕吐、面色苍白等症状，严重时可伴泌尿道感染。现应用三金排石汤有清热利湿，利尿通淋，溶石排石的功效。方中金钱草、海金沙、鸡内金、滑石溶石排石，以去除尿路结石；车前子、路路通、石韦、冬葵子、瞿麦清热利尿，使结石及产生结石的有害物质从尿中排出；王不留行活血通络，滑利通窍；牛膝益肾化瘀，引石下行；琥珀、小蓟、生地黄、白茅根利尿通淋，凉血止血；元胡行气化瘀止痛，解除尿路平滑肌的痉挛。全方清通并用，缓急得宜，排石不损络，利尿不伤正，故用其治疗泌尿系结石有显著功效。患者复诊时以下焦湿热为契机，选用甘寒之品清热化湿，化石、溶石、排石药组合于一方，疗效确切，复诊时加予山药、杜仲加强健脾补肾之效，清热化湿不伤阴，化石排石不伤正，值得临床进一步研究和探讨。

病案 24

秦某，女，52岁。2017年6月18日因"间断腰痛，乏力，头晕，双下肢浮肿10年，恶心纳差1月"就诊。患者于10年前无明显诱因出现间断腰痛，乏力，头晕，双下肢浮肿，无面部红斑，无脱发及关节痛。患者曾在外院多次查尿常规示：尿蛋白（+~++），尿潜血（++）；明确诊断为慢性肾炎，给予氯沙坦、金水宝等药物口服。1月前患者受凉后出现恶心、纳差、乏力，接诊时患者面色萎黄，乏力，头晕，腰痛，双下肢浮肿，恶心纳差，心悸气短，尿少，大便干，舌淡，苔白腻，脉沉细。门诊测血压170/100mmHg；查血常规示：血红蛋白 80g/L；肾功能示：尿素氮 18.7mmol/L，血肌酐 417μmol/L，血尿酸 452μmol/L；尿常规示：尿蛋白（++），尿潜血（++）；腹部彩超示：双肾体积缩小。

西医诊断：慢性肾功能衰竭；肾性高血压；肾性贫血；慢性肾小球肾炎。

中医辨病辨证：虚劳（脾肾两虚，湿浊内蕴）。

治法：健脾益肾，利湿泄浊。

方药：自拟方。山药 30 克，陈皮 10 克，清半夏 16 克，茯苓 30 克，竹茹 10 克，白术 13 克，丹参 20 克，枸杞 20 克，山萸肉 16 克，生地黄 16 克，肉苁蓉 20 克，郁李仁 16 克，大黄 6 克，桑寄生 20 克，夏枯草 20 克，白芍 20 克，甘草 6 克。水煎服，早晚分服，每日 1 剂。同时给予硝苯地平控释片 30mg，每日一次，美托洛尔缓释片 47.5mg，每日一次口服，促红细胞生成素 10000U，每周一次皮下注射，复方 α 酮酸片 6 片，一天 3 次，口服。

二诊：2017 年 7 月 13 日，上方服用 25 剂后，患者乏力头晕症状缓解，双下肢无明显浮肿，饮食明显改善，心悸气短症状明显减轻。复查肾功能：尿素氮 12.1mmol/L，血肌酐 302μmol/L，血红蛋白 110g/L。上方去白芍，加当归 16 克，杜仲 16 克。水煎服，早晚分服，每日 1 剂。

【按语】素体虚弱，加之慢性肾病日久，耗伤气血，致脾肾两虚。脾虚水湿运化无力，肾失固摄，湿浊内蕴，可见乏力，头晕，双下肢浮肿；气血不足，腰府失养，则见腰部酸痛不适；舌淡，苔白腻，脉沉细乃脾肾两虚，湿浊内蕴之象。四诊合参本病辨证为脾肾两虚，湿浊内蕴。慢性肾功能衰竭是各种慢性肾脏疾病导致肾功能缓慢进展而出现肾功能衰竭的临床综合征。本病外因多为外感六淫侵犯，皮肤疮毒感染，肾毒性药物的使用；内因多为素体肾气不足，肾元亏虚。本病属于祖国医学"水肿""关格""癃闭"的范畴。本病形成主要由于慢性肾病日久，脾肾亏虚，脾失健运，肾失蒸腾，三焦气化失司，饮食不能化生水谷精微，生成湿浊之邪，内蕴机体，出现乏力，头晕，腰痛，双下肢浮肿，恶心纳差，心悸气短，尿少等症状。方中山药、陈皮、茯苓、白术、半夏健脾利湿；竹茹和胃降逆；枸杞补益肝肾；山萸肉、生地黄、肉苁蓉、桑寄生补肾；郁李仁、大黄通便泻下，以排除毒素；夏枯草清热解毒；丹参活血化瘀；白芍养阴柔肝，全方共奏健脾补肾，利湿泄浊之效。慢肾衰患者病情复杂，在治疗中中医辨证口服外，配合西医降压、纠正贫血及肾脏必需氨基酸的补充，在饮食方面予优质低蛋白饮食，还可配合中药灌肠以加强降逆泄浊、通腑利湿之效，综合运用方能起到很好的效果。复诊时在健脾补肾，利湿泄浊基础上加予当归、杜仲以补血活血，温阳益肾使祛邪不伤正，得以巩固疗效。

病案 25

梁某，男，21岁。2016年8月8日因"颜面及双下肢浮肿伴蛋白尿3个月"就诊。患者自诉3个月前无明显原因出现颜面及双下肢浮肿，无畏寒、发热，无咳嗽、咽痛，无头痛、头晕，无心慌，无肉眼血尿，曾在当地医院查尿常规：蛋白尿（++++），24小时尿蛋白定量5.36g；诊断为肾病综合征，予中药治疗后颜面及双下肢浮肿症状较前减轻。近半个月来，病情反复，水肿再次加重，伴口苦而黏，纳食减少，倦怠乏力，口干咽燥，手足心热，遂来就诊，诊察舌脉，舌红苔黄腻，脉濡数。尿常规示：蛋白尿（++++），24小时尿蛋白定量5.22g，人血白蛋白23.8g/L，甘油三酯2.51mmol/L，总胆固醇8.26mmol/L，肝肾功能及自身抗体全套检查均无异常，血压正常。

西医诊断：原发性肾病综合征。

中医辨病辨证：肾水（湿热内蕴，气阴两虚证）。

治法：清热利湿，益气养阴。

方药：自拟方。连翘10克，黄柏10克，清半夏10克，生地16克，旱莲草16克，女贞子16克，泽泻16克，茯苓30克，泽兰16克，太子参16克，炙黄芪30克，白茅根30克。水煎服，早晚分服，每日1剂。同时给予泼尼松 60mg，每日一次，晨起顿服；氯沙坦钾片 50mg，每日一次，口服。

二诊：2016 年 10 月 28 日，查尿常规正常，予泼尼松每月 10mg 减量，目前 40mg/d 口服。症见：体倦乏力，纳少便溏，腰酸肢软，舌淡边有齿痕，脉细弱，乃脾肾亏虚之候，治拟健脾益肾法。又用黄芪 30 克，太子参 20 克，白术 16 克，茯苓 16 克，山药 30 克，山茱萸 16 克，生地 16 克，淫羊藿 16 克，怀牛膝 16 克，菟丝子 16 克，砂仁 6 克，生薏苡仁 30 克，莪术 10 克，焦三仙各 10 克。并嘱每半月复查 1 次尿常规，避免劳累，慎防感冒。

三诊：2017 年 8 月 6 日，查尿常规正常，无不适主诉，泼尼松逐渐减量至停用。为巩固疗效，改气阴双调法。再次诊断为：气阴两虚，宜益气养阴。又用黄芪 30 克，山药 16 克，熟地 16 克，山茱萸 16 克，茯苓 16 克，旱莲草 16 克，芡实 16 克，金毛狗脊 16 克，知母 10 克，白芍 10 克，地龙 10 克。水煎服，早晚分服，每日 1 剂。

【按语】患者平素饮食不节，生冷太过，湿蕴于中，久蕴化热，湿热困脾，不能升清降浊，以致水湿停留，泛溢肌肤，则颜面及双下肢浮肿；久之耗气伤阴，气阴两虚，则见纳食减少，倦怠乏力，口干咽燥，手足心热；舌红苔黄腻，脉濡数乃湿热内蕴，气阴两虚之象。四诊合参本病为肾水（湿热内蕴，气阴两虚证）。

肾病综合征是以大量蛋白尿、低蛋白血症、浮肿和高脂血症为表现的临床综合征。肾病综合征发生于任何年龄，但年轻男性多发，属于中医"水肿（肾水）"范畴。本病的病因主要有风邪外袭、水湿内侵，脾肾亏虚等，致三焦决渎无权，膀胱气化无力，水液运行无力而发生水肿。本方中连翘、黄柏清热解表；清半夏化痰健脾；女贞子、旱莲草养阴清热；泽泻、茯苓、泽兰化气行水；太子参、炙黄芪益气补肾；白茅根凉血止血，全方共奏清热利湿，益气养阴之效。二诊时出现脾肾亏虚之候，治疗中给予健脾益肾法。同时本病在治疗中加予激素、血管紧张素受体拮抗剂以提高疗效。

病案 26

杨某，男，15岁。初诊为 2015 年 6 月 10 日。主诉：眼睑、双下肢水肿伴血尿一周。患者于发病前两周感冒，自觉头痛，咽喉疼痛，鼻塞流涕，恶寒发热，时伴咽痒咳嗽，当地医生给予感冒清、强力银翘片等药物治疗后，上述症状基本缓解。近一周来，患者出现尿量减少，眼睑、双下肢水肿，小便黄赤，呈洗肉水样，每于活动后加重，无尿痛，时感咽喉不利，纳食减少，无恶心呕吐，体倦乏力，舌尖红，苔薄黄，脉滑数。查体：测血压 140/90mmHg，咽部充血明显，双侧扁桃体 I°肿大，双下肢轻度凹陷性水肿。查尿常规示：蛋白（+++），红细胞（+++）。肾功能检查正常。双肾彩超检查正常。

西医诊断：急性肾炎。

中医辨病辨证：水肿（风水泛溢）。

治法：利咽宣肺，清热利水，佐以化瘀凉血法。

方药:银翘散加减。金银花 16 克，连翘 16 克，荆芥 10 克，牛蒡子 10 克，茯苓 20 克，泽泻 16 克，车前子（另包）30 克，泽兰 10 克，赤芍 10 克，地榆 10 克，蝉蜕 10 克，白茅根 16 克，丹参 10 克，三七粉（冲服）3 克。每日 1 剂，水煎，分两次口服。

二诊:2015 年 6 月 18 日。尿量明显增加，水肿消退，小便颜色变浅，舌尖、舌边红，苔薄黄，脉数。血压 116/70mmHg。尿常规正常，仅感咽部不利，舌尖红，苔薄，脉数。诊断为水肿（风热犯肺），以清热利咽，凉血化瘀为治法。又用方药：连翘 16 克，荆芥 10 克，蝉衣 10 克，淡竹叶 10 克，玄参 10 克，木蝴蝶 10 克，生地 10 克，茜草 10 克，白茅根 16 克，丹参 10 克，三七粉（冲服）10 克。每日 1 剂，水煎，分两次口服。

【按语】肺主一身之气，开窍于鼻，外合皮毛，为水之上源，如壶之盖，可通调水道，下输膀胱。今风邪袭于肺卫，一由皮毛腠理闭塞，再则肺失宣肃，治节制令失司，三焦气化不利，水道失于通调，汗既不得宣泄于外，水液又不能下输于膀胱，遂致风遏水阻，风水相搏，发为水肿。于病初邪盛为实，故以疏风宣肺法，兼以渗湿利尿，佐以化瘀凉血之品，上下分消，祛邪为主，水肿很快消退。

急性肾炎血尿，多系膀胱湿热，热伤血络所致，治疗时不同于一般出血症，勿一味运用止血药，治当强调清利湿热，凉血解毒，湿去热退，血分得平，血尿随之消失。

病案 27

陈某，男，37 岁。2018 年 1 月 5 日初诊。间发头晕伴尿中泡沫多 1 年。1 年前感冒后出现头晕，咳嗽伴颜面浮肿，尿中泡沫多，当地医院尿常规示：蛋白（++），隐血（++），后到省某医院治疗，效果不佳。现症见：腰酸痛，乏力，头晕，耳鸣，小便频，尿中泡沫多，双下肢轻度水肿，大便日 1~2 次。查体：测血压 130/100mmHg，肾区无叩击痛。尿常规示：蛋白（++），隐血（++），红细胞 0~2 个 /HP。舌质暗红，苔黄少津，脉沉细。

西医诊断：慢性肾小球肾炎。

中医辨病辨证：水肿（气阴两虚，水亏木亢）。

治法：补气益肾，滋阴平肝。

方药：生黄芪 30 克，生地黄 16 克，牡丹皮 13 克，山茱萸 16 克，茯苓 16 克，泽泻 16 克，白芍 16 克，生牡蛎 30 克，石决明 20 克，猪苓 16 克，菟丝子 16 克，覆盆子 16 克，金樱子 16 克，丹参 20 克，桑葚子 16 克，鸡血藤 20 克，白茅根 30 克。水煎服，每日 1 剂。

二诊：于 2018 年 1 月 14 日来诊，症状缓解，舌质淡，苔薄黄，脉沉细。尿常规示：蛋白（+），潜血（++），红细胞 3~5 个 /HP。上方继服。

三诊:于 2018 年 2 月 20 日再诊,患者服上方精神转佳,头不晕,水肿消退,腰酸痛减轻,尿中泡沫减少。舌质淡,苔薄黄,脉沉细。尿常规示:蛋白(+),潜血(+),白细胞(+-)。血压 120/85mmHg。仍拟益气滋阴补肾法,上方去茯苓、泽泻、生牡蛎、石决明、猪苓,丹参减为 16 克,水煎服,每日 1 剂。

四诊:2018 年 5 月 20 日,上方服 40 剂,尿常规示:蛋白(-),潜血(-)。

【按语】慢性肾炎并发高血压,其病机各有不同,应分别辨明,再当用药治之。本案患者则属气阴两虚日久,阴虚难以制阳,阴阳失调乃肝阳上亢,则见血压升高。详审病机之后,邓老提出该病当从肝、脾、肾三脏论治,以益气滋阴、补肾平肝为基本治法,方中黄芪益气健脾为主药,生地黄、牡丹皮、白芍滋阴养血,山茱萸及"补肾五子"补肾固摄,生牡蛎、石决明平肝潜阳,丹参、鸡血藤、白茅根活血利水,全方气阴双补、肝肾并调,终致气阴足、阴阳调、肝阳平而使血压稳降,其病自然缓解。

病案 28

陈某,女,50 岁。2019 年 8 月 15 日初诊。间发尿泡沫增多 4 个月。患者于 4 个月前因饮食不当引起腹痛、纳差等症状,住当地医院治疗,同时发现尿中有泡沫,被诊断为尿路感染,用抗生素治疗效果不佳,遂求中医治疗。现症见:面色淡黄,午后低热,胸脘痞满,烦热口渴,纳差,恶心,寐差,尿色如浓茶,下肢轻度水肿,无腰痛、尿频、尿急、尿痛等症状,舌质红,苔黄腻,脉沉细。尿常规示:潜血(+++),蛋白(+++),红细胞(+++)。血生化检查:肝肾功能、血脂均在正常范围。

西医诊断:慢性肾小球肾炎。

中医辨病辨证:血尿(湿热侵肾,伤及肾络)。

治法:清热利湿,佐以化瘀。

方药:自拟方。薏苡仁 30 克,苦杏仁 10 克,肉豆蔻 10 克,滑石 30 克,陈皮 10 克，厚朴 10 克，金银花 30 克，白茅根 30 克，通草 10 克，茯苓 30 克，旱莲草 16 克，茜草 30 克，覆盆子 20 克，益母草 30 克，白花蛇舌草 30 克。水煎服，每日 1 剂。

二诊：2019 年 8 月 31 日，上方已服 15 剂。患者诉腰部疼痛，晨起发现眼睑水肿，纳差，时有干呕，夜寐可，大便正常，小便色黄赤。舌质暗红，苔薄，脉沉细。尿常规示：潜血（++），蛋白（+-），红细胞（++）。继服上方 10 剂。

三诊：2019 年 9 月 20 日，尿常规示：潜血（++），蛋白（+-），红细胞（+）。患者感乏力，头晕，入睡困难，时有恶心，纳差。舌质红，舌苔薄润，脉沉细。治以益气健脾，和胃清热。又以党参 16 克，白术 13 克，淮山药 30 克，茯苓 30 克，砂仁 10 克，陈皮 10 克，小蓟 30 克，旱莲草 20 克，茜草 30 克，荷叶 10 克，女贞子 10 克，石韦 20 克，白花蛇舌草 30 克。水煎服，每日 1 剂。另：三七粉 30 克，琥珀粉 60 克，血余炭 60 克，混合装入胶囊，每次 3 粒，每日 2 次，口服。

四诊：2019 年 10 月 12 日，上方服 15 剂，效果明显，尿常规示：潜血（++），红细胞 4~8 个 /HP，尿蛋白（-）。治以益肾清热，凉血止血。又以旱莲草 16 克，女贞子 16 克，小蓟 20 克，茜草 20 克，山萸萸 16 克，淮山药 30 克，阿胶 16 克，茯苓 20 克，薏苡仁 20 克，鸡内金 10 克，地榆炭 20 克，白茅根 30 克，白花蛇舌草 30 克。水煎服，每日 1 剂。

五诊：2019 年 12 月 30 日，舌质暗红，舌苔薄，脉沉细。尿常规示：蛋白（-），潜血（+），病情缓解。

【按语】本案患者起病症状不典型，被当地医院误诊为尿路感染，使用抗生素无效后来诊。初诊时尿检蛋白和血尿同时并见，辨证以湿热久蕴，下侵入肾，客于肾络，见蛋白尿、血尿，给予清热利湿，补肾宁血方药治疗，两周后蛋白减至微量，红细胞亦显著减少，经数月调治，症状大减，实验室检查指标已基本趋于正常，病情得到完全缓解。

病案 29

王某，男，24 岁。2012 年 11 月 29 日初诊。半月前因下肢水肿，在外院曾服保肾康、百令胶囊、肾炎舒片等药，效果不佳。3 日前感冒，病情加重，找邓老诊治。症见：头面眼睑水肿，胃脘痞闷，纳差，畏寒，咳嗽，双下肢水肿发凉，且按之没指。舌质暗红，舌苔薄，脉弦。测血压：120/80mmHg。血生化检查：谷丙转氨酶 56U/L，谷草转氨酶 43U/L，胆固醇 12.1mmol/L，三酰甘油 3.0mmol/L，白蛋白 22.5g/L。尿常规示：蛋白（+++），潜血（+），红细胞 5~7 个 /HP，白细胞 4~6 个 /HP。泌尿系彩超示：双肾实质回声稍增加，双输尿管、膀胱、前列腺未见异常。

西医诊断：肾病综合征。

中医辨病辨证：水肿（外感风寒，风邪袭肺）。

治法：祛风健脾，温肾利水。

方药：自拟方。紫苏叶 10 克，防风 10 克，荆芥 10 克，茯苓皮 30 克，泽泻 20 克，玉米须 30 克，山药 20 克，砂仁 10 克，厚朴 10 克，丹参 20 克，赤芍 16 克，巴戟天 16 克，薏苡仁 20 克，淫羊藿 16 克，白茅根 30 克，金银花 30 克。水煎服，每日 1 剂。

二诊：2012 年 12 月 2 日，复查，尿常规示：蛋白（+++），潜血（+），红细胞 1~3 个 /HP，管型（+）。血清总蛋白 41g/L，白蛋白 22g/L，尿酸 476μmol/L，胆固醇 10.57mmol/L，甘油三酯 2.00mmol/L，低密度脂蛋白 2.09mmol/L。头面部水肿消退，双下肢仍水肿。舌质暗红，舌苔薄，脉沉细。再拟上方服 6 剂。

三诊：2012 年 12 月 8 日，服上药症状减轻，下肢转温，双下肢水肿消退，现感腰酸痛，纳差。舌质尖红，舌苔薄，脉沉细。尿常规示：蛋白（+），二便正常。改用健脾益肾法，山药 30 克，白术 13 克，薏苡仁 20 克，砂仁 10 克，鸡内金 13 克，山茱萸 16 克，补骨脂 16 克，巴戟天 16 克，枸杞 16 克，菟丝子 16 克，覆盆子 16 克，白茅根 30 克，炒山楂 12 克，炙甘草 6 克。水煎服，每日 1 剂。

四诊：2012 年 12 月 30 日，已服上方 20 剂，诸症悉平，尿常规检查示蛋白转阴，红细胞、管型均已消失。血生化检查：总蛋白 65g/L，白蛋白 41.5g/L，谷丙转氨酶 41U/L，谷草转氨酶 38U/L，胆固醇 6.5mmol/L，甘油三酯 1.8mmol/L。舌质偏红，舌苔厚腻，脉沉细。原方继进 20 剂以巩固之。

【按语】本病患者为肾病综合征初期，以起病较急、面浮肢肿为主要临床特点，属祖国医学"风水"范畴。由于外感风邪，侵袭卫表，肺失宣降，上源不清，则水道难以通调，风水相搏，溢于肌肤，形成水肿。《金匮要略》云："诸有水者，腰以下肿，当利小便，腰以上肿，当发汗乃愈。"深悉此理，在辨证施治中运用紫苏叶、荆芥、防风解表宣肺，发汗祛邪，使卫气开达而邪从汗出；肺气降，水道通，则下归于肾，匡扶肺肾通调水道之功能。本案乃属"风水"偏于寒者，在宣肺利水的前提下，加巴戟天、淫羊藿以温运肾阳，使水液得化。药中病之要害，故而取效甚速，施治一周即肿退病缓。

病案 30

张某，男，40 岁。2009 年 7 月 19 日初诊，尿中泡沫多 1 年余。于 2009 年 2 月住某省级医院时，做肾组织活检诊断为 IgA 肾病（轻度系膜增生型）。服用泼尼松、雷公藤多苷片等治疗，效果不佳，故来邓老门诊服中药治疗。尿常规示：蛋白（++），潜血（++）。症见：面色黄，乏力，手足心热，潮热盗汗，大便偏干。舌质暗红，苔薄黄，脉沉细。

西医诊断：IgA 肾病。

中医辨病辨证：尿浊（气阴两虚）。

治法：补肾益气，滋阴化瘀。

方药：参芪地黄汤加减。生黄芪 30 克，太子参 16 克，生地 16 克，牡丹皮 13 克，龟板 16 克，山茱萸 16 克，菟丝子 16 克，枸杞 16 克，覆盆子 16 克，金樱子 16 克，桑葚子 16 克，女贞子 16 克，赤芍 16 克，金银花 30 克，小蓟 30 克，丹参 20 克。每日 1 剂，水煎服，分 2 次服。

二诊：2009 年 7 月 23 日，服上方 4 剂后大便溏，未诉明显不适，舌暗红，舌苔白，脉沉细，上方减龟板，加莲子 16 克，继服 10 剂。

三诊：2009 年 8 月 15 日，舌暗红，苔薄白，脉沉细。尿常规示：蛋白（++），潜血（++）。尿泡沫减少，精神佳，无明显不适，守方化裁。又以生黄芪 30 克，生地 16 克，山药 30 克，山茱萸 16 克，枸杞 16 克，菟丝子 16 克，覆盆子 16 克，金樱子 16 克，桑葚子 16 克，丹参 20 克，茜草 30 克，旱莲草 20 克，当归 16 克，小蓟 30 克，白茅根 30 克。水煎服，每日 1 剂。

四诊：2010 年 12 月 6 日，上方间服 20 剂。舌质暗红，舌苔薄，脉沉细。尿常规示：蛋白微量，潜血（++）。无明显不适，上方加减，再进 20 剂，巩固疗效。又以黄芪 30 克，生地 16 克，山药 30 克，山茱萸 16 克，牡丹皮 13 克，女贞子 16 克，旱莲草 16 克，赤芍 16 克，丹参 20 克，藕节 30 克，大蓟 30 克，小蓟 30 克，茜草 30 克，黄柏 10 克，甘草 6 克，煅牡蛎 20 克。水煎服，每日 1 剂。

【按语】以血尿为主的 IgA 肾病目前尚无特效治疗。近年来随着肾病活检的开展，使人们对肾病病理分型、病情的演变和预后有了更深的了解，然后进行合理的辨证施治，可使疾病的转归大为改观。该患者在病初时院外用激素治疗，病情未见好转，却伤及肾阴，久病入络，耗气伤津，故出现一派阴虚血热征象，先予以益气滋阴，补肾活血化瘀之法，后行益气养阴，凉血化瘀之治。扶正祛邪，使气阴充而病邪祛，病情大为缓解。在补气药中重用生黄芪，因其性甘微温，益气生津，既能达表固卫，又能充络摄血，且生品入药更无生热伤络之虞。少用人参、党参，此二者药性峻烈，用后反可阻滞气机运行，不如太子参性平清淡，且气阴双补，补肾多选菟丝子、金毛狗脊、枸杞、生地、山茱萸、女贞子、旱莲草等。血尿病程较长，治疗用药，非一日之功，投药切勿峻猛性烈。补肾药物避免辛燥之品，如附子、肉桂等辛燥伤阴，多用菟丝子、金毛狗脊、淫羊藿、肉苁蓉等平补之品。

病案 31

周某，女，22 岁。2010 年 10 月 16 日初诊。患者于 2 个月前受凉感冒出现尿血，无尿频、尿急、尿痛、腰痛。曾多处求医，服用中药汤剂或中成药均未见好转，在省内某医院做肾活检示：IgA 肾病（系膜轻度增生型）。初诊时，患者腰酸乏力明显，舌质淡红，唇红，苔薄，脉细。体检无阳性体征。尿常规示：潜血（++）蛋白（+）。

西医诊断：IgA 肾病。

中医辨病辨证：血尿（阴虚内热）。

治法：补肾益气，滋阴化瘀。

方药：生地 16 克，牡丹皮 16 克，旱莲草 16 克，女贞子 16 克，黄柏 10 克，竹叶 10 克，大蓟 10 克，小蓟 10 克，藕节 30 克，琥珀粉（分吞）2 克，赤芍 10 克，泽兰 10 克。水煎服，每日 1 剂，连服 14 剂。

二诊：2010 年 11 月 30 日，患者前症减轻，舌淡红，苔薄，脉细。尿常规示：潜血（+），蛋白（－），原方加生黄芪 30 克，枸杞 16 克，以益气补肾，连服 1 个月。

三诊：2010 年 12 月 30 日，患者诸症减退，尿检阴性。原方加减维持 3 个月，继以知柏地黄丸调理，病情一直稳定，临床症状控制，至今回访未见复发。

【按语】IgA 肾病血尿发作之前，多有上呼吸道感染或者肠道感染。究其病因，总为风热外邪或湿热下注所致。风热之邪从外而侵，肺脏先受，母病及子，邪热入肾；湿热之邪内侵，留注下焦，内舍于肾。风热和湿热均可灼伤肾络，迫血外溢，产生血尿诸症。热毒久羁伤津，血尿日久损伤肾络，虚火炽燔，灼伤肾络而见尿血。治当滋阴清热，药用黄柏、牡丹皮、知母、生地等品以滋阴潜阳，壮水制火。

病案 32

杨某，女，50岁。2010年3月16日初诊。患者尿急尿热半年，伴腰胁胀痛，少腹部不适，口苦咽干，时有汗出，心烦，饮食大便均正常。尿常规示：白细胞（+++），红细胞（+）。舌质淡红，苔黄厚腻，脉弦细。

西医诊断：尿路感染。

中医辨病辨证：淋证（气机不畅，肝胆湿热）。

治法：清肝利湿，通淋理气。

方药：龙胆草10克，黄芩10克，柴胡10克，当归13克，生地13克，栀子6克，陈皮10克，萆薢16克，车前草20克，淡竹叶13克，白花蛇舌草20克，甘草6克。水煎服，每日1剂。

二诊：2010年4月2日，上方服14剂，心烦口苦愈，胁痛、尿频尿急缓解，但仍有尿刺痛，腰痛，尿热，手足心热，入眠差，舌质红，苔薄黄，脉沉细。尿常规示：白细胞0~4个/HP，红细胞0~3个/HP。此为湿热日久，伤及于肾，改拟滋阴补肾，清化湿热。又以生地16克，牡丹皮13克，山萸肉13克，土茯苓30克，淡竹叶13克，金银花30克，蒲公英30克，薏苡仁30克，川断16克，川牛膝16克，石韦30克，白花蛇舌草20克，元胡13克，甘草6克。水煎服，每日1剂。

三诊：2010年4月13日，上方服10剂，腰不痛，无尿热痛及其他不适，尿常规（－）。上方再进6剂巩固疗效。

【按语】本案患者下焦感受湿热之邪，出现尿急、尿热，经久不愈，出现精神不爽，气机不畅，湿热之邪侵及肝胆，口苦咽干，心烦欲呕，腰胁胀痛，小便不畅，舌苔黄厚腻，脉弦细。治疗用龙胆泻肝汤加减，清肝利胆，理气通淋。

服用 2 周，肝胆湿热缓解，但湿热既久，伤肾耗阴，故改服滋阴补肾、清热化湿之方，病情乃愈。

病案 33

张某，女，46 岁。2013 年 5 月 23 日初诊。经常腰痛、头晕，尿泡沫多 10 余年。曾服用中西药治疗，效不佳，故来诊。症见：头晕头痛，夜尿 1~2 次，纳可，下肢有轻微水肿，大便正常，舌质暗红，苔薄，脉沉细。血压 180/80mmHg。尿常规示：蛋白（++）。查尿素氮 8.1mmol/L，血肌酐 224μmol/L。

西医诊断：慢性肾功能衰竭；慢性肾小球肾炎。

中医辨病辨证：肾衰病（肾虚血瘀，肝肾阴虚，水不涵木）。

治法：补肾活血，滋阴平肝。

方药：当归 16 克，白芍 16 克，生地黄 16 克，丹参 20 克，鸡血藤 30 克，钩藤 30 克，夏枯草 30 克，杜仲 16 克，川牛膝 16 克，枸杞 16 克，生槐花 30 克，地龙 16 克，制大黄 6 克，白茅根 30 克，白花蛇舌草 30 克。水煎服，每日 1 剂。

二诊：2013 年 6 月 13 日，上方服 15 剂，舌质暗红，舌苔薄，脉弦。尿素氮 7.20mmol/L，血肌酐 127μmol/L，低密度脂蛋白 3.15mmol/L，胆固醇 4.5mmol/L，甘油三酯 2.18mmol/L。尿常规示：蛋白（+~++）。血压 140/70mmHg。下肢水肿消退，尿泡沫减少，仍感腰痛，拟原方加减。生地黄 16 克，牡丹皮 10 克，山茱萸 16 克，龟板 16 克，夏枯草 30 克，川牛膝 16 克，杜仲 16 克，菟丝子 20 克，丹参 20 克，鸡血藤 30 克，枸杞 16 克，覆盆子 20 克，金樱子 20 克，白茅根 30 克。水煎服，每日 1 剂。

三诊：2013 年 8 月 24 日，上方服用 35 剂，舌质暗红，舌苔薄，脉沉细，头不晕，腰痛轻，纳可，尿清长，大便日 2 次。血压 135/75mmHg。血肌酐 98μmol/L，尿素氮 7.8mmol/L，尿酸 338μmol/L，二氧化碳结合力 25.11mmol/L。尿常规示：蛋白（－）。肾功能恢复。拟用益气养阴，平肝解毒法巩固疗效。

药用生黄芪 30 克，生地黄 16 克，白芍 16 克，夏枯草 30 克，钩藤 20 克，何首乌 16 克，白茅根 30 克，白花蛇舌草 30 克。水煎服，每日 1 剂。

【按语】该肾衰患者以腰痛，尿泡沫多，高血压为主症，属肝肾阴虚，毒瘀内阻，治以滋养肝肾，平肝解毒，益气化瘀法取得了良好疗效。慢性肾功能不全各个阶段，都可以出现轻重不同的血瘀症状，方中重用鸡血藤、丹参、当归、白芍调血之药，以缓解肾高凝状态，改善肾脏微循环，恢复肾功能。亦用钩藤、夏枯草、杜仲、川牛膝等平肝益肾之品，共奏良效。血压降则病势减，血脉通则腰痛轻。

病案 34

李某，男，37 岁。2013 年 11 月 5 日初诊。患者于 4 天前因受凉感冒，出现鼻塞流清涕，恶寒，轻微发热，四肢酸痛，头痛，轻咳，少量稀痰。在附近社区服中西药物、静点 3 日消炎药等未见好转，遂来求诊。初诊时，患者恶寒重，体温不高，鼻塞声重，流清涕，流泪，周身酸困疼痛，无汗，舌淡苔薄白，脉浮紧。

西医诊断：风寒感冒。

中医辨病辨证：风寒袭表，肺卫失宣。

治法：辛温解表，疏散风寒。

方药：荆防败毒散加减。荆芥 10 克，防风 10 克，羌活 10 克，独活 10 克，白芷 10 克，川芎 10 克，柴胡 10 克，桔梗 10 克，辛夷 10 克，苍耳子 6 克，杏仁 10 克，前胡 10 克，生姜 10 克，葱白 10 克，甘草 6 克。水煎服，每日 1 剂。

二诊：2013 年 11 月 8 日，恶寒，身痛，头痛，鼻塞流涕，咳嗽诸症悉除，舌淡苔薄白，脉细弦。前方减羌活、独活、辛夷、苍耳子，继服 2 剂而愈。

【按语】由风寒病毒，从皮毛或呼吸道而入侵，寒为阴邪，其气凝闭，最易伤阳，今风寒外束，毛窍闭塞，卫气郁闭于内，故恶寒重，风热轻或不风热，无汗。风寒郁闭于太阳经，卫阳之气失于温煦，故头痛、四肢酸痛。鼻为肺之外窍，皮毛内合于肺，风寒外袭，肺卫失和，故鼻塞流涕或有咳嗽。此为风寒在表之症，"其在皮者，汗而发之"。

病案 35

刘某，男，78 岁。2009 年 7 月 29 日初诊。主诉反复发作咳嗽 3 年，又发 2 个月。患者每于冬春季发作咳嗽已 3 年余，今年 5 月又因外感风寒而诱发，虽经住院治疗病情有所缓解，但仍咳嗽迁延不愈。现症见：干咳少痰，气短，自汗疲倦乏力，食欲减退，二便正常，舌质偏暗红，苔薄，脉虚数。听诊两肺呼吸音增粗，未闻及干湿性啰音。心率 86 次 / 分，律齐，无杂音。

西医诊断：慢性支气管炎。

中医辨病辨证：咳嗽（肺虚阴伤，脾失健运，气阴两虚）。

治法：益气健脾，润肺止咳。

方药：黄芪 30 克，参须 10 克，麦冬 13 克，川贝母 10 克，当归 10 克，沙参 16 克，炙百部 16 克，白术 13 克，陈皮 10 克，桔梗 10 克，紫菀 16 克，鸡内金 10 克，生地黄 16 克，山药 16 克，炙甘草 6 克。每日 1 剂，水煎服。

二诊：2009 年 8 月 6 日，咳减少痰，精神清爽，纳食稍增，自汗止，舌质暗红，少苔，脉虚数。元气渐复，肺阴虚及脾虚尚需调治，效不更法。又以生黄芪 30 克，太子参 16 克，麦冬 16 克，川贝母 10 克，当归 10 克，沙参 16 克，炙百部 16 克，陈皮 10 克，桔梗 10 克，紫菀 16 克，鸡内金 10 克，生地黄 16 克，山药 16 克，炙甘草 6 克。水煎服，每日 1 剂。

三诊：2009 年 8 月 18 日，咳嗽缓解，精神体力明显改善，纳食知馨，近日夜尿多，每晚 3~4 次，腰痛，舌质暗红，苔薄，脉细。老年肾气虚衰，又感腰痛，夜尿频，调整方药，治拟益气润肺，滋肾缩尿。又以黄芪 30 克，沙参 16 克，当归 10 克，杜仲 16 克，生地黄 16 克，麦冬 16 克，丹参 16 克，炙百部 16 克，川贝母 10 克，五味子 6 克，益智仁 10 克，金樱子 16 克，乌药 13 克，山药 20 克，炙甘草 6 克。水煎服，每日 1 剂。

【按语】本案老年咳嗽宿疾诱发，虽经住院治疗好转，但元气已伤，邪气未尽，肺失清肃，病久伤阴耗气，脾肺皆虚。辨证为肺虚阴伤，脾失健运，气阴两虚之证，治拟益气健脾，润肺止咳法，即"培土生金"之意。二诊元气渐复，咳嗽减轻，效不更法，继以原方加减。三诊咳嗽缓解，呼吸顺畅，肺脾复常，年老肾衰又增腰痛，夜尿频多等症，调整治法，拟益气润肺，滋肾缩尿，即"金水相生"之法。再服药 2 周尽收其功。

病案 36

张某，男，47 岁。2014 年 4 月初诊。患者既往有慢性萎缩性胃炎病史，胆囊已切除，2 年前开始出现胃脘痛，近日加重。就诊时胃脘部疼痛，空腹及夜间明显，泛酸、不嗳气，无胃脘灼热感，痛时掣及背心，大便难，1~2 日行一次，纳差、少食、乏力，舌淡红，苔白腻，脉细滑。

西医诊断：慢性萎缩性胃炎。

中医辨病辨证：胃痞（脾胃虚弱，血瘀阻络）。

治法：益气健脾化瘀。

方药：黄芪 20 克，莪术 10 克，丹参 10 克，赤芍 16 克，法半夏 10 克，干姜 3 克，白及 16 克，蒲公英 16 克，黄连 6 克，延胡索 16 克，川楝子 6 克，吴茱萸 3 克，槟榔 10 克，茵陈 6 克，三七粉（冲服）3 克。水煎服，每日 1 剂。

二诊：1 周后复诊，患者自诉服药后胃脘痛减轻，泛酸减少，大便可，1 日一行，食欲增加，舌质淡红，苔白，脉细滑，继续以前治之守上方加减：黄芪 20 克，莪术 6 克，丹参 10 克，赤芍 16 克，法半夏 10 克，干姜 3 克，白及 16 克，蒲公英 16 克，川楝子 6 克，浙贝母 13 克，海螵蛸 10 克，茵陈 6 克，三七粉（冲服）3 克，山楂 16 克，枳壳 10 克。服上方后诸症消失，现已停药。

【按语】胃脘疼症属脾胃虚弱，血瘀阻络者，以益气化瘀，寒热并调法治之取效，慢性萎缩性胃炎多以虚为主，因气虚致瘀，因阴虚津亏致瘀等，使胃黏膜变化，萎缩。治疗常用黄芪、莪术、丹参、赤芍等，以改善胃黏膜微循环，有利于逆转腺体萎缩、肠化、增殖等病变；蒲公英、黄连有抑制幽门螺杆菌的作用。总之，该病的治疗主要以活血通瘀为主要的法则，因气滞致瘀者，宜调而和之；因气虚致瘀者宜补而行之；因寒凝致瘀者宜温而通之；郁热致瘀者，宜清而化之；因虚津枯致瘀者，宜养胃阴而润之。在药物治疗的基础上，若情志舒畅，起居有常，调冷热寒而暑养之，则可康复。

病案 37

王某，男性，37 岁。2012 年 8 月 5 日初诊。患者心悸气短 8 年，加重 2 年，以"常发作心悸气短"为主诉求治，多次出现双下肢浮肿，症见：心悸气短、夜间不能平卧，神疲乏力，腹胀纳差，夜间不能平卧，小便少，大便可，舌质暗，苔白腻，脉沉细。

西医诊断：慢性心力衰竭

中医辨病辨证：心衰病（心脾阳虚，血瘀水阻）。

治法：温阳健脾，化瘀利水。

方药：党参 30 克，炒白术 16 克，茯苓 30 克，桂枝 30 克，制附子（先煎）15 克，猪苓 16 克，泽泻 16 克，车前子 30 克，葶苈子 16 克，丹参 30 克，当归 20 克，益母草 30 克，鳖甲 30 克，大枣 5 枚。（水煎早晚分服，每日 1 剂）。

【按语】心衰病机源于气虚阳虚，非气虚不成血瘀，非阳虚不成水停，阳虚不外于心脾肾阳虚，治疗应该遵循益气温阳，活血利水。根据患者舌脉，阳虚以心脾阳虚为主。治疗心衰应根据阳虚的程度用药，视血瘀的轻重用药，根据水停的急缓用药。

病案 38

王某，女，41 岁。于 2021 年 9 月 17 日以"间断入睡困难 3 月余"为主诉来门诊就诊。现症见：入睡困难，易疲劳，易怒烦躁，咽干，食纳差，大便干，1~2 天一次，小便黄。末次月经：2021 年 8 月 12 日至 8 月 18 日，色暗红，量少，有小血块，无痛经，伴腰困。平时白带多，色淡，无异味。查体：双肺呼吸音清无啰音，心率 62 次 / 分，律齐、无杂音。腹部平软无压痛及反跳痛，双下肢无浮肿。舌尖红，舌边齿痕，苔白腻，脉弦（寸、关）、沉（尺）。

西医诊断：失眠；脂肪肝。

中医辨病辨证：不寐（肝郁脾虚）。

治法：疏肝健脾。

方药：柴芍六君子汤加味。党参 20 克，炒白术 10 克，土茯苓 30 克，甘草 6 克，炒枳实 10 克，北柴胡 13 克，白芍 10 克，路路通 10 克，厚朴 10 克，炒火麻仁 10 克，醋香附 13 克。每日 1 剂，水煎 400 毫升，每服 200 毫升，分早晚两次温服。

【按语】不寐是以经常不能获得正常睡眠为特征的一类病症，主要表现为睡眠时间及深度不足。轻者入睡困难，或寐而不酣，时寐时醒，或醒后不能再寐；重则彻夜不寐。病因有饮食不洁，情志失常，劳逸失调，病后体虚。不寐是阳盛阴虚，阴阳失调引起。病位在心，与肝、脾、肾关系密切。该患者为一中年女性，偏胖，食纳差，白带多，苔白腻，一派脾虚湿盛的表现。同时有易怒烦躁肝郁的表现，故辨证为肝郁脾虚，用柴胡、白芍、香附疏肝理气、柔肝养肝，用六君子汤健脾祛湿，方中用土茯苓代替茯苓增强祛湿功效，火麻仁润肠通便，路路通疏肝气、利水道。全方疏肝郁、健脾胃、祛湿邪，阴阳调和，故能治疗不寐。

病案 39

冯某某，女，65 岁。于 2021 年 9 月 17 日以"糖尿病伴多汗"为主诉来门诊就诊。患者糖尿病多年，去年 5 月因咳嗽吃药后出现多汗，头发湿，乏力，以脖子颈后出汗为主。前半夜无汗，凌晨 4~5 点以后汗多，食纳一般，夜寐可，二便尚调。查体：血压 130/90mmHg。舌质暗，苔黄厚腻，舌下脉络迂曲，脉弦滑。

西医诊断：糖尿病自主神经功能紊乱。

中医辨病辨证：消渴病，汗证（气阴两虚，气虚血瘀）。

治法：益气养阴，活血化瘀。

方药：生脉饮合血府逐瘀汤加减。生地 13 克，当归 13 克，川芎 10 克，桃仁 13 克，赤芍 13 克，柴胡 13 克，枳实 13 克，牛膝 13 克，桂枝 13 克，甘草 13 克，党参 20 克，五味子 13 克，麦冬 13 克，浮小麦 20 克，麻黄根 13 克。每日 1 剂，水煎 400 毫升，每服 200 毫升，分早晚两次温服。

【按语】消渴的基本病机是阴虚为本，燥热为标，故清热润燥，养阴生津为本病的基本治则。该病例为消渴病合并出汗的一个案例，属中消气阴两虚，用桂枝加生脉饮以通阳、益气养阴、生津，改善气阴两虚之症状。出汗以局部为主，局部出汗为瘀血出汗的典型特点，气虚所致血瘀，当活血化瘀，用血府逐瘀汤，去桔梗、红花，加麻黄根、浮小麦益气固表、止汗。需要注意的是在糖尿病患者的诊治中，需要排除低血糖。

病案 40

马某某，女，49 岁。于 2021 年 9 月 17 日，以"反复胃胀 2 年"为主诉来门诊就诊。患者 2 年前受凉及生气后出现胃胀，空腹时明显，进食后缓解，西医无明确诊断。现症见：胃胀，空腹时明显，进食后缓解，无压痛，喜热食，时有嗳气，易口腔溃疡，平素怕冷，右手震颤、口干、饮水不多，眼干、大便有时不成形，每天 1~2 次，小便可，夜寐可。平时易生气。子宫全切术后 3 年。否认既往有其他病史。查体：双肺呼吸音清无啰音，心率 68 次 / 分，律齐、无杂音。腹部平软，无压痛及反跳痛。双下肢无浮肿。舌暗红，苔薄，脉弦（右）沉（左）。

西医诊断：慢性胃炎。

中医辨病辨证：胃痞（脾虚气滞）。

治法：疏肝理气，和胃消胀。

方药：四逆散加减。炒枳实 10 克，北柴胡 13 克，白芍 40 克，炙甘草 6 克，酒女贞子 10 克，墨旱莲 10 克，石斛 10 克，厚朴 10 克，旋覆花（包煎）10 克，佛手 10 克，炒酸枣仁 16 克，醋香附 16 克，高良姜 3 克，麸炒枳壳 10 克。每日 1 剂，水煎 400 毫升，每服 200 毫升，分早晚两次温服。

【按语】胃痞，又称痞满，此病名首见于东汉张仲景《伤寒论》中，是指心下痞塞，胸膈满闷，触之无形，按之柔软、压之无痛，且常伴有胸膈满闷。得食则胀，嗳气则舒。时轻时重，反复发作，缠绵难愈。本病发病部位在胃，与肝脾关系密切。发病和加重常与饮食、情绪、起居、冷暖等诱因有关。乃中焦气机阻滞，升降失和而成。邓老认为该患者胃脘胀满，便溏为脾胃虚弱的表现，手震颤、眼干，为肝阴不足，平素怕冷、便溏、饮水少为脾阳不振，故用四逆散、二至丸、石斛、酸枣仁、佛手、香附疏肝理气、滋养肝阴，良附丸温振脾阳，旋覆花、厚朴下气止嗳气。全方合用阴阳调和，疏肝健脾，则胃痞消。

病案 41

张某某，女，35 岁。于 2021 年 9 月 17 日，以"间断双侧乳房疼痛 1 个月"为主诉来门诊就诊。1 个月前患者生气后出现乳房胀满疼痛，未予治疗，2021 年 6 月 3 日在某医院行 B 超检查示：右乳腺低回声结节，BI-RADS3 类，考虑乳腺腺病；左乳腺低回声结节，BI-RADS3 类，考虑乳腺纤维腺瘤。现症见：乳房偶有疼痛、无规律，小腹胀痛，食纳可、二便可，夜寐可。末次月经 2021 年 8 月 26 日至 8 月 30 日，色红，量少，无血块，无痛经。白带量多，色黄，有异味。否认怀孕。有阴道炎病史 8 个月。查体:双肺呼吸音清无啰音，心率 64 次 / 分，律齐，无杂音。腹部平软，全腹无压痛及反跳痛。双下肢无浮肿。舌尖红，苔黄腻，舌下瘀血，脉弦细。

西医诊断:乳腺纤维腺瘤。

中医辨病辨证:乳癖（肝郁血虚，痰瘀阻络）。

治法:疏肝理气，调和冲任。

方药:柴胡疏肝散加减。北柴胡 13 克，白芍 10 克，炒枳壳 10 克，川芎 10 克，香附 16 克，陈皮 10 克，甘草 9 克，白术 16 克，炒薏苡仁 20 克，黄柏 10 克，牛膝 10 克，元胡 10 克，土茯苓 20 克。6 剂，每日 1 剂，水煎 400 毫升，每服 200 毫升，分早晚两次温服。

【按语】乳癖是以乳房有形状大小不一的肿块，疼痛，与月经周期相关为主要表现的乳腺组织的良性增生性疾病，多发生于 30~50 岁妇女。邓老认为肝主疏泄，性喜条达，其经脉布胁肋循少腹。该病多由情志不遂，或受到精神刺激，木失条达，致肝气郁结，经气不利，故见乳房胀满疼痛，少腹胀满；肝失疏泄，则情志抑郁易怒，脉弦为肝郁不舒之征。气机阻滞，思虑伤脾，脾失健运，痰浊内生，肝郁痰凝，气血瘀滞，阻于乳络而发；遵《黄帝内经》"木郁达之"之旨，治疗当以疏肝解郁、健脾化痰为主。该患者生气后发病，肝失条达，气机郁滞，治疗以柴胡疏肝散疏肝理气解郁，患者白带多，苔黄腻，下焦有湿热，加四妙散清下焦湿热，重用土茯苓加强祛湿之功。

病案 42

杜某，女，50岁。于2021年9月17日，以"咳嗽、咯痰2个月"为主诉来门诊就诊。患者2个月前受凉后出现咳嗽、咯痰，当地县医院就诊，诊断支气管炎，给予头孢、左氧氟沙星后缓解。现症见：咯痰、色白、黏、量少、易咯，伴胸闷、鼻塞，无流涕，食纳可、喜热食，大便可、小便黄，夜眠差、易醒、梦多，末次月经：2021年9月2日至9月8日，色黑、量少、痛经、有血块、小腹凉。查体：双肺呼吸音粗，未闻及明显啰音，心率84次/分，律齐、无杂音。腹部平软无压痛及反跳痛。双下肢无浮肿。舌淡红，苔白腻，脉弦。

西医诊断：急性支气管炎。

中医辨病辨证：咳嗽（痰湿阻肺）。

治法：解表散寒，化痰止咳。

方药：麻杏二三汤加减。陈皮10克，清半夏9克，茯苓10克，甘草6克，炒紫苏子13克，炒白芥子10克，诃子肉10克，百部10克，炒苦杏仁10克，蜜紫菀10克，蜜款冬花10克，厚朴10克，麻黄6克。6剂，水煎400毫升，每服200毫升，分早晚两次温服。

【按语】咳嗽是指肺气不清，失于宣肃，上逆作声而引起咳嗽为其症候特征。《黄帝内经·素问》（咳论）提到："皮毛者，肺之合也；皮毛先受邪气，邪气以从其合也。其寒饮食入胃，从肺脉上至于肺，则寒，肺寒则外内合邪，因而客之，则为肺咳。""五脏六腑皆令人咳，非独肺也。"咳嗽分外感咳嗽和内伤咳嗽。外感咳嗽为六淫外邪侵袭肺系；内伤咳嗽为脏腑功能失调，内邪干肺。本病的病变部位在肺，涉及肝、脾、肾等多个脏腑。咳嗽、咯痰是本证的主要症状。邓老认为无论外感或内伤所致的咳嗽，均累及肺脏受病，由肺气不清失于宣肃所致，故《景岳全书》（咳嗽）说："咳证虽多，无非肺病。"该患者受凉后发病，病史短，外感风寒则鼻塞，痰浊内阻，则咳嗽、咳痰，用麻黄、杏仁解表宣肺，二陈汤化痰；痰浊盛，用紫苏子、白芥子加强化痰作用，诃子敛肺止咳，百部、厚朴下气止咳，全方共奏宣肺解表、化痰止咳的功效。

病案 43

肖某某，女，45岁。于2021年9月17日，以"经行头痛1年余"为主诉来门诊就诊。患者月经期时以出现左侧头痛，胀痛为主，左侧小腹疼痛并向背部放射，末次月经：2021年9月10日至9月15日，色黑，量多，有血块。现白发多，咽部干痒，手心发热，食纳可、二便可，夜眠尚可。查体：双肺呼吸音清无啰音，心率62次/分，律齐、无杂音。腹部平软无压痛及反跳痛。双下肢无浮肿。舌尖红，齿痕，裂纹，苔薄黄，脉弦。

西医诊断： 经期综合征。

中医辨病辨证： 月经期头痛（肝郁气滞）。

治法： 疏肝理气，调和冲任。

方药： 丹栀疏肝散加减。白芍10克，柴胡10克，炒枳壳10克，川芎10克，醋香附13克，陈皮10克，炙甘草6克，牡丹皮10克，炒栀子10克，补骨脂13克，醋延胡索10克。10剂，每日1剂，分2次口服，每次200毫升。

【按语】 经行头痛是指每逢经期，或行经前后，出现以头痛为主证的病症。《张氏医通》有"经行辄头痛"的记载。邓老认为经行头痛的发生大多由肝气郁结引起。头为诸阳之会，唯厥阴肝络，能上达巅顶。女子以血为本，以肝为用，肝藏血，主疏泄气机，气血条达，月经如期而至。假如肝气不舒，气郁血滞，经血就不能如时下泄，经气壅滞。一方面，循经上扰清窍，则出现头痛；另一方面，胞脉阻滞，月经周期错后，则少腹胀痛。另外，经血不畅，肝气郁结，还会引起情绪异常。治疗经行头痛要从肝入手，疏肝解郁，选用柴胡疏肝散以疏肝理气，患者舌红苔黄、手心发热，加牡丹皮、栀子清肝热，加元胡行气止痛，全方合用则肝气条达、头痛除。

病案 44

韩某某，女，41 岁。于 2021 年 9 月 24 日，以"面部色斑 1 年余"为主诉来门诊就诊。1 年前患者无明显诱因出现面部色斑，面颊侧明显，双眼干涩，胃胀，善太息，无反酸，烧心，呕吐，腰部酸困，自觉腰部发凉，怕冷，双侧膝关节以下酸困，轻度肿胀，活动后明显，急躁易怒，食纳可，夜寐可，大便干，1~2 日一行，小便黄，末次月经：2021 年 9 月 16 日，量可，色红，有血块，腰部酸困，经期腹胀，乳房胀痛。体格检查：身高 166 厘米，体重 70 千克。舌淡胖大，苔白，脉弦细。

西医诊断：黄褐斑。

中医辨病辨证：面尘（肝脾不和）。

治法：疏肝健脾。

方药：逍遥散加减。柴胡 13 克，白芍 13 克，炒白术 13 克，生姜 13 克，黄芩 13 克，炙甘草 13 克，当归 13 克，淫羊藿 13 克，女贞子 13 克，旱莲草 13 克，木香 10 克。水煎 400 毫升，每服 200 毫升，分早晚两次温服。

【按语】黄褐斑治疗的核心是气机调整通畅，疏肝、健脾、补肾。肝性喜条达而主疏泄，体阴用阳。若七情郁结，肝失条达，或阴血暗耗，或生化之源不足，肝体失养，皆可使肝气横逆，胁痛，寒热，头痛，目眩等证随之而起。眼睛干涩，而无目赤肿痛，是为肝肾阴虚。患者善太息，急躁易怒为肝气郁结。肝气横逆犯脾胃，可见腹脘胀痛，烧心，呕吐。脾虚气弱，则统血无权，肝郁血虚则疏泄不利，所以月经不调，乳房胀痛。腰部酸困，怕冷，下肢水肿，亦有脾肾阳虚的情况。逍遥散为肝郁血虚，脾失健运之证而设，具有调和肝脾，疏肝解郁，养血健脾之功效。当归、芍药与柴胡同用，补肝体而助肝用，血和则肝和，血充则肝柔；白术、茯苓健脾祛湿，使运化有权，气血有源；炙甘草益气补中，缓肝之急；生姜温胃和中，诸药合用，使肝郁得疏，血虚得养，脾弱得复，气血兼顾，体用并调，肝脾同治。加淫羊藿、女贞子、旱莲草以补肾养肝；木香能够疏通全身气机，加强理气疏肝的作用，兼调理胃肠滞气；黄芩有清热燥湿泻火的功效。

病案 45

祁某，女，56 岁。于 2021 年 9 月 17 日，以"多汗 1 年余"为主诉来门诊就诊。患者 1 年前无明显诱因出现怕风、怕冷，汗多、活动后明显，乏力，无盗汗，头疼受风加重，胃脘部发凉、喜温，食纳可，进食后胃脘部胀满，夜寐可，大便干结，1 日 1 行，小便黄。否认既往其他病史。查体：双肺呼吸音清无啰音，心率 69 次 / 分，律齐、无杂音。腹部平软无压痛及反跳痛。双下肢无浮肿。舌淡胖，边有齿痕，苔白腻，脉沉细。

西医诊断：自主神经功能紊乱。

中医辨病辨证：汗证（脾气虚证）。

治法：补益脾肾。

方药：补中益气汤加减。黄芪 20 克，党参 13 克，白术 10 克，升麻 10 克，北柴胡 10 克，当归 10 克，陈皮 6 克，炙甘草 6 克。6 剂，每日 1 剂，水煎 400 毫升，每服 200 毫升，分早晚两次温服。

【按语】患者多汗 1 年，伴有乏力、恶风、怕冷，动则加重。汗证的病因主要是体虚久病，情志失调，饮食不洁；病机是阴阳失调，腠理不固而致汗液外泄失常。涉及五脏，虚者居多，自汗多属气虚不固，盗汗多属阴虚内热。本证多由饮食劳倦，损伤脾胃气虚，清阳下陷所致。邓老认为脾气虚，气虚不能固摄则多汗、乏力，脾虚失运则胃脘胀满；舌淡胖、苔白腻、脉沉细均支持脾气虚，故用补中益气汤治疗，方中黄芪、党参补气，升麻、柴胡升举下陷清阳，白术补气健脾、燥湿助运，当归养血，甘草调和诸药。诸药合用则脾运气足，方可汗止。

病案 46

李某某，女，50 岁。于 2020 年 11 月 30 日，以"甲状腺功能亢进 1 年"为主诉来门诊就诊。患者甲亢病史 1 年，现口服甲巯咪唑 10 毫克，1 次 / 日，现诉疲乏无力，偶有心慌，运动后气短，自汗，怕热。食纳可，入睡困难，眠浅易醒，大便成形，每日 2 次，体重较前减轻 2.5 千克。末次月经：2020 年 11 月 10 日至 11 月 13 日，月经量少，色暗红，周期 28 ~ 30 天，腰酸困，经前乳房胀痛。于 2020 年 11 月 19 日在西宁市第一人民医院再复查甲功 TSH:0.01，FT3:11.3，FT4：40.7；2020 年 11 月 26 日在本院查甲状腺彩示：甲状腺双侧叶实质回声改变。舌尖红，苔白腻，脉滑数。

西医诊断：甲状腺功能亢进。

中医辨病辨证：瘿病（肝郁肾虚证）。

治法：疏肝补肾。

方药:六味地黄汤加减。熟地 16 克，当归 10 克，白芍 10 克，炒栀子 9 克，北柴胡 9 克，炒酸枣仁 30 克，黄芩 9 克，女贞子 16 克，旱莲草 16 克，白茅根 30 克，生地 30 克，龙骨（先煎）30 克。每日 1 剂，水煎 400 毫升，每服 200 毫升，分早晚两次温服。行气消瘿颗粒 1 袋，2 次 / 日，口服。

二诊：现口服甲巯咪唑 10 毫克，1 次 / 日，现诉心慌、运动后气短症状较前有所好转，仍感疲乏无力，自汗多，怕热，腰背酸困，疼痛，背部皮肤瘙痒，皮疹。食纳可，入睡困难，眠浅易醒，大便不成形，每日 2 次，舌尖红，薄苔，右脉沉，左脉弦。继续给予六味地黄汤加减以疏肝补肾，山药 16 克，酒黄肉 16 克，牡丹皮 10 克，泽泻 10 克，茯苓 10 克，当归 10 克，白芍 10 克，炒栀子 9 克，北柴胡 9 克，炒酸枣仁 30 克，黄芩 9 克，淡竹叶 9 克，生地 30 克，龙骨（先煎）30克。每日1剂，水煎400毫升，每服200毫升，分早晚两次温服。

三诊：心慌、气短基本消失，乏力较前明显好转，怕热基本消失，偶有腰背部疼痛，劳累后加重。时有腹痛，有便意，便后痛止，大便不成形，夜眠欠佳，入睡难，眠浅易醒，食纳可，小便调。舌淡，舌尖红，苔薄，有裂纹。给予补中益气汤加减以疏肝健脾，炒白术10克，升麻9克，北柴胡9克，当归10克，党参10克，陈皮10克，黄芪30克，炙甘草6克，淡竹叶9克，生地16克，龙骨30克，牡蛎（先煎）30克。每日1剂，水煎400毫升，每服200毫升，分早晚两次温服。

【按语】瘿病，又叫瘿气、瘿瘤，是以颈前喉结两旁结块肿大为主要临床特征的一类疾病。瘿病的发生主要是情志内伤、饮食及水土失宜、体质等因素，肝郁则气滞，脾伤则气结，气滞则津停，脾虚则酿生痰湿，痰气交阻，血行不畅，则气、血、痰壅结而成瘿病。患者自汗、怕热、腰背酸痛，舌尖红，右脉沉为肾虚的表现；甲亢会有不同程度的烦躁易怒，或紧张焦虑的表现，经量少、色暗、经前乳房胀痛，左弦脉是肝郁气滞，气滞血瘀的表现，兼有心慌、气短、乏力、入睡困难、眠浅易醒等心脾两虚的表现，宜先疏肝补肾，方用六味地黄汤加减。后以疏肝健脾，养心安神，用补中益气汤加减。《诸病源候论》（瘿候）认为"诸山水黑土中出泉流者，不可久居，常食令人作瘿病，动气增患"。指出瘿病的病因主要是情志内伤及水土因素。《三因极——病证方论》（瘿瘤证治）认为"坚硬不可移者，名曰石瘿；皮色不变，即名肉瘿；筋脉露结者，名筋瘿；赤脉交络者，名血瘿；随忧愁消长者，名气瘿。"并谓"五瘿皆不可妄决破，决破则脓血崩溃，多致夭枉。"其对本病的分类更切合临床实际，治疗以内服药物为主，不可轻易施以刀针。《外科正宗》（瘿瘤论）认为"夫人生瘿瘤之症，非阴阳正气结肿，乃五脏瘀血、浊气、痰滞而成。"指出瘿瘤主要由气、痰、瘀壅结而成，发展了本病的病机，采用的主要治法是"行散气血""行痰顺气""活血散坚"。清·沈金鳌《杂病源流犀烛》（颈项病源流）指出"瘿又称为瘿气、影袋，多因气血凝滞，日久渐结而成。"

病案 47

丁某，女，49岁。2015 年 1 月 14 日初诊。患者胃脘胀痛 1 年，阵发性绞痛 2 个月，胃镜示慢性萎缩性胃炎。近 2 个月来发作性胃脘部绞痛，疼痛掣背，痛时汗出，手冷，平时怕冷，胃脘喜温喜按，呕吐酸水，厌油腻，食则腹泻，面色少华，神倦乏力，舌红少苔，脉细弱。

中医辨病辨证：胃阴亏虚。

治法：滋养胃阴。

药方：沙参麦冬汤加减。服药 3 剂后，患者述胃疼加重，胀满不适，入夜尤甚，纳差恶心明显，余症如前。去邓老处就诊，经辨证，证属中焦虚寒，以附子理中汤加味温中健脾。服药 4 剂，胃疼恶心大减。后改投理中丸调治半月痊愈。

【按语】此为辨病辨证失当，中焦虚寒胃疼误诊为胃阴不足之胃痛。中焦虚寒和胃阴不足均为虚证胃痛，在疼痛性质上都有许多相同之处（如二者均疼而喜按等）。若不注意鉴别，往往容易误辨。舌红少苔虽以阴虚患者多见，但并非尽属阴虚，中焦虚寒者亦可出现。此患者就诊时仅据舌红少苔即辨为胃阴亏虚之胃疼，而忽略了大量的中焦虚寒症状，如胃痛喜暖喜按，平素怕冷，食则腹泻等。重视舌象而忽视全身，重局部而轻整体，未能做到四证合参，没有掌握辨证要点，因而将中焦虚寒胃疼误诊为胃阴亏虚之胃疼。如若临诊时重视四证合参，详加辨证，则误诊误治则可避免。

病案 48

刘某，女，47岁。以"月经时提前时推后 2 年余，伴烘热汗出、失眠半年"为主诉于 2014 年 11 月 8 日初诊。兼见心烦易怒、善饥、便秘、手足心热。

末次月经：2014年10月1日。白带量少，阴道干涩伴同房痛，宫内置环。孕2产1，药物流产1次。舌质紫暗，苔白有瘀点，脉弦细略滑。

西医诊断：绝经前后诸症。

中医辨病辨证：肝肾阴虚，气滞血瘀。

治法：滋补肝肾，理气化瘀。

方药：一贯煎合知柏地黄汤加减。当归6克，麦冬16克，南沙参16克，生地黄10克，枸杞10克，川楝子16克，知母10克，黄柏10克，山茱萸10克，山药16克，茯苓16克，泽泻10克，牡丹皮10克，合欢皮15克，夜交藤20克，鸡血藤16克。10剂，水煎服，2天1剂，日3次温服。忌辛辣、油腻、鱼腥、生冷。

二诊：11月29日，患者烘热汗出、手足心热缓解，心烦易怒明显好转，饮食及睡眠可，二便正常，舌质暗，苔白有瘀点，脉弦细。上方减夜交藤，加用黄芪15克，10剂继服。

三诊：12月20日，烘热汗出等症状均消失，余无特殊不适。舌暗苔白，脉沉。续服上方10剂，服药后随访2个月，未见复发。

【按语】邓老根据女子特殊的生理和本病发病的特殊性及规律性，结合多年临床治疗经验，通过本病的主要症状，如烘热汗出、腰酸、心烦失眠等，审证求因，认为本病的主要发病机理是肝肾阴虚、气血失和。肾藏精，为先天之本，主生长、发育和生殖，所以肾精的充足与否与妇女的生理病理极为密切。妇女在绝经后机体逐渐衰老，随着肾精日衰，天癸将竭，冲任二脉逐渐亏虚，精血日趋不足，肾之阴阳失调，进而导致各脏器功能失常。肝在女性生理病理中占有极其重要的地位，肝主疏泄，性喜条达，肝气舒畅，血脉流通，则经血按期来潮。肝藏血，肾藏精，肝肾同源，故在病理上也常相互影响。对更年期综合征而言，涉及心、脾、肝、肾多脏腑功能的改变。在治疗方面紧紧抓住更年期妇女的生理病理特点从肾肝、气血着手，滋肾养肝、调和气血，使肾水渐充，肝得柔养，气血调畅，而绝经前后诸症得平。

具体治疗中，一贯煎和知柏地黄汤两方合用，随症加减。方中生地黄味甘苦性寒，擅入血分，既可清热凉血，又具滋阴之功，《本草经疏》载"乃补肾家之要，益阴血之上品"；合知母、黄柏、麦冬、牡丹皮共奏滋水涵木、滋阴清热、补肾养肝之功；当归、鸡血藤二药合用，行气养血活血，补而不滞；川楝子平肝阳、调肝气、敛肝阴，体现了"肝体阴而用阳"的生理特点；合欢皮，《神农本草经》载"合欢，味甘平。主安五脏，利心志，令人欢乐无忧"，配伍夜交藤，安神解郁之功强，兼以养血活血；山药、茯苓、沙参等固护脾土，使得气血津液化生有源。总之，诸药相伍，补而不滞，寓通于补，使五脏调，阴阳气血平和，诸症愈。

病案 49

赵某，女，19岁。2015年1月5日初诊。面部痤疮近3年，此起彼伏，经临之前尤为明显。同时月经不规律3年，经来前少腹胀痛，烦热，乳房作胀，大便干结，舌质红，苔薄黄，脉细数。

西医诊断：面部痤疮。

中医辨病辨证：肝郁血热。

治法：疏肝解郁，凉血清热。

方药：柴胡疏肝散加减。柴胡10克，芍药16克，枳壳16克，陈皮10克，川芎16克，香附16克，牡丹皮20克，栀子16克，甘草10克。每日1剂，水煎分2次服。1周后痤疮渐消退。继用原方巩固治疗，1个月后月经来潮，无特殊不适，痤疮已消。

【按语】现代医学认为痤疮与内分泌有关，如雄性激素分泌增多、刺激皮脂腺增生肥大导致皮脂分泌增加。在传统医学中，痤疮属中医"粉刺"范畴，与肺经风热、肠胃湿热有关。而本例患者，则当从肝经郁热论治。此因肝经气血郁滞，血热上行而发痤疮。辨证施治，故而收效。

病案 50

李某，女，38 岁。2014 年 10 月 9 日初诊。因腰部疼痛半月，初辨为肾气亏虚、血瘀不畅，而以补肾活血法治疗。但治疗半月疗效不显著，患者长吁短叹，哀叹此病难愈。与之细谈，知其病为与人口角之后而发，常于夜间明显，晨起活动后可减，舌质淡，苔薄，脉弦细。

中医辨病辨证：腰痛（肝郁气滞）。

治法：疏肝解郁。

方药：以柴胡疏肝散为主加减。柴胡 13 克，枳壳 16 克，白芍 16 克，陈皮 10 克，川芎 16 克，香附 16 克，川楝子 16 克，延胡索 30 克，桑寄生 16 克，杜仲 16 克，续断 20 克。每日 1 剂，水煎分 2 次服。并告知须保持心情舒畅。服 5 剂后即觉有效。原方继服 10 剂，腰痛全消。

【按语】腰为"肾之府"，习以腰痛多责之肾。但此案中，腰痛以夜间明显，夜半为阴消阳长之时，如气郁伤肝，疏泄无力，不能助肾生发，则其腰部胀痛不疏。服柴胡疏肝散后疏肝理气，助其少阳生发条畅，"木郁达之"，腰痛自愈。

病案 51

常某，女，46 岁。2014 年 4 月 7 日初诊。患者平素时有尿频，小便赤涩不畅，少腹及胁肋胀闷不适。此次因事烦恼后而发，并伴尿道灼热，小便滴沥不爽，舌质稍红，苔薄黄，脉弦数。尿常规示：白细胞（＋），红细胞（＋），蛋白（－）。

中医辨病辨证：淋证（肝郁气滞，兼膀胱湿热）。

治法：疏肝理气，兼清湿热。

方药：柴胡疏肝散加减。乌药 10 克，青皮 10 克，木香 10 克，柴胡 13 克，白芍 13 克，香附 16 克，枳壳 16 克，滑石 20 克，瞿麦 16 克，车前草（另包）20 克，泽泻 16 克，白茅根 30 克。每日 1 剂，水煎服。服药 1 周初见疗效，在原方基础上加竹叶 15 克、生甘草梢 10 克，治疗半月，尿道灼热感消失，小便渐爽。原方巩固治疗 1 个月，诸症皆消。

【按语】本例患者属气滞实证，兼膀胱湿热之证。足厥阴肝经，循少腹而上行，肝主疏泄，如肝郁气滞，则气火郁于下焦而发病。故予以疏肝理气兼清湿热，收效快捷。

病案 52

陈某，女，50 岁。于 2014 年 4 月 3 日初诊时自述：自汗，盗汗 4 年，烦躁易激，头鸣，乏力，夜寐差。症见：舌质紫暗，苔白滑，脉细弱无力。

中医辨病辨证：自汗盗汗（气阴两虚且气虚较重）。

治法：益气养阴，敛汗安神。

方药：黄芪 30 克，白术 16 克，防风 13 克，五味子 16 克，浮小麦 20 克，酸枣仁 16 克，茯神 20 克，远志 13 克，菟丝子 16 克，熟地 20 克，山茱萸 20 克，山药 20 克，泽泻 16 克，首乌 13 克，栀子 13 克，豆豉 16 克，百合 20 克，牛膝 16 克。共 7 剂，1 周后复诊，汗出减少，手足心热，头鸣及乏力症状缓解，寐差明显改善。症见：舌质暗，苔白，脉细弱，故在上方基础上加地骨皮 16 克、知母 20 克，以滋阴清热，巩固疗效。半年后随诊基本痊愈。

【按语】邓老以玉屏风散及酸枣仁汤为基础益气养心，敛汗安神，加五味子、浮小麦加强敛汗之功。更年期女性体质多肝郁血虚，患者烦躁易激，故加远志、豆豉、百合、栀子清心解郁安神，另加首乌、熟地补血养阴；予山茱萸、山药、菟丝子补益肝肾，加强收敛固涩之功。本证患者常见自汗或盗汗，心悸少寐，神疲气短，面色不华，舌质淡，脉细，主要与心、肝、脾三脏关系密切。汗为心液，心血不足，失于濡养，则心神不宁，入睡则神气浮越，心液不藏而外泄，故可见盗汗、心悸、失眠健忘、面白无华、气虚乏力等症。女子以肝为先天，七七之年，精血渐衰，肝失濡养，气机不畅，故邓老认为调畅气机、疏肝解郁对此时期女性尤为重要。脾为后天之本，化生之源，脾虚则化生不足，气血亏虚，统摄无力自汗出，故应时刻注意顾护脾胃。

病案 53

白某，女，50岁。于2014年1月2日初诊时自述：夜寐汗出1年余，且汗出有时，午后潮热，失眠多梦，平素心烦胸闷，善叹息。症见：舌红苔薄黄，脉弦细。

中医辨病辨证：盗汗（阴虚火旺）。

治法：滋阴降火。

方药：知柏地黄丸加减。地骨皮16克，知母20克，熟地20克，百合16克，栀子16克，玄参20克，淡豆豉16克，浮小麦20克，煅牡蛎30克，制首乌13克，牛膝16克，茯神20克，远志20克，女贞子16克，墨旱莲16克，珍珠母20克。一日1剂，口服，共10剂。

二诊：2014年1月11日，症见汗出减少，睡眠情况明显好转，叹息渐少，余无不适症状。患者愿继服以巩固疗效，遂加白术16克。继服，3个月后随访，基本痊愈。

【按语】该患者以盗汗为主症，且午后潮热，有骨蒸潮热之象，故邓老以知柏地黄丸为基础加减组方，配伍骨蒸要药地骨皮清热除蒸，女贞子、墨旱莲滋阴清热，予牛膝引热下行；针对患者失眠多梦予栀子豉汤清宣郁热，配伍百合、茯神、远志、首乌、珍珠母清心宁神；另予煅牡蛎、浮小麦固涩敛汗，全方共奏滋阴降火、敛汗宁神之效。

病案 54

李某,女,38岁。阑尾炎术后2个月,总感全身不适,神疲食欲差,脘腹胀闷,痛掣胁肋嗳气频频,矢气少,遇怒则加剧,大便秘结,小便黄少,多方治疗效果不佳。来院就诊时感心烦,面部烘热,腹胀便秘,嗳气失眠,舌红苔黄腻,脉弦细数。

西医诊断:术后轻度肠粘连。

中医辨病辨证:腹痛(脾气肝血亏虚,肝郁脾虚)。

治法:健脾疏肝养血。

方药:丹栀逍遥散加减。牡丹皮10克,栀子13克,白术16克,茯苓16克,川芎13克,桃仁13克,红花10克,赤芍16克,甘草6克,泽兰16克,郁金16克,莱菔子13克。服2剂后,症状明显减轻,感心情舒畅,继续服用3剂后,症状完全消失,食欲精神如常,后一直未再复发。

【按语】术后肠粘连属于腹痛范畴,其病因亦属于术后耗伤气血,脾气亏虚,肝血受损,肝郁脾虚,日久化火伤阴,肝脾不调,呈现上述诸证,给予丹栀逍遥散疏肝养血,养肝柔肝,健脾养血,配伍莱菔子、郁金、红花、泽兰,加重行气活血之功,疗效更好。

病案 55

丁某,女,35岁。2015年2月21日初诊。患者有肠易激综合征病史2年余,常腹痛,大便稀烂,次数多,迁延反复,善太息,胃纳不佳,乏力明显。诉1周前因心情郁闷后腹泻加重,脘腹及脐下胀痛鸣叫,大便次数明显增多,粪质溏薄,矢气多。口服黄连素、蒙脱石散。后症状稍有减轻,大便次数减少,但粪质依旧溏薄。时而清稀水样,西医排除霍乱、痢疾等疾病,静脉滴注抗生素效果不明显。面色晦暗，体瘦，神疲，舌淡红、苔腻，脉弦细。

中医辨病辨证：肝郁泄泻。

治法：抑肝扶脾，止泻。

方药：柴胡9克，白芍13克，炒白术13克，佛手6克，陈皮10克，防风6克，党参12克，乌梅6克，石榴皮10克。水煎服，3剂见效，大便次数明显减少，粪质由稀转干。守上方变化加减，加茯苓9克、香附12克，疏肝健脾，连服3个月，告痊愈。后续嘱心理调节，冷暖有度，并结合食疗。随访半年，无复发。

【按语】西医认为本病属胃肠功能紊乱，以腹痛为主要症状，多兼大便稀烂，本病因肠道受到刺激痉挛而发病，与患者情绪密切相关，这与中医"肝郁泄泻"发病机制相吻合。肝属木，脾属土，肝旺脾虚则木辱土，造成脾虚甚者发为泄泻肠鸣腹痛。邓老治疗以抑肝扶脾为主，适当加以酸收止泻之品，临床效果立竿见影。方中白芍养血柔肝；党参、白术健脾补气；佛手、柴胡、陈皮疏肝理气；防风升清，风吹地自干；乌梅、石榴皮酸收止泻，亦可根据不同病情选用五味子、五倍子等。

病案 56

李某，女，52岁。寐不实、多梦10余年。初诊：形体消瘦，夜间心悸明显，易醒，多梦，纳可，大便每日一行，不成形，口干不明显，舌质略绛，少苔，脉弦细数。该患者平素因工作易思虑。

西医诊断：失眠。

中医辨病辨证：不寐（属肝肾阴虚，心肾不交）。

治法：滋阴清热，交通心肾，养血安神。

方药：拟交泰丸加减。黄连10克，肉桂3克，生地黄16克，当归10克，远志10克，石菖蒲6克，女贞子16克，旱莲草16克，丹参20克，党参16克，玄参 16 克，酸枣仁 20 克，生龙骨 20 克，浮小麦 20 克，茯苓 16 克，茯神 16 克，砂仁 10 克。水煎服，分 2 次温服，日 1 剂，服药 14 剂后，寐不实、易醒、心悸较前减轻。原方减去浮小麦，继服 14 剂。诸症缓解。

【按语】失眠，中医称为"不寐"或"不得眠""不得卧""目不瞑"，是指经常不能获得正常睡眠为特征的一种病症，与心、脾、肝、肾及阴血不足有关，随着人们生活节奏的加快，工作压力的加大，本病的发生率呈逐渐上升趋势。邓老根据多年的临床经验，认为该病总属阳盛阴虚，阴阳失交，治疗上当以补虚泻实，调整阴阳。交泰丸一方出自《韩氏医通》一书，由黄连、肉桂两味药组成，功能清心除烦，引火归元，交通心肾。本方用黄连清心泻火以制偏亢之心阳，用肉桂温补下元以扶不足之肾阳；心火不炽则心阳自能下降，肾阳得扶则肾水上承自有动力。黄连与肉桂相伍，一清一温，相反相成，水火既济，交泰之象遂成，夜寐不宁等症自除。

病案 57

王某某，女，26 岁。2014 年 12 月 28 日初诊。诉停经 2 年余，既往月经 7 天 /1~3 个月，量少，痛经（－），渐至闭经，末次月经：2012 年 6 月 25 日。2013 年 7 月内分泌检查示：促卵泡素（FSH）46.76mIU/mL，黄体生成素（LH）25.8mIU/mL，催乳素（PRL）12.04ng/mL，雌二醇（E2）25.00pg/mL。彩色B 超示：子宫大小 4.8cm×5.6cm×4.2cm，左卵巢大小 3.2cm×2.8cm，右卵巢大小 3.4cm×2.6cm，双侧卵巢内隐约可见有小卵泡，可见血流信号。生育史：孕 0 产 0。当年 8 月始行雌性激素、孕激素人工周期治疗 3 个月，均未见撤退性出血，1 年后就诊于邓老处求中药治疗。诊见：面色晦暗，腰酸，失眠，多梦，纳可，二便调，舌淡暗、苔薄白，脉沉细数。

西医诊断：卵巢不敏感综合征。

中医辨病辨证：闭经（肾阴不足）。

治法：补肾益精，滋阴养血。

方药：五子衍宗丸合归芍地黄丸为基础方。菟丝子 30 克，覆盆子 16 克，熟地 20 克，山茱萸 13 克，当归 10 克，白芍 10 克，制首乌 20 克，黄柏 20 克，泽泻 20 克，车前子 10 克，丹参 30 克，鸡血藤 30 克，香附 16 克，阿胶（烊化）6 克，鹿角霜 10 克，沉香 6 克。共 7 剂，每天 1 剂，治疗期间检测基础体温（BBT）。

二诊：2015 年 1 月 7 日，BBT 单相，前方去泽泻、沉香、丹参继服，服药期间就诊 2 次，BBT 均为单相，此方共服用 21 剂。

三诊：2015 年 1 月 26 日，BBT 上升 5 天，测孕酮（P）9.55ng/mL，提示排卵，前方去香附，加桑寄生 16 克、续断 10 克、砂仁 6 克。

四诊：2015 年 2 月 8 日，BBT 持续高温相 18 天，查人绒毛膜促性腺激素（HCG）801mIU/mL，2015 年 2 月 18 日查妇科彩超示：宫内早孕。

【按语】本案依据"肾主生殖"这一理论基础为指导，运用五子衍宗丸合归芍地黄丸为基础方，在临证中灵活应用取得较好疗效。其中五子衍宗丸有填精补髓、疏利肾气、种子之效；归芍地黄丸能滋肝肾，补阴血，清虚热。全方补肾疏肝，养血调经，使患者肾精充足，冲任得养，血脉流畅，气血充盛，则有子。治疗过程中对该患者治疗始终以滋补精血，培补虚损为主法。方以熟地黄、白芍、山萸肉滋养精血；当归、丹参养血活血，动静结合，养活并举；覆盆子、菟丝子温润填精；鹿角霜、阿胶等血肉有情之品补肾助阳。诸药合用，相辅相成，既补肾阳，又滋肾阴，使肾之阴阳达到新的平衡，阴阳可补，阴阳互长，故全方补肾为主，在其基础上配以活血通经之品。

病案 58

刘某，女，45 岁。2014 年 10 月 25 日初诊。患者诉近 3 个月来月经量多、色红，持续 10 余天。20 天前在省中医院妇科诊刮，病理诊断为子宫内膜增殖期。3 天来阴道持续出血，量多如注，伴头晕心悸、腰酸腹坠、气短乏力、形寒肢冷、大便溏泻，面色萎黄，舌质淡暗、苔白，脉沉细无力。

中医辨病辨证：崩漏（心脾两虚，脾肾阳虚）。

方药：炙黄芪 20 克，党参 30 克，炒白术 16 克，茯苓 20 克，升麻 10 克，远志 10 克，龙眼肉 10 克，炙甘草 10 克，仙鹤草 20 克，炮姜 10 克，炒杜仲 16 克，山萸肉 16 克，补骨脂 16 克，熟地 16 克，阿胶（烊化）10 克，煅牡蛎（包煎）30 克。6 剂，水煎服。

二诊：1 周后患者诉阴道出血已止。但觉腰酸乏力、恶寒气短、大便不成形。舌质淡红、苔白，脉沉细。考虑仍为脾肾阳气不足，治疗重在温阳固冲。又以党参 30 克，炒白术 16 克，茯苓 20 克，熟地 16 克，炮姜 10 克，仙鹤草 20 克，炒杜仲 16 克，山萸肉 16 克，川断 16 克，阿胶（烊化）10 克。水煎服，6 剂。三诊时患者精神好转，诸症消失。

【按语】本型患者多因素体阳虚，或先天不足，或房劳多产等原因导致脾肾阳气亏虚。《黄帝内经》曰："凡阴阳之要，阳密乃固"，肾阳受损，则胞宫藏泄开合失司。肾阳亏虚则不能温养脾阳，脾阳不升，则脾不统血，经血不能得到及时补充、固摄。此类型特点为月经出血量骤多或淋漓不断，经色淡红。患者精神萎靡不振，面色㿠白或萎黄，少气懒言，头晕乏力、腰酸肢冷。舌质淡、苔白，脉沉细无力。治以温补脾肾，益气固脱。方用归脾汤合右归丸加减，选加仙鹤草、炒杜仲、煅牡蛎等药益气止血。

病案 59

王某，女，39 岁。患左乳头溢出血性液体，或黄色浆液 2 年余，呈间歇性，行经期量有增加。曾两次做双乳 B 超均示：乳腺增生；左乳后方导管稍宽；左乳实性结节。建议手术，患者回家考虑 2 天后来邓老处就诊，诊时间歇性乳头溢液，时有血性，胸胁胀闷，左乳胀憋，心悸烦躁，失眠易怒，耳鸣抑郁，小便灼热，大便时干，舌红苔黄，脉弦。

中医辨病辨证：乳衄（肝胆郁热证）。

治法：清利肝胆湿热。

方药：柴胡加龙骨牡蛎汤。柴胡9克，龙骨20克，牡蛎（先煎）20克，黄芩9克，党参9克，桂枝6克，茯苓15克，姜半夏9克，大黄3克，生铁落（先煎）30克，生姜3克、大枣4克。7剂，水煎服，日1剂，分2次服用。

【按语】本病因侧重于肝。乳头属肝，肝为刚脏，主藏血，性喜条达，一有抑郁，则肝气不舒，郁而生火，迫血妄行，旁走横溢，遂成"乳衄"之症。二诊思其肝木过亢，克伐脾土，守方去大黄，加白术，健脾益气，使肝脾得调，气血得复，不止血而血止，收到了速效。

病案 60

陈某，女，56岁。患者动辄汗出半月，素体虚弱，形体偏瘦，面色㿠白，1个月前感冒，抗感染治疗，补液治疗，疗效欠佳，缠绵难愈。现白天动辄汗出，汗出后身凉畏寒，夜间盗汗多，心悸、心慌，疲乏，食纳减。舌尖略红，苔薄白，脉细数。

中医辨病辨证：自汗（阴虚火旺，卫表不固）。

治法：滋阴泻火，益气固表。

方药：当归16克，生黄芪20克，黄芩16克，黄连10克，黄柏10克，生地30克，熟地30克，防风10克，牡蛎30克，浮小麦30克，麻黄根13克，柴胡13克，桂枝13克，白芍16克，生姜3片，大枣5枚。7剂，日服1剂。

【按语】该患者证起于外感，迁延日久不愈，盗汗、自汗俱见，故辨为阴虚火旺，卫表不固。所以，治疗上选用当归六黄汤，以滋阴泻火，又用牡蛎散以敛阴止汗，益气固表。

病案 61

王某，女，60岁。患肺心病多年，每至冬季，频繁住院治疗，病情逐渐加重，长期口服利尿药物，效果不佳，双下肢水肿仍存在，患者症见双下肢水肿，按之凹陷，喘息气促，动辄喘甚，夜间不能平卧，夜尿频数，舌质紫暗，苔白腻，脉细。

中医辨病辨证：水肿（阳虚水泛，气虚血瘀）。

治法：益气温阳，活血利水。

方药：红参 16 克，麦冬 40 克，五味子 30 克，桂枝 30 克，茯苓 60 克，甘草 30 克，泽兰 30 克，桑白皮 30 克，黄芪 60 克，葶苈子 30 克，苦参 16 克，桑寄生 30 克，当归 30 克，川芎 30 克，丹参 30 克，酸枣仁 30 克。7 剂，日服 1 剂。

【按语】心衰关键在于心气元阳之受损，进而出现气滞、血瘀、水饮等标实之证。治疗时当以益气温阳，活血利水诸法并举。攻补兼施，收散并用，兼顾病机之各个方面，故能获得良效。

病案 62

张某，女，52岁。患者素有高血压病史，自述潮热汗出，心烦易怒，四肢浮肿，失眠心悸，舌红苔黄，脉沉弦细。

西医诊断：更年期综合征。

中医辨病辨证：绝经前后诸证（脾肾两虚，心肾不交）。

治法：滋阴补肾，益气健脾，宁心安神。

方药：旱莲草 10 克，女贞子 10 克，白芍 10 克，炒白芍 10 克，生地 10 克，钩藤 16 克，菊花 10 克，珍珠母（先煎）30 克，酸枣仁 16 克，党参 16 克，炒白术 16 克, 茯苓 16 克, 泽泻 16 克, 生薏苡仁 16 克, 防己 10 克, 炙甘草 3 克, 浮小麦 10 克, 大枣 3 枚。7 剂, 日服 1 剂。

二诊: 7 日后患者复诊, 自述服药后症状大减, 睡眠质量改善颇大, 心情大悦。但身体轰热、汗出症状偶有出现, 遂以原方继服 7 剂, 诸症痊愈, 随访至今未曾复发。

【按语】肾为先天之本, 主藏精。患者 52 岁, 天癸已绝, 常处于"阴常不足, 阳常有余"的状态, 故易表现为潮热汗出, 心烦易怒, 失眠健忘, 下肢浮肿等症。邓老司外揣内, 见微知著, 以常恒变, 辨证准确。处方中运用旱莲草、女贞子、生地、白芍意在补益肝肾、滋阴养血; 党参、炒白术益气健脾以固后天之本, 使气血生化有源; 钩藤、菊花平肝潜阳, 清利头目; 浮小麦、炙甘草固表止汗, 宁心安神; 茯苓、泽泻、防己、薏苡仁利湿消肿。药证合拍, 故疗效显著, 半月痊愈。

病案 63

王某, 女, 51 岁。于 2022 年 9 月 8 日初诊。主诉: 反复眩晕 12 年余。现病史: 反复眩晕 12 年, 多方检查治疗, 症状可稍减轻但从未完全缓解, 现仍时有眩晕头胀, 伴耳鸣易怒, 少寐多梦, 口苦。否认既往其他病史及药物过敏史。体格检查: 双肺呼吸音清无啰音, 心率 71 次 / 分, 律齐、无杂音。腹部平软无压痛及反跳痛。双下肢无浮肿。舌质红, 少苔, 脉弦而有力。

中医辨病辨证: 眩晕 (肝郁化火)。

治法: 清肝降火, 解郁散结。

方药: 仙鹤草 30 克, 夏枯草 40 克。水煎当茶饮。

【按语】久病眩晕未必皆虚。患者反复眩晕 12 年余, 多方检查治疗, 故滋阴养血、平肝潜阳法必已递服, 但症状未缓解, 故抓住眩晕且胀、耳鸣易怒、口苦舌红、脉弦有力, 断定为肝郁化火、上冒清窍, 投药所以得中。仙鹤草、夏枯草不夹杂他药,取其力专用宏,以疏风清肝、降火化痰为主,兼顾补虚之本。

病案 64

刘某,男,49 岁。于 2022 年 9 月 22 日初诊。发病节气:白露。主诉:失眠 1 年。患者 1 年前始因工作压力大,出现夜不能寐,曾就诊于西医,给予右佐匹克隆片口服治疗,服药后症状稍缓解,停药后症状恢复如初,现诉入夜则心烦意乱,辗转反侧,不能成寐,烦乱时欲大声喊叫方得舒畅,甚则需饮酒助眠。平素常于夜间加班工作,烟不离手,常饮咖啡提神,夜不能寐,晨起头昏萎靡。舌红无苔,舌尖点刺,脉弦细数。

西医诊断:睡眠障碍。

中医辨病辨证:不寐(心肾不交)。

治法:滋肾水,清心火。

方药:黄连阿胶汤加减。黄连 16 克,黄芩 10 克,白芍 10 克,阿胶(烊化)10 克,鸡子黄 2 枚。每日 1 剂,每天 2 次,口服,每次 200 毫升,早晚饭后温服。

【按语】失眠,《黄帝内经》谓之"不寐""不得卧"。成因有痰火上扰者,有营卫阴阳不调者,有心脾气血两虚者,有心肾水火不交者。该患者至夜则心神烦乱,难以入寐,乃心火不下交于肾而炎于上。思虑过度,暗耗心阴,致使心火不能下交于肾,阳用过极,则肾水难以上济于心,又饮咖啡、吸烟,助火伤饮,使火愈亢、阴愈亏,观其舌尖赤红如草莓,舌光红无苔,脉细而数,一派火盛水亏之象,辨为心肾不交证,治以滋其肾水、降其心火,选用黄连阿胶汤。方中黄连、黄芩上清心火;阿胶、鸡子黄滋阴助血;白芍上协黄芩、黄连酸苦为阴以清火,又能酸甘化阴以助阴血,且下通于肾,使水生木,上通于心,使木生水,诸药并用,泻南补北。患者服药 5 剂而睡眠改善,心烦神乱减轻,续服 5 剂,诸症得减。

病案 65

冯某，男，46 岁。于 2022 年 8 月 10 日初诊，发病节气：立秋。主诉：反复便溏 2 年余。腹泻病史 2 年余，每日 2~8 次不等，完谷不化，临厕前肠鸣辘辘，偶见腹痛，不饥少纳，口中黏腻，不欲饮，面色无华，神疲乏力。舌质红，苔薄，中心厚腻，脉濡细。

西医诊断：肠易激综合征。

中医辨病辨证：泄泻（太阴虚寒）。

治法：温胃健脾止泻。

方药：附子理中丸加减。附片（先煎）20 克，干姜 6 克，太子参 20 克，炒苍术 16 克，白术 16 克，木香 10 克，甘草 10 克，滑石（冲服）10 克，茯苓 20 克，黄连 3 克，砂仁（后下）6 克，葛根 10 克。每日 1 剂，分 2 次口服，每次 200 毫升，早晚饭后温服。

【按语】反复腹泻 2 年余，属久泻。"久泻无火"，以虚寒证居多。患者面色无华，神疲乏力等表现，均为虚寒征象，因而采用温补法，方用附子理中。另一方面，本例苔白而中心厚腻，显系湿浊深重，故佐以有"厚肠"功效的黄连，使成寒热互济、阴阳相随之势，以收相反相成之功。复入六一散、茯苓等甘淡渗利之品，务使虚得补而寒得温，暑能清而湿能渗。

病案 66

陈某，女，73 岁。于 2022 年 10 月 18 日初诊，发病节气：寒露。主诉：周身浮肿伴小便少 2 月。症见面浮肢肿，胸闷腹满，小便不长，周身乏力，纳差。既往有冠心病史。体格检查示：眼睑浮肿，心率 95 次 / 分，律齐，移动性浊音阳性，双下肢中度凹陷性水肿，肿势对称。舌质淡红，苔白厚腻，脉沉细。

尿常规检查示：尿蛋白（++）。

西医诊断：慢性肾小球肾炎。

中医辨病辨证：水肿（脾肾阳虚）。

治法：温肾健脾，开鬼门，洁净府。

方药：自拟方。浮萍 10 克，防风 10 克，陈皮 10 克，木香 6 克，炒枳壳 10 克，郁金 6 克，防己 6 克，花椒 6 克，冬瓜皮 13 克，车前子（包煎）20 克，炒泽泻 10 克。每日 1 剂，分 2 次口服，每次 200 毫升，早晚饭后温服。

二诊：肿势渐消，胸腹闷满减退，咳嗽多痰，小便增多，舌苔白腻，治法同前，决渎三焦。

方药：紫苏 6 克，花椒 6 克，茯苓皮 13 克，炒苦杏仁 10 克，陈皮 10 克，枳壳 10 克，泽泻 10 克，车前子（包煎）20 克，防己 10 克，冬瓜子 10 克，冬瓜皮 10 克，薏苡仁 30 克。7 剂，水煎 400 毫升，早晚分服，日 1 剂。

【按语】水肿病机，以景岳论述精神，盖水为至阴，故其本在肾；水化于气，故其标在肺；水惟畏土，故其制在脾。本例水肿，属风邪犯肺，肺失宣发，不能通调水道，下输膀胱，三焦决渎失职，漫溢肌肤而为水肿。《黄帝内经》提出"开鬼门""洁净府""去苑陈莝"三条治疗原则，一直沿用至今。本例发汗利尿、理气化湿二者并施。

病案 67

杜某，男，36 岁。于 2022 年 10 月 26 日初诊，发病节气：霜降。主诉：盗汗 1 年。现症见：近 1 年来每夜醒后，遍身冷汗，尤以胸部为甚，衬衣、被里水湿如洗。虽迭经扶阳、敛汗、固表等多种药物治疗，均服药汗止，停药复发。细查患者除盗汗外，有头昏、身困、神倦、纳呆。既往有糖尿病史。舌胖嫩、舌边有齿痕、苔白腻，脉濡缓。

西医诊断：糖尿病。

中医辨病辨证：盗汗（湿困脾阳证）。

治法：健脾燥湿，芳香化浊。

方药：自拟方。白术 16 克，苍术 16 克，白豆蔻 16 克，藿香 16 克，佩兰 16 克，厚朴 16 克，茯苓 20 克，炒苦杏仁 10 克，陈皮 10 克，薏苡仁 30 克，通草 6 克。每日 1 剂，分 2 次口服，每次 200 毫升，早晚饭后温服。

【按语】阴虚盗汗，阳虚自汗，乃属常理，但亦有因湿郁困土所致阳虚盗汗者。本例之阳虚，乃湿郁伤及脾阳所致。病之本在于湿，故虽服扶阳固表之方药，乃无效。此患者虽盗汗年余，但有头昏、体倦、神困、纳呆、舌嫩有齿痕、苔腻、脉濡缓等征象可知乃湿困脾阳之证。湿邪困阻，卫阳不通，至夜阴盛，卫气行里，表卫更虚，湿蒸汗出，而病盗汗。故用大剂健脾燥湿之苍术、白术，芳香化湿之藿香、佩兰用后方痊愈。

病案 68

陈某，女，50 岁。于 2022 年 11 月 14 日初诊，发病节气：立冬。主诉：反复头痛 2 周。现症见：头痛反复发作 2 周，呈阵发性间歇性发作。近 1 周疼痛明显加剧，头痛如裂，呈持续性有抽搐样感。头痛以双颞部及头顶部为主，伴胸闷、眩晕、口干苦、恶心，吐涎沫。曾在省中医院门诊治疗，拟天麻钩藤饮等加减，收效不显。既往有高血压病史。体格检查示：血压 138/74mmHg。舌暗红、苔微黄而浊，脉弦细而数。头颅 CT 检查正常。

西医诊断：高血压。

中医辨病辨证：头痛（外感风热证）。

治法：疏风清热，祛痰通络。

方药：清空膏加减。柴胡 13 克，黄芩 13 克，羌活 13 克，法半夏 13 克，陈皮 6 克，防风 10 克，黄连 10 克，川芎 10 克，炙甘草 10 克，僵蚕 10 克，蔓荆子 10 克。每日 1 剂，分 2 次口服，每次 200 毫升，早晚饭后温服。

【按语】本案头痛急剧而挛痛如劈，伴有胸闷，恶心，呕吐，舌红苔微黄而浊，脉弦细而数。前医拟"肝阳上扰"，治用天麻钩藤饮而效不佳，四诊合参，本证病机是风热痰湿上扰清空，闭阻经络所致。正如《丹溪心法》（头痛）所载"头痛多主于痰，痛甚者火多"，《医学心悟》（头痛）篇论治法为："痛不可开者，属风热，清空膏。"以清空膏加减达内外同治目的，治外则疏风清热，治内则祛痰通络。方中柴胡、黄芩疏肝利胆而清郁热；川芎疏肝祛风而除郁滞；黄连泻火燥湿；羌活、防风散风湿而止痛；炙甘草调诸药，共奏疏风祛痰、利湿清热之效，再加蔓荆子清热利头目；法半夏、陈皮、僵蚕等燥湿祛痰通络，共奏疏风清热，祛痰通络之功效。

病案 69

刘某，女，65 岁。于 2022 年 11 月 21 日初诊。发病节气：立冬。主诉：反复头痛 5 年。现症见：额冷不能见风，头痛发热如烤已近 5 年。鼻孔一侧堵塞流涕，小便多，大便干。苔白，脉滑。头颅 CT 检查正常。

西医诊断：自主神经功能紊乱。

中医辨病辨证：头痛（痰火内郁证）。

治法：解郁清热，涤痰泻火。

方药：自拟方。藁本 10 克，白芷 10 克，防风 10 克，独活 10 克，黄精 13 克，玉竹 13 克，白薇 10 克，苍术 13 克，枳实 10 克，黄芩 10 克，瓜蒌 10 克，黑芝麻 30 克，郁李仁 13 克。每日 1 剂，分 2 次口服，每次 200 毫升，早晚饭后温服。

【按语】本例症见头痛发热如烤，一侧鼻孔堵塞流涕，苔白脉滑，断为痰火久郁为患，予解郁清热涤痰泻火。以藁本、白芷、防风、独活升散之品发久郁之火；黄芩清热泻火，以其便干，虑及火久郁易伤阴，以白薇清热凉血，助玉竹、黄精以滋阴；佐以瓜蒌清热化痰，枳实降气亦即降火，郁李仁润肠以通便；苍术斡旋大气，伍黑芝麻以制其燥。诸药合用，既针对痰火之因又顾及郁久伤阴之本。

病案 70

蔡某，女，74岁。于2022年12月5日初诊，发病节气：小雪。主诉：反复胃脘胀痛2年。现症见：反复胃脘胀痛2年，痛甚连胁，胸闷，口淡，胃酸，口苦，纳差，大便不成形。既往有慢性萎缩性胃炎史。舌质瘀淡、苔厚腻，脉弦细。电子胃镜示：慢性萎缩性胃炎伴糜烂，食管反流。

西医诊断：慢性萎缩性胃炎。

中医辨病辨证：胃脘痛（肝郁气滞兼血瘀证）。

治法：疏肝理气兼以祛瘀。

方药：四逆散加减。柴胡10克，郁金16克，佛手13克，枳壳13克，白芍20克，延胡索16克，瓜蒌13克，法半夏16克，甘草10克，当归16克，天花粉16克，五灵脂16克，青皮10克，香附10克。每日1剂，分2次口服，每次200毫升，早晚饭后温服。

【按语】患者由于肝气郁结，不得疏泄，横逆犯胃而见症。方中柴胡疏肝解郁，枳壳配合柴胡以行气消胀；郁金、佛手二药皆入肝，配合柴胡以柔肝、疏肝、止痛；白芍、甘草，酸甘入肝，养血柔肝，缓急安中，《黄帝内经》指出"肝苦急，急食甘以缓之"，二药配合调理肝脾，缓急止痛。胸脘胁痛之由于肝气横逆者，常以疏肝理气药为主，而理气药大多性味香燥，因此用白芍、甘草可防香燥太过伤阴。同时，柴胡、白芍常配伍同用，能加强疏肝镇痛效能。舌质瘀，胸闷，为气滞血瘀，用延胡索、五灵脂以活血祛瘀，配当归加强活血，且以和营。

病案 71

王某，女，41 岁。于 2021 年 6 月 24 日初诊，主诉：间断颜面及双下肢浮肿 2 年。现症见：患者明确诊断为慢性肾小球肾炎，两年来，经中西医治疗，病情时好时坏，但终未彻底痊愈。常有颜面及双下肢浮肿，腰困，乏力，尿蛋白（+~++），长期不消。血压：140/90mmHg，颜面轻度水肿，双肺呼吸音清无啰音，心率 62 次 / 分，律齐、无杂音。腹部平软无压痛及反跳痛。双下肢轻度水肿。舌红，苔薄白，脉沉细弦。尿常规示：尿蛋白（+++）。

中医辨病辨证：石水（脾肾亏虚，肾虚为主）。

治法：培补脾肾，促进气化，升清固精。

方药：六味地黄汤加减。生地 20 克，山萸肉 13 克，山药 16 克，茯苓 30 克，泽泻 30 克，大黄 10 克，党参 30 克，菟丝子 13 克，金樱子 20 克，芡实 16 克，丹参 30 克。小便浑浊者，加萆薢 30 克；大便溏薄者，加莲子肉 15 克，薏苡仁 20 克；腰痛者，加川续断 30 克，桑寄生 20 克。每日 1 剂，分 2 次口服，每次 200 毫升，早晚饭后温服。

【按语】邓老经验认为，慢性肾炎患者，水肿明显，但尿中蛋白及管型长期不消失，多因脾肾俱虚所致。因脾主统摄，肾主封藏，脾肾亏虚，则统摄封藏无能，故精微下流，即可致使尿中出现蛋白。针对此种情况，临床常需辨别是脾虚为主，还是肾虚为主，分别予以相应处理。患者症见倦怠乏力，面色苍白，食欲不振，腰膝酸软，舌淡，苔薄白，脉沉无力，即属脾肾俱虚以肾虚为主，治宜脾肾双补，偏于补肾，方用六味地黄汤加味治之。

病案 72

李某，女，43岁。于2021年6月24日初诊，主诉：颜面及下肢浮肿1天。现症见：患者两周前曾因扁桃体炎，出现高热、咽痛，经抗生素治疗后热退痛止。1天前突然颜面浮肿，晨起为甚，夜间发现双下肢也有浮肿，小便量少，具体未测量，色红如茶，尿常规示：红细胞满视野，白细胞 10~20/μL，蛋白（+）。现症见：颜面浮肿，双下肢浮肿，自觉小便不利，身困乏力，偶感心慌。血压 148/98mmHg，神志清，精神可，颜面部轻度水肿，心肺听诊无异常，腹部未见异常，双下肢轻度浮肿。舌红，苔薄白，脉浮滑。

中医辨病辨证：石水（风热犯肺，宣降失常，通调失职，水邪泛滥）。

治法：宣肺散水，清热利湿，凉血解毒。

方药：连翘麻黄赤小豆汤加减。麻黄10克，生石膏30克，炙甘草10克，生姜10克，大枣6枚，白术10克，连翘20克，赤小豆16克，茯苓30克，泽泻30克，荆芥穗13克，生黄芪40克，小蓟30克，白茅根30克，侧柏炭20克，白花蛇舌草30克，败酱草20克。每日1剂，分2次服用。

二诊：2021年7月3日。上药服7剂，浮肿略消，小便量增，尿常规示：红细胞5~20/μL，白细胞0~5/μL，尿蛋白（+）。原方去荆芥穗，加桑白皮16克，金银花20克，再进7剂。

【按语】中医认为，水肿的发生与肺、脾、肾、三焦等脏腑有密切关系。肺主肃降，通调水道，为"水之上源"，如肺气虚弱，或风寒外邪客于肌表，肺气宣降失职，不能通调水道，则水湿停留；脾主运化水谷精微和水湿，如脾阳不振，或湿热困脾，致使脾运失司，不能升清降独，亦会发生水肿；肾主水，为水脏，如肾气不足，命门火衰，失去蒸水化气的功能，气不化则水不行，水液不能下输膀胱以排出体外，遂致泛滥于肌肤而为浮肿；三焦具有生化、输布津液和排泄水分的功能，如三焦气化失职，水液不化，排泄受阻，也能形成水肿。急性肾小球肾炎，即是由于外感风邪、水湿，或是皮肤疮毒入内，使肺气不宣，脾气失运，肾失蒸化，影响水液的通调、转输和气化，导致排泄障碍，潴留体内，泛溢于肌肤而形成水肿。因其病生多由外邪诱发，其病变部位又偏于肺卫，故其辨治多从"风水"论之。邓老治疗急性肾炎，常根据其发病前1~4周曾有上呼吸道感染（如咽喉炎、扁桃体炎、感冒等），发病时出现眼睑或颜面浮肿，晨起尤甚，小便不利，或量少色深，舌红苔薄白，脉浮数等症状，而按"风热水肿"论治。在选方用药方面，邓老习惯用越婢加术汤合麻黄连翘赤小豆汤、四苓散等方化裁。《金匮要略》载："风水恶风，一身悉肿，脉浮而渴，续自汗出，无大热，越婢汤主之。"指出患风水病表气壅遏，通调失职者，可用越婢汤治疗。方中麻黄、生姜宣肺解表、散水利湿；石膏清泄郁热；甘草、大枣补土而和中；若水湿偏盛者，还可加白术，以健脾燥湿利水。《伤寒论》载："伤寒瘀热在里，身必黄，麻黄连翘赤小豆汤主之。"从仲景原文而论，麻黄连翘赤小豆汤本为解表兼清利湿热而退黄的方剂，并非用于治疗风水。但就其组方用麻黄、杏仁宣肺利气、解表散邪，连翘、赤小豆、茯苓皮清热解毒而能利湿，用于外有表邪，里有湿热之水肿病证，同样合乎情理。

病案 73

陈某，男，50岁。于2021年8月2日初诊。主诉：4年前因腰腹部阵发性剧烈疼痛，在外院检查，泌尿系CT示：发现有右侧输尿管结石（7mm）、右肾结石（8mm）。经服中西药治疗无效，拒绝碎石治疗。2日前腰部疼痛加重，以至病情加重，小便涩痛，排尿困难，遂求中医诊治。现症见：症如前述，舌红，苔黄白相间，脉弦数。

西医诊断：输尿管结石。

中医辨病辨证：石淋（湿热下注，煎灼成石）。

治法：清热利湿，通淋化石。

方药：自拟三金二石三子排石汤加减。金钱草 60 克，海金沙（包煎）30 克，鸡内金 20 克，石韦 20 克，滑石 30 克，车前子（包煎）30 克，王不留行 30 克，冬葵子 20 克，川牛膝 16 克，泽泻 16 克，瞿麦 20 克，白茅根 30 克，黄芪 40 克，丹参 16 克，夏枯草 16 克。水煎，分 2 次口服。

【按语】输尿管结石属于中医学的"砂淋""石淋""血淋"等范畴。中医学认为，石淋、砂淋、血淋的成因不外乎膀胱有热，肾虚热乘，三焦气化瘀滞，或因劳倦过度等所致。《金匮要略》云："热在下焦者，则尿血，亦令淋泌不通。"《中藏经》指出："石淋者，此由肾气虚弱，虚伤真气，邪热渐强，结聚而成砂。"《脉因证治》说："膀胱有热则淋，然赤涩淋涩如脂膏，如砂石，皆内热也，如水煎盐而成也。"《诸病源候论》指出："石淋者，淋而出石也。肾主水，水结则化为石，故肾容砂石，肾虚为热所乘，热则成淋。"《丹溪心法》认为："诸淋所发，皆肾虚而膀胱生热也。"本案例中，正为湿热内阻膀胱、三焦等，久而化石，闭塞不通，故以上方清热利湿、通淋化石，后随访，痛症减。

病案 74

王某，女，46 岁。于 2020 年 3 月 9 日以"脱发 2 年余"为主诉就诊。2 年前患者工作生活压力大，出现脱发、头皮瘙痒伴头皮屑，进行性加重，近 1 个月眠差，诸症加重。现症见：脱发，头皮瘙痒伴头皮屑，无斑秃，眠差，偶感头晕，烦躁易怒，饮食欠佳，小便正常，双下肢无浮肿。舌淡，苔白，脉沉细。

西医诊断：脱发。

中医辨病辨证：脱发（肝肾两虚）。

治法：滋补肝肾。

方药：黄芪 30 克，枳壳 15 克，首乌藤 16 克，桑葚子 20 克，黑芝麻 20 克，当归 15 克，白芍 20 克，熟地 20 克，生地 15 克，川芎 15 克，女贞子 15 克，墨旱莲 15 克，菟丝子 20 克，侧柏叶 16 克，苦参 10 克，天麻 13 克，柴胡 10 克。颗粒剂，水冲 200 毫升，每日早晚各 1 次温服。进 15 剂后，患者脱发较前改善，头晕烦躁症状缓解，继续巩固疗效。

【按语】邓老认为脱发有时非常困扰患者，常伴头发油腻，或瘙痒、皮屑，有时发为斑秃，有些患者烫发试图覆盖，然而适得其反。邓老多从肝肾论治，常用滋补肝肾之品，桑葚子、何首乌、黑芝麻、女贞子、旱莲草，除此以外邓老加柴胡疏肝，天麻祛风；瘙痒且伴头皮屑者，加白鲜皮、地肤子。对于斑秃，邓老建议局部梅花针针刺，以刺激局部血液循环，化瘀通络，常收效卓著。

病案 75

王某，女，68 岁。以"反复便秘 5 年余，加重 1 个月"为主诉就诊。5 年前，无明显诱因出现大便偏干，次数减少，2~4 日一行，偶感腹胀，纳可。近 1 个月上症加重，大便干结，燥如羊屎，纳差。自行购买并间断口服通便药（具体不详）后，症状略缓解。现症见：大便秘结，燥如羊屎，3~5 日一行，伴腹胀，口臭，手足心热，口干，无腹痛，纳食差，小便正常。舌红暗，苔黄燥，脉细涩。

中医辨病辨证：便秘（胃阴亏耗）。

治法：滋补肝肾。

方药：火麻仁 16 克，郁李仁 16 克，枳实 13 克，白术 20 克，厚朴 13 克，杏仁 10 克，白芍 16 克，玄参 16 克，生地 15 克，麦冬 16 克，女贞子 15 克。颗粒剂，水冲 200 毫升，每日早晚各 1 次温服。进 6 剂后，患者便秘改善，1~3 日一行，腹胀纳差，口臭、口干症状较前缓解，继续巩固疗效。

【按语】邓老认为便秘，常见而多发，病情程度不同，或大便干燥如羊屎，艰涩难下，数日 1 行，腹胀作痛，或可于左少腹触及包块，口干、口臭；或头晕，舌红少津，苔黄燥，脉细涩，多因素体阴亏或年老而阴血不足；或吐泻、久病、温热病后期等耗伤阴；或因失血、妇女产后失血过多，以致阴血津液亏虚，大肠失于濡润所致。邓老认为，老年人便秘还有胃肠动力减弱、肠道蠕动能力下降等因素，加之津液亏耗，则便秘更甚，可与中药调理同时，加气功疗法。最简单的疗法：可绕脐按摩，顺时针 100 圈，逆时针 100 圈，并要配合意念，并举例示范。邓老认为，中药中的枳实、白术有增加胃肠动力之作用，白术量少而健脾，量大则导泻。

病案 76

翟某，男，13 岁。以"反复尿床 6 年余"为主诉就诊。6 年前出现尿床，幼儿园时有尿床症状未重视，上小学后仍有间断尿床情况，症状时轻时重。现症见：时有尿床发生，尿床后夜眠差，饮食欠佳，白天小便正常，双下肢无浮肿。舌淡，苔白，脉细。

中医辨病辨证：遗尿（肾气亏虚）。

治法：滋补肝肾。

方药：黄芪 20 克，党参 20 克，山药 20 克，茯苓 13 克，熟地 13 克，山茱萸 12 克，牛膝 12 克，菟丝子 15 克，乌药 12 克，益智仁 12 克，远志 8 克，石菖蒲 10 克。颗粒剂，水冲 200 毫升，每日早晚各 1 次温服。进 7 剂后，患者诉症状改善不明显，再服 15 剂，诉尿床症状较前明显改善，继续巩固疗效。

【按语】《黄帝内经》："膀胱不约……为遗溺"，"督脉为病……遗溺"，"脉所生病者遗溺"，"淫气遗溺，痹聚在肾"。《诸病源候论》（小儿杂病诸候）亦云："遗尿者，此由膀胱虚冷，不能约于水故也。"邓老认为，儿童肾气虚，气不固摄故为遗尿，应调整饮食习惯，晚餐后不宜多饮水，不宜剧烈运动太过劳累，过劳而睡眠深则不易醒而遗尿。睡前排尿，病情严重时夜间定闹钟排一次尿，中医治疗以益气补肾缩尿加开窍为法，方药参芪地黄汤合缩泉丸加菖蒲远志，多可见效。

病案 77

李某，女，78 岁。以"反复咳痰喘 20 余年"为主诉就诊。20 年前感冒受凉后出现咳嗽，咳痰气喘症状，每年反复发作，诊断慢性支气管炎，多次行氧疗抗感染解痉平喘治疗后好转。10 年前诊断为肺心病，反复气喘咳嗽咳痰，遇劳累及受凉后加重，休息后能缓解，每年住院 1~2 次。现症见：咳嗽咳痰，气喘，胸闷，活动后加重，休息后能缓解，夜间高枕卧位，双下肢轻度浮肿，饮食欠佳，夜眠欠佳，小便正常，大便偏干，1~2 日一行。舌淡，苔白，脉沉细。

中医辨病辨证：喘证（痰热互结）。

治法：清热化痰，宽胸理气。

方药：瓜蒌 20 克，清半夏 16 克，黄连 10 克，陈皮 10 克，紫苏子 16 克，白芥子 16 克，莱菔子 30 克，紫菀 16 克，百部 13 克，款冬花 13 克，桔梗 13 克，前胡 13 克，枇杷叶 16 克，苦杏仁 10 克。颗粒剂，水冲 200 毫升，每日早晚各 1 次温服。进 15 剂后，患者咳喘明显改善，继续巩固疗效，服用 2 月后，自诉前症均有明显缓解。间断服用 1 年，自诉诸症较前明显缓解，精神状态明显好转，未再因咳喘住院（此前每年住院 1~2 次）。

【按语】青海地处高寒缺氧地区，肺部疾病多发，咳喘患者较多，对于老年慢阻肺患者，邓老结合辨证多用小陷胸汤合三子养亲汤二陈汤加止嗽散，已有众多患者复诊描述疗效显著。这位78岁的患者说，去年吃了这些药，整个冬天都没有再住院。邓老同时告诫，麻黄及其制剂有发汗平喘作用，但对于高血压患者，可能出现血压升高波动情况，瓜蒌对老年人应用，应留意大便情况，大便干结可用量适当增加，易腹泻者需减少用量，值得留意。

病案 78

詹某，男，38岁。以"腰痛1个月"为主诉就诊。10余年前有肾结石病史，曾行超声波体外碎石治疗。此后腰痛仍时有反复，未系统诊治。此次1月前无明显诱因出现腰痛并加重，无肉眼血尿，无尿中断，无尿频尿急尿痛，外院行肾脏彩超检查提示肾结石，右侧输尿管上段扩张。现症见：腰痛，呈阵发性，时轻时重，右侧为甚，无肉眼血尿，无尿路刺激征，感乏力，饮食欠佳，夜眠欠佳，小便正常，大便可，1日一行。舌红，苔薄黄，脉沉。

中医辨病辨证：石淋（湿热下注）。

治法：清热利湿。

方药：金钱草30克，海金沙16克，鸡内金20克，石韦16克，滑石20克，车前子30克，王不留行20克，莱菔子30克，牛膝16克，杜仲13克，续断16克，白芍16克，甘草6克，延胡索16克，川楝子16克。颗粒剂，水冲200毫升，每日早晚各1次温服。进15剂后，患者腰痛明显改善，继续巩固疗效，服用1月后，自诉前症均有明显缓解。

【按语】邓老认为，泌尿系结石的病机主要是正虚邪实。故临证必须首先审清症候虚实的主次，初起或急性绞痛发作阶段属实，以下焦湿热蕴结，砂石结聚，气滞不利为主病程日久多为虚证，病在脾肾两脏，以脾肾气虚或虚实夹杂为主。其次，必须根据不同特征辨明邪实的性质，临床以腰酸阴部胀痛，小便涩滞，窘急疼痛为主要表现者，多属气滞；腰腹刺痛，尿血，甚则绞痛，小便闭塞者，多属血瘀；而以小便频急，涩痛、混浊、尿血、尿出砂石等为主者，多属湿热。加减用药方面：湿热甚，加黄柏、知母；血尿，加大蓟、小蓟、生地、琥珀粉；肾积水，加萹蓄、泽泻；肾阴虚，加熟地、女贞子；肾阳虚，加肉桂、制附子、补骨脂；疼痛甚，加元胡、白芍、甘草；瘀血日久，加三棱、莪术、桃仁、红花；血尿、尿酸高，加川芎、土茯苓；便秘者，加生大黄（后下）；尿中白细胞多者，加黄柏、紫花地丁、连翘；气虚者，加党参、黄芪、山药；结石日久，加乳香、没药、皂角刺；湿重，加苍术、藿香；热重，加金银花、黄柏；尿中白浊，加芡实、白扁豆；肾结石，加补肾药；输尿管膀胱结石，加乌药，重用莱菔子；膀胱、尿道结石，加大清利下焦湿热药；伴有感染者，加清热解毒药。

病案 79

周某，男，48 岁。以"反复双下肢水肿 5 年"为主诉就诊。5 年前无明显诱因出现双下肢水肿，曾在当地医院查尿蛋白（++），潜血（++），诊断为慢性肾小球肾炎，有高血压病史 3 年。口服厄贝沙坦 150 毫克，每日一次，水肿症状时有反复，间断复查尿常规，尿蛋白（+~++），近 2 个月劳累后双下肢水肿加重，伴腰酸痛，现症见：双下肢水肿，乏力，腰痛，呈阵发性酸痛，无肉眼血尿，无尿路刺激征，怕冷喜热，大便稀，每日 1~2 次，饮食欠佳，夜眠欠佳，小便正常。舌淡，苔薄白，脉沉。

中医辨病辨证： 水肿（脾肾阳虚）。

治法： 温阳健脾利水。

方药： 熟地 20 克，山药 30 克，山萸肉 16 克，牡丹皮 13 克，茯苓 20 克，泽泻 16 克，制附子 10 克，肉桂 10 克，川牛膝 16 克，白术 16 克，车前子（包煎）30 克，白芍 16 克，生姜 10 克，猪苓 20 克，益母草 30 克，白茅根 30 克，紫草 10 克。每日 1 剂，水煎 400 毫升，每日早晚各 1 次温服。进 15 剂后，患者水肿明显改善，继续巩固疗效，服用 2 个月后，自诉前症均有明显缓解，腰痛消失。

【按语】邓老认为，水肿在治疗方面，常用有利水发汗、逐水、益气、温化、理气燥湿等方法。其中利水法应用最广，而其余各法亦各有其不同的适应证。故在治疗某个具体患者时，一法独进，或数法并用，根据病症的轻重和需要选择应用。如由肾膀胱病症或水肿兼有表证者常用发汗利水法；在腰以下肿甚者，常用通阳温化利水法；大便秘结者，常用通便逐水法。如反复发生水肿，导致脾肾阳虚时，应以健脾温肾扶正助阳为主，佐以利水渗湿，便是标本同治之法。

病案 80

邓某，男，41 岁。以"双下肢水肿 3 个月"为主诉就诊。3 个月前感冒后出现双下肢水肿，曾在当地医院查尿蛋白（++），潜血（+），建议住院治疗，患者拒绝，水肿症状反复，伴咳嗽咽痛，尿色黄量少，皮肤湿疹，伴瘙痒抓痕。现症见：双下肢水肿，伴咳嗽咽痛，声音嘶哑，尿色黄，尿量较前减少，无肉眼血尿，大便偏干，1~2 日 1 次，饮食可，夜眠欠佳。舌红苔黄，脉数。

中医辨病辨证：水肿（湿毒浸淫）。

治法：清热解毒，利湿消肿。

方药：麻黄 10 克，连翘 16 克，赤小豆 20 克，金银花 20 克，野菊花 13 克，蒲公英 16 克，紫花地丁 16 克，生甘草 6 克。每日 1 剂，水煎 400 毫升，每日早晚各 1 次温服。进 15 剂后，患者水肿明显改善，继续巩固疗效。

【按语】《黄帝内经·素问》（至真要大论）谓："水液混浊，皆属于热"。

虽然经书讲的混浊是肉眼的观察，但邓老认为，湿热毒邪也是在肾小球疾病过程中较为常见的表证。从根本上讲，肾小球疾病皆为水液代谢紊乱之疾病，故水液潴留，即成水湿之邪，复感外邪入里化热，或阴虚火旺之体或利尿伤阴助火，以及激素、免疫抑制剂的使用，皆可酿致湿热；另一方面，我们地处高原高寒缺氧地区，民众喜食辛辣及牛羊肉等热性食物，久致脾虚湿困郁而化热，湿热之邪也可羁留为害。总之，湿热之证容易发生，尤其在气阴两虚和肝肾阴虚两型中多见。急性肾炎，往往是湿热证贯穿始末。湿与热合，如油入面，氤氲不散，常常是疾病迁延不愈和复发加重的重要因素，故有"湿热不除，蛋白不消"之说，确属经验之谈。利湿易伤阴助火，清热则苦寒生湿，故湿热证治疗十分棘手。湿热证既有偏湿偏热之别，又有上中下三焦部位之异，虽各具特点，但邓老认为，从临床表现来看，都与感染有关，因此积极防治感染，是制定清热解毒利湿法的客观依据，也是提高疗效的关键。

病案 81

孙某，女，60岁。以"反复双下肢水肿10余年，再发加重1个月"为主诉就诊。10余年前无明显诱因出现双下肢水肿，曾在当地医院诊断为糖尿病肾病，给予降糖利尿消肿治疗。3年前发现血肌酐升高，诊断为慢性肾功能不全，此后水肿症状反复，伴乏力，腰酸痛，尿少，四肢冷。现症见：双下肢重度水肿，按之如泥，伴乏力，腰酸痛，四肢冷，尿量较前减少，大便偏稀，每日1~2次，饮食差，夜眠欠佳。舌淡胖，苔白，脉沉细。

中医辨病辨证：水肿（脾肾两虚）。

治法：温肾助阳，化气行水。

方药：济生肾气丸合真武汤加减。熟地20克，山药16克，山萸肉16克，牡丹皮16克，茯苓20克，泽泻16克，制附子12克，肉桂6克，川牛膝16克，白术16克，车前子30克，白芍16克，干姜10克，猪苓16克，益母草30

克，枳实 10 克，厚朴 13 克。水煎服。每日 1 剂，水煎 400 毫升，每日早晚各 1 次温服。进 15 剂后，患者水肿略改善，继续服用 1 个月后，水肿腰痛症状明显缓解，继续服用巩固疗效。

【按语】邓老认为，本虚标实是其病因病机，慢性肾小球疾病是多种病因引起的不同病理类型的肾小球弥漫性或局灶性炎症改变，中医认为虽常因风热湿毒之邪入侵而诱发，但机体内在的脏腑功能虚损、失调以及先天禀赋不足，是其主要的病理基础。在诸脏腑中，与水液代谢关系至密者，莫过于肺、脾、肾脏。明·张景岳云："凡水肿等证，乃肺脾肾三脏相干之病。盖水为至阴，故其本在肾。水化于气，故其标在肺。水唯畏土，故其制在脾"。而现代医学认为肾小球疾病属自身免疫性疾病，导致自身免疫功能失调的原因，一方面在于个体遗传基因的缺陷，另一方面则与病毒或细菌感染有关，以及肾毒性药物的使用，即所谓药毒伤肾论。这都与祖国医学所述的先天（肾）禀赋不足，后天（脾）失其调养的理论相吻合。临床上肾脏疾病种类多，病情复杂，但究其病因不外本虚标实，肺、脾、肾三脏亏虚为本，湿热瘀毒羁留为标，标实与本虚之间形成恶性循环，互为因果，使病情跌宕起伏、变化多端。邓老认为，透过现象看本质，其病机关键在于"本虚标实"，可谓要言不烦。且在治疗过程中，抓住主要矛盾，为辨证的关键。

病案 82

张某，女，31 岁。以"颜面及双下肢水肿 3 天"为主诉就诊。3 天前感冒后出现颜面及双下肢水肿，外院查尿蛋白（++），潜血（+++），为进一步治疗来门诊就诊，现症见：双眼睑及双下肢水肿，伴周身关节酸痛，咳嗽流黄涕，尿量较前减少，色深黄，大便偏干，1~2 日一行，饮食可，夜眠可。舌尖红，苔薄黄，脉浮数。

中医辨病辨证：水肿（风水泛溢）。

治法：疏风清热，宣肺行水。

方药：越婢加术汤加减。麻黄 10 克，生石膏 30 克，白术 16 克，生姜 6 克，甘草 6 克，茯苓 20 克，泽泻 16 克，大腹皮 20 克，连翘 20 克，金银花 20 克，桔梗 16 克。水煎服。每日 1 剂，水煎 400 毫升，每日早晚各 1 次温服。进 7 剂后，患者水肿及咳嗽症状改善，继续服用巩固疗效。

【按语】邓老认为，该患者突然出现眼睑及面部水肿，继则四肢及全身浮肿，发病较急，来势迅速。辨证风水相搏犯溢肌表，发为水肿。宜疏风清热，宣肺利水，方选越婢汤为主。加减：方中可酌加浮萍、泽泻、茯苓以助宣肺利水消肿；水肿较剧者，加茯苓皮、桑白皮、大腹皮；若咽喉肿痛者，加板蓝根、桔梗、连翘、金银花，以清咽解毒散结；若热重尿少色赤或见血尿者，加白茅根、藕节、大蓟、小蓟，清热利尿，凉血止血；若见汗出恶风，卫阳已虚者，可改用防己黄芪汤加减，以助卫行水；若有尿频、尿急、尿痛者，可加生地、萹蓄、瞿麦、竹叶等，养阴清热凉血利尿。

病案 83

赵某，女，49 岁。以"反复尿频、尿急、尿痛 3 年，再发加重 1 周"为主诉就诊。3 年前无明显诱因出现尿频、尿急、尿痛，曾至当地诊所诊断为尿路感染，静点消炎药后缓解。此后尿频、尿急、尿痛症状时有反复，自行购买并间断口服氟哌酸后（具体剂量不详），症状能缓解。此次于 1 周前上述症状再发加重，口服药物效果不显，为进一步诊治故来求诊。现症见：尿频，夜尿每晚 3~5 次，有排尿紧迫感，排尿时下腹部坠胀不适，有尿道烧灼感，伴腰痛，呈阵发性，时轻时重，无发热寒战，无肉眼血尿，感乏力，饮食欠佳，夜眠欠佳，大便偏干，3~4 日一行。舌红，苔薄黄，脉沉。

中医辨病辨证：淋证（湿热下注）。

治法：清热利湿通淋。

方药：八正散加减。木通 10 克，车前子 30 克，萹蓄 10 克，大黄 10 克，滑石 20 克，瞿麦 10 克，栀子 10 克，灯芯草 3 克，甘草 6 克，蒲公英 20 克，金银花 20 克，石韦 20 克。颗粒剂，水冲 200 毫升，每日早晚各 1 次温服。进 6 剂后，患者腰痛尿痛明显改善，继服 15 剂后，自诉前症均有明显缓解。

【按语】邓老认为，淋证是因肾、膀胱气化失司，水道不利而致小便淋漓不尽，尿道涩痛，小腹拘急，痛引腰腹为主要临床表现的一类病症。现代医学的泌尿系感染、泌尿系结石、泌尿系肿瘤等均可参考本病辨证论治。

病案 84

王某，女，36 岁。于 2018 年 5 月 3 日初诊。主诉咳嗽 3 月余，症见剧咳，痰少难以咯出，咽痒咽痛，纳食如常，夜寐可，二便调，舌红少苔，脉弦细数，两关明显。

中医辨病辨证：咳嗽（木火刑金型）。

治法：清肝降逆养阴。

方药：麦冬 35 克，旋覆花 12 克，代赭石 15 克，海蛤壳 15 克，生地 12 克，牡丹皮 10 克，龙胆草 8 克，大青叶 8 克，川楝子 8 克，川贝母 6 克，每日 1 剂，水煎取汁 300 毫升，早晚饭后分服，共服 14 剂。

二诊：2018 年 5 月 18 日。咳已止但舌仍偏红，少苔，脉细，关脉弦旺。虽已不咳，但肝脉未平，给予三甲复脉汤加减以酸敛补肝巩固，生牡蛎 18 克，鳖甲 18 克，龟板 18 克，麦冬 18 克，白芍 12 克，生地 12 克，牡丹皮 8 克，五味子 6 克，乌梅 6 克，用法如上，共服 6 剂，关脉平。

【按语】脉弦细数，两关明显，为肝阴不足、木火刑金之脉象。患者工作烦劳，生活琐事，易生肝火而上刑肺金致剧咳。给予一贯煎合旋覆代赭汤以清肝、降逆、养阴，治疗 14 天后咳嗽症状消除，但肝脉仍旺，故改投三甲复脉汤加减以酸敛滋阴潜降，以资巩固。

病案 85

甘某，女，30 岁。于 2002 年 2 月 12 日初诊。主诉咳嗽 20 余日。患者 20 余日前感冒，后鼻塞、流涕缓解，遗留咳嗽，先后口服头孢呋辛酯片、阿奇霉素等未见好转，现症见：咳嗽呈阵发性，咯痰不爽，咽痒，纳寐可，小便可，大便干，舌淡红，苔白，脉弦紧。

中医辨病辨证：咳嗽（寒饮伏肺型）。

治法：宣肺散寒。

方药：小青龙汤加减。桂枝 10 克，麻黄 6 克，杏仁 10 克，半夏 10 克，干姜 10 克，细辛 3 克，五味子 10 克，白芍 10 克，甘草 6 克。共 5 剂，每日 1 剂，水煎取汁 250 毫升，早晚饭后分服。

二诊：2018 年 2 月 17 日。咽痒缓解，咳嗽减轻，痰多易咯出，胸脘满闷，脉弦滑按之减，辨证属痰郁胸脘、气机不利。

【按语】感冒后遗留咳嗽，应用多种抗生素效果不佳，为表证已解、邪伏于肺，致肺失宣降所致，治宜宣肺散邪。本案中患者脉弦紧，为寒主收引凝涩之脉，临证过程中若见此脉，无论咳嗽、喘促或胸痹，皆可以小青龙汤加减治疗。邓老行医 50 余年来，坚持以脉诊为中心、四诊合参进行辨证论治，尤其擅长内科疑难杂症、慢性病、顽固病证的治疗。咳嗽是呼吸道疾病最常见的症状之一，见于上呼吸道感染、变异性哮喘、慢性咽喉炎、胃食管反流病、肺炎、支气管炎、肺癌、支气管扩张、肺间质纤维化等多种疾病。咳嗽的病因较多，病情复杂，自古就有"诸病易治，咳嗽难"之说。邓老辨治咳嗽总体思路是以中医理论为指导，以脉诊为中心，严格而又灵活地进行辨证。邓老治咳嗽善必首辨虚实。他认为实咳者，多因邪壅于肺、肺气上逆所致。如气候突变或起居不慎，外感六淫从口鼻或皮毛侵入，使肺气被束；或饮食不当，嗜食肥甘厚味或嗜烟饮酒，损伤脾胃，湿热、痰浊内生，上干于肺；或情志刺激，肝失调达，气郁化火，或肝阳化风，气火、风阳上扰于肺，均可致肺失宣肃而作咳嗽实证。虚咳者多因病久体虚、先天禀赋不足等导致正气虚衰，无力宣肃而作咳，主要涉及肺、脾、肾三脏。正如沈金鳌在《杂病源流犀烛》中指出："盖肺不伤不咳，脾不伤不久咳，肾不伤火不炽，咳不甚"，指明了肺、脾、肾三脏在虚咳中的重要作用。肺气阴亏虚或肾虚及肺，金水不能相生或脾土亏虚，土不生金，可致肺虚不能正常宣降而作咳。临证过程中，若见干咳、下肢沉、尺脉细数而肺脉旺者，则属肾水亏于下、虚阳浮于上所致；若屡咳伴纳差食少、面色不华、脉沉缓者，属脾气虚、土不生金所致。虚实夹杂者多因疾病日久，邪实与正虚并见，多数咳嗽尤其是久咳，往往虚实寒热证机错杂，辨证时须注意辨标本虚实。邓老辨治咳嗽还注重辨邪气性质，导致外感咳嗽的致病邪气包括风、寒、暑、湿、燥、火等，尤以风寒、风热、风燥最常见。而对于内伤咳嗽，常见的致病邪气有痰、火、寒、热，除此之外，认为还有湿邪、水饮、瘀血、内风等，其中湿邪、水饮、瘀血可阻滞肺之气机，致气机宣降失常而为咳。如咳嗽伴痰多、咽塞、胸闷、脘痞、神倦、脉弦细濡数者，属湿阻于肺；咳嗽动辄喘，胁肋胀痛，舌暗红，脉弦硬滑数，或结合现代医学检查发现胸腔积液者，属痰饮上凌胸肺。咳嗽以瘀血论者较少，邓老认为肺主气，亦主治节，助心行血、肺病气机不畅，血亦瘀涩，因此肺血瘀滞咳嗽实证并不少见。老年患者咳嗽少痰或痰中带血、口唇暗紫、脉涩滞，或伴脑梗、心肌缺血等基础疾病者，则属瘀血为患。此外，肝阴亏虚、风阳上扰肺金亦可致咳，临床可见少痰、头晕耳鸣、舌嫩红、脉弦盛而洪等。《伤寒论·辨太阳病脉证并治上》云："观其脉证，知犯何逆，随证治之。"指出了脉诊在病症诊断和治疗中的重要性。邓老对中医的脉诊和辨证论治研究颇有心得，深知辨证论治是中医基础理论的核心观念，而脉又是证的核心，辨脉的能力直接影响着辨证的结果，继而影响着疗效。邓老在诊断疾病时，脉诊是其处方用药的重要依据。邓老认为不应以痰黄、舌红而辨为热，当从脉诊，弦脉乃阳运不畅、血涩不行所致，故而亦可见舌红、痰黄。对于剧咳痉挛一症，症见咽痒即咳、突发突止、每次咳嗽持续 5 分钟左右呈痉挛性，有学者认为上述症状与"风盛挛急"等风邪的致病特点相似，提出了"风咳"之说，然部分医者一概而论，据此每遇痉咳咽痒，均辨为风咳证，并以荆芥、蝉衣、僵蚕、薄荷、牛蒡子等祛风利咽之品治疗，结果难奏其效。邓老诊脉后发现，若痉咳频作、少痰、咽痒、脉滑数偏盛者，为火逆上气所致；若脉细按之不足者，系肺气阴两虚、肃降之令不行、肺气上逆所致；若脉弦而细数、两关弦而旺者，乃肝阴不足、木火刑金而致咳；若外感后表证已除、咽痒剧咳、咯痰不爽、脉沉弦紧者，又当为寒伏于肺、肺失宣降所致；若脉沉弦紧数者则辨为寒束热郁。治疗时崇尚经方，用药精确。

病案 86

唐某，女，45 岁。头痛反复发作 22 年，近 1 年内明显加重，每日均有不同程度头痛，经常口服止痛药，从未予系统诊治。现头痛，巅顶部为重，伴双目干涩，反复口腔溃疡、心烦、夜寐不安，经前期头痛加重，甚时恶心欲吐，头面时汗出，颈项不适，双膝以下逆冷，脘腹遇冷不适，小便清长，大便正常，口干喜热饮，舌淡胖润有齿痕，脉沉滑。

中医辨病辨证：头痛（虚阳上浮）。

治法：回阳收纳。

方药：附子（先煎）15 克，炮姜 15 克，龟板 10 克，砂仁 15 克，黄柏 10 克，炙草 15 克，吴茱萸 15 克，党参 15 克，熟地 15 克，当归 15 克，川芎 20 克，赤芍 15 克，良姜 15 克，香附 10 克，肉桂 10 克，葛根 30 克，磁石 30 克，牡蛎 30 克。3 剂，水煎服，日 1 剂，早晚分服。3 剂后自觉身轻神清，诸症明显好转，唯觉夜间全身发热、汗出，余无其他不适。上方去四物汤加桂枝 15 克、白芍 15 克、山茱萸 20 克、五灵脂 10 克。5 剂,水煎服,日 1 剂,早晚分服,姜枣为引。服完 5 剂药后诸症皆除。随访半年未复发。

【按语】潜阳丹是清代名医郑钦安的独创方剂,他临床注意扶阳,擅用大剂量姜附等辛热药,创立了"火神派"。潜阳封髓丹为温肾潜阳、纳气归肾之方,是由潜阳丹和封髓丹二方合成,前者为郑氏独创,后者为《医宗金鉴》方,郑钦安十分推崇该方,临床用于虚阳上浮之证时多与潜阳丹合用,疗效卓著。后世医家常承继郑氏方法,将二方合用,吴佩衡称为"潜阳封髓丹",该方用药独特,对真气上浮或虚阳上越之证屡试屡效。方中砂仁辛温,能宣中宫一切阴邪,又能纳气归肾;附子辛热,能补坎中真阳,真阳为君火之种,补真火即壮君火也;龟板得水之精气而生,有通阴助阳之力;甘草补中,有伏火互根之秘;黄柏味苦入心,禀天冬寒水之气而入肾,色黄入脾。故为调和水火之枢纽,况且砂仁纳五脏之气而归肾,甘草调和上下又能伏火;黄柏之苦合甘草之甘,苦甘化阴;砂仁之辛合甘草之甘辛甘能化阳,阴阳合化,交会中宫,则水火既济。故全方共奏纳气归肾、引火归原之效。此症头痛 22 年,其肢冷、小便清长、喜热饮,舌淡胖润均为阳虚之象,头痛乃阴气上腾引起,以潜阳封髓丹合吴茱萸汤加味,5 剂即获效验。

病案 87

徐某,男,60 岁。于 2015 年 11 月 23 日初诊。主诉头晕眼胀 1 个月。症见头晕眼胀,视物模糊,易疲劳,肢麻,纳差,寐可,二便尚可,舌暗红、苔薄腻,脉结代。血压 165/90mmHg,影像学诊断:右侧基底节区缺血或梗死灶;脑萎缩。

中医辨病辨证:眩晕(气虚血瘀型)。

治法:补气活血,祛风利湿,止眩。

方药:补阳还五汤加减。黄芪 30 克,赤芍 15 克,桃仁 10 克,红花

10 克，牛膝 12 克，苍术 15 克，黄柏 10 克，地龙 12 克，白僵蚕 12 克，薏苡仁 30 克，当归尾 15 克，川芎 10 克。服 7 剂之后，患者诉每天眩晕次数、程度均有所改善。效不更方，嘱患者按原方继服 5 剂。之后随访知患者眩晕等症状已明显改善。复查血压 130/70mmHg。

【按语】《黄帝内经·素问》（调经论）："人之所有者，血与气耳。"《黄帝内经·素问》（刺法论）："正气存内，邪不可干。"血乃有形之物，循行脉中，具有滋润、濡养之功能。气之与血，一阴一阳，一动一静，气为血之帅，血为气之母。气者，周流全身，无处不到，既推动血液正常循行于脉中，又固摄血液防止其溢于脉外。一旦气之功能失调，或气之生化不足，导致气机不畅，血行迟滞，留而为瘀，瘀血进一步阻滞气机，则脉络不通。"瘀血不去，新血不生"，新血不生则气虚更甚。因此，气虚—血瘀—瘀血—气虚，互为因果，循环往复，疾病遂生。明·虞抟则提出"血瘀致眩"的理论，以气虚血瘀作为眩晕的最主要病机和出发点。本案患者头晕眼胀 1 个月，其病机以气虚为本，血瘀夹湿为标，故以补气活血、祛风利湿止眩为主法治之，所用方药乃清代名医王清任创制的补阳还五汤加减。方中重用黄芪补益元气以活血；当归尾补血活血而通络；赤芍、桃仁、红花协同当归尾，以活血化瘀；地龙力专善走，通经活络；川芎、牛膝一升一降，有交通上下、行气活血之功；苍术、黄柏、薏苡仁健脾祛湿除痹；白僵蚕息风散结。全方切中病机，标本同治，补气而不壅滞，活血又不伤正，仅进 10 余剂，即取得满意的疗效。

病案 88

王某，女，53 岁。于 2019 年 11 月 22 日初诊。主诉失眠 1 年。劳累后发病，多梦，早醒，醒后难再入睡，口服安定后方可入睡。平素急躁易怒，眼干涩，纳可，进凉食易胃脘痛，大便干，怕冷，既往体检发现双侧多发甲状腺结节，右侧乳房实性瘤，子宫肌瘤。已绝经 6 年。舌青暗，瘀色，苔薄白。脉沉细涩。

西医诊断：失眠。

中医辨病辨证：不寐（气血两虚，气滞血瘀，挟痰型）。

治法：补血活血，化瘀消癥瘕。

方药：血府逐瘀汤合桂枝茯苓丸加减。赤芍 15 克，白芍 15 克，桃仁 10 克，红花 10 克，当归 10 克，熟地黄 30 克，川芎 10 克，柴胡 10 克，枳实 10 克，桂枝 15 克，茯苓 15 克，牡丹皮 10 克，桔梗 10 克，川牛膝 30 克，远志 10 克，炙甘草 10 克。14 剂，水煎服，日 1 剂，早晚分服。

二诊：2019 年 12 月 8 日。患者服药 5 剂后略感睡意，在未服用安定的情况下可睡 6 小时，服 10 剂后已能安然入睡，患者服药期间自觉精力明显好转，心情愉悦，眼干、便干亦明显减轻，现晨起偶有口苦。脉沉细，苔薄稍黄。上方去桂枝、红花，加黄柏 10 克。14 剂，水煎服，日 1 剂，早晚分服。

【按语】失眠一证病因虽多，但其病理变化总属阳不入阴，阴阳失交；病位多在心，与肝、脾、肾三脏密切相关。近几年血府逐瘀汤用于治疗失眠的报道逐渐增多。在王清任所述血府逐瘀汤十九症中，夜睡梦多、不眠、夜不安，此三症与失眠直接相关，急躁、胸闷、心慌、易生气，此四症或伴见于失眠的患者，现代社会生活节奏快，生活压力大，由精神紧张诱发的失眠，用到血府逐瘀汤的机会比较多。该方的主要用药指征是不眠多梦，急躁易怒，舌质紫暗，脉沉细涩。该患者平素急躁易怒，在肝经循行的地方存在结节或增生，说明已经存在气滞血瘀痰凝的基础，发病起于劳累，气血又伤，多梦、眼干、便干均提示血虚之证。结合患者舌脉更加提示不眠之机，因此用血府逐瘀汤加重补血活血之力，使心神得养、肝魂得安，并合桂枝茯苓丸，以促进气、血、水的循行，兼缓消症积，该方妙在加远志交通心肾，增强安神助眠之功。临证之时根据具体情况可适当加用夜交藤、酸枣仁，丹参和郁金，琥珀和远志，龙骨和牡蛎等对药以增强安神效果。

病案 89

李某，男，50岁。于2021年2月3日初诊。主诉：耳鸣4个月。患者从2019年10月初开始出现耳鸣，左侧为主，夜间休息时明显加重，影响睡眠，至五官科就诊，行声阻抗、电测听等检查，诊断为神经性耳鸣，予口服甲钴胺胶囊治疗1月余，未见改善。11月20日开始服用中药汤剂，主方以龙胆泻肝汤加减为主，服用3周未见好转。现症见：面色少华，形体中等，耳鸣时作，夜甚，平素见反复口腔溃疡，劳累后明显，大便稀薄，日行2次，夜寐多梦，纳可，舌淡红，苔薄白腻，边有齿痕，脉细弦。

中医辨病辨证：耳鸣（脾虚湿阻，耳窍不利）。

治法：健脾化湿，升阳举陷。

方药：干姜6克，炒党参15克，炒白术15克，紫苏梗10克，炙甘草6克，建曲10克，石榴皮10克，煨葛根15克，煨木香10克，升麻5克，柴胡6克，石菖蒲10克。5剂，每日1剂，水煎温服。

二诊：2021年2月8日，耳鸣如前，大便每日2次，夜间心慌心悸时作，苔脉同前。又以干姜6克，炒党参10克，炒白术15克，炙甘草6克，乌梅10克，煨葛根15克，升麻5克，柴胡6克，仙鹤草30克，桂枝10克，煅龙骨（先煎）20克，煅牡蛎（先煎）20克。7剂，每日1剂，水煎温服。

三诊：2021年2月16日，耳鸣时作，心慌好转，夜寐多梦，大便偏软，苔脉同前。又以干姜6克，炒党参10克，炒白术15克，炙甘草5克，煨葛根15克，升麻5克，丹参10克，桂枝10克，煅龙骨（先煎）20克，煅牡蛎（先煎）20克，炒菟丝子16克。7剂，每日1剂，水煎温服。

四诊：2021年2月23日，药后耳鸣已衰大半，夜寐亦安，大便成形，苔脉同前。上方加石菖蒲10克。14剂，每日1剂，水煎温服。

五诊：2021年3月10日，仅有轻微耳鸣，不影响生活，夜寐安，大便成形，继服上方 7 剂，再以补中益气丸善后，巩固疗效。

【按语】耳居于头之两侧，具有司听觉、主平衡的功能。脏腑、经络活动的平衡协调是耳窍维持正常生理功能的基础。反之，耳窍失养或痹阻，则发为耳病。就耳与脏腑而言，与肾的关系最为密切，故历代医家论治耳鸣之虚证多从肾论治，实证则常从肝胆湿热、瘀血阻络、痰浊蒙窍等着手。本案患者年已五旬，病程 4 个月，除耳鸣外，还有面色少华、口腔溃疡多发、大便溏薄、舌边齿痕等脾虚之象。考虑到补肾之剂多滋腻碍胃，清火之品易苦寒伤脾，皆不合时宜。《黄帝内经·素问》（通评虚实论）有"头痛耳鸣，九窍不利，肠胃之所生也"的记载，故斟酌之后，先从脾论治。初诊时以党参、白术、干姜、甘草温中健脾；升麻、柴胡、葛根升阳举陷；木香、苏梗理气化湿，经过煨、炒炮制后加强健脾之力；脾虚生痰，加石菖蒲开窍化痰；石榴皮味酸涩性温，入肝经，收敛止泻。二诊时患者心慌，佐以桂枝甘草龙骨牡蛎汤温通心阳、安神定悸。三诊时大便转实，加菟丝子，补而不滞，脾肾兼顾。四诊时耳鸣已显减，药已入路，循法巩固。综上所述，本案从"中气不足"论治，以健脾温中、升阳举陷为治则，方取补中益气汤、理中汤、七味白术散加减化裁，意在恢复脾的正常运化、升清功能，使耳窍得通。初诊时，从脾着手，既能抓住主证，用药又对兼证有益，且对其他脏腑无害，故为优选。当疗效并不明显时，亦守方守法。待大便转实后，再脾肾兼顾，循序渐进，有的放矢。补中益气汤、益气聪明汤为李东垣益气升阳之代表方，但当归性滑，黄柏苦寒，在脾虚便溏时皆不宜，故弃而未用。

病案 90

刘某，男，61 岁。于 2019 年 10 月 28 日初诊。主诉情绪低落 5 年。患者 5 年前退休后自觉情绪低落，疲乏无力，兴趣缺失，当地医院诊断为抑郁症，给予抗抑郁药物治疗，患者拒绝服用，要求服中药治疗。现症见：焦虑、健忘，哈欠连连，流涎，眠差梦多，前额头痛，喜凉食，体检有前列腺肥大。舌暗瘀色，苔薄白，脉沉细涩。

中医辨病辨证：郁证（气阴两虚，挟瘀挟痰）。

治法：健脾益气，化痰祛瘀。

方药：血府逐瘀汤加减。赤芍 20 克，桃仁 15 克，丹参 30 克，当归 10 克，熟地黄 30 克，川芎 10 克，柴胡 10 克，枳实 10 克，清半夏 10 克，陈皮 10 克，党参 15 克，白术 15 克，茯苓 15 克，川牛膝 30 克，炙甘草 10 克。14 剂，水煎服，每日 1 剂，早晚分服。

二诊：2019 年 11 月 12 日，服上方患者自觉精神明显好转。仍流涎，眠差多梦，看书时头痛。偶口苦，喜凉食。舌暗，瘀色，苔薄黄稍腻，脉沉细涩稍弦。上方去桃仁、陈皮、茯苓，加黄连 10 克、茯神 15 克、合欢皮 15 克。14 剂，水煎服，每日 1 剂，早晚分服。

【按语】抑郁症是以情绪低落为主要特征的一类心理性疾病，其临床表现为情绪低落，对生活丧失信心，反应迟钝，注意力不集中，精力明显下降，失眠多梦、健忘、食欲不振、性欲减退，严重者出现悲观厌世、绝望自责自罪，反复出现想死的念头或自杀行为等。邓老认为，在王清任记载血府逐瘀汤所治条目中，绝大多数病症都与自主神经功能失常有关，比如"心里热""心慌心悸""瞀闷""天亮出汗"等。由此可以看出血府逐瘀汤对于患者自我感觉障碍的调节，有着明显的作用。而急躁易怒、无故生气、不眠多梦、夜不安，更是常见于抑郁症的患者中。因此，在临证时遇到抑郁症的患者，首选血府逐瘀汤。该患者情绪低落，焦虑，健忘，眠差多梦，还伴有哈欠、流涎等元气不足、脾气失摄的表现，因此在血府逐瘀汤基础上合用六君子汤以健脾燥湿，补养后天以养先天。二诊因有口苦、仍眠差、流涎，故去掉活血、燥湿、利湿等攻邪之药以防伤正气，加黄连清心且厚肠胃，茯神相比茯苓安神之力增而利湿之力缓，合欢皮既能安神解郁又能活血，针对该患者尤为合适。同时尚须注意对患者进行思想开导和精神调理，正如叶天士云："郁证全在病者能移情易性"。

病案 91

奎某，男，55 岁。于 2017 年 3 月 25 日初诊。主诉右侧胁肋部疼痛 1 周。既往有慢性胃病史，曾行胃镜检查示：慢性非萎缩性胃炎伴糜烂。腹部彩超（2017 年 3 月 23 日）示：胆囊炎伴胆固醇结晶。肝囊肿，左肾囊肿。现症见：右胁胀痛不适，脘腹痞闷不舒，嗳气频多，诸症嗳气后可缓解，舌红，苔黄腻，脉弦。

中医辨病辨证：胁痛（肝胆气滞型）。

治法：疏肝利胆，行气和胃。

方药：柴胡 10 克，郁金 12 克，陈皮 10 克，半夏 10 克，茯苓 15 克，枳壳 10 克，浙贝母 15 克，蒲公英 30 克，炒黄连 6 克，吴茱萸 3 克，煅瓦楞子 30 克，赤芍 10 克，川芎 10 克，香附 10 克。14 剂，每日 1 剂，煎汁 250 毫升，早晚餐后温服。

二诊：4 月 8 日，用药后胁痛脘痞基本已消，嗳气减而未除，舌淡苔薄白，脉细缓。去黄连、吴茱萸、浙贝母、煅瓦楞子，加苍术 12 克，厚朴 12 克，紫苏叶 12 克，苏梗 10 克，14 剂。1 周后诸症消失，在当地巩固治疗，每半年复查腹部彩超。

【按语】患者腹部彩超示胆囊炎，胆囊胆固醇结晶，初诊症见右侧胁肋部胀痛，嗳气则舒，为肝胆气滞之象，肝气横逆犯胃，气机郁滞，郁而化热，故见脘腹痞塞，胃脘嘈杂，舌淡红略暗，苔薄白，脉弦为肝胆郁滞、气滞血瘀之证，故用柴胡、郁金、香附、陈皮、半夏、茯苓、蒲公英七味药物组成。方用柴胡、郁金疏肝解郁，合香附以行气活血止痛，更兼清热之能，二陈汤除痰湿以和胃气，蒲公英既泻肝热，复清胃肠积热。二诊胁疼脘痞已消，嗳气仍作，故去黄连、吴茱萸、浙贝母、煅瓦楞子，加苍术、厚朴、紫苏叶、苏梗取半夏厚朴汤之意，以期降逆化痰，行气散结宽中之效，遂1周后诸症得消。

病案 92

余某，男，50岁。于2016年2月14日初诊。患者体型肥胖，平素喜食肥甘厚味，2014年曾因胆囊多发结石行保胆取石术。近日工作应酬多，每天饮白酒200毫升，3周前出现右上腹胀痛。查腹部彩超示：胆囊壁毛糙，胆囊内多发强回声光团，最大者直径约8mm，并示中度脂肪肝。现症见：右上腹顶胀疼痛，向右肩部放射，胃脘胀满不适，白睛轻度黄染，口干、口苦，恶心、厌油腻，小便色黄，大便干结、3日一行，舌边红、苔黄腻，舌下脉络无明显迂曲，咽后壁充血，脉弦滑。肝功能：ALT 27U/L，AST 34U/L，GGT 130U/L，总胆红素36μmol/L，直接胆红素17μmol/L，胆固醇8.6mmol/L，三酰甘油3.5mmol/L。

西医诊断：胆石症。

中医辨病辨证：胆胀（肝胆气郁，中焦湿热型）。

治法：疏肝利胆，清热祛湿，通腑下石。

方药：柴胡15克，郁金15克，赤芍15克，金钱草20克，鸡内金20克，虎杖15克，火麻仁10克，肉苁蓉10克，枳实15克，怀牛膝20克，延胡索15克，甘草10克，山楂20克，茵陈20克，栀子18克，大黄10克，大腹皮20克。水煎服，每日1剂。

二诊：2016年3月12日，患者右上腹疼痛消失，右上腹顶胀感较前明显减轻，胃脘胀满改善，纳食转佳，白睛已无黄染，口干，无口苦，小便色黄，大便每日1~2次、质软，自诉大便可见结石，舌质淡红，苔偏黄腻，脉弦滑。续守上方，去大黄，栀子用量减为12克，再予14剂。

三诊：2016 年 4 月 5 日，患者上腹不适尽解，自觉全身疲乏无力，纳食睡眠均可，舌淡红质嫩、苔薄白腻，咽不红，脉濡。复查彩超：胆囊壁光滑，未见结石，轻度脂肪肝，肝功能正常，予以四逆散合四君子汤加减调和肝脾，加强健脾益气。拟方：柴胡 12 克，郁金 15 克，枳壳 10 克，赤芍 15 克，鸡内金 15 克，党参 20 克，茯苓 20 克，白术 15 克，怀牛膝 10 克，甘草 6 克。21 剂，第 1 周每日 1 剂，第 2 周起隔日 1 剂，嘱咐患者饮食宜清淡，戒酒，保持心态平和。2016 年 11 月、2017 年 11 月，先后两次复查腹部彩超均未再见胆结石，轻度脂肪肝，无腹部不适等症。

【按语】该病案中患者平素喜食肥甘厚味，酒肉易损伤脾胃，且易助生湿热；患者近日工作繁忙压力大，又频繁饮酒，使得肝气郁结，气机不通，胆汁排泄失常而淤积于体内，故见胁痛、黄疸、胆石形成。结合舌脉，可诊断为肝胆气郁、中焦湿热证，予四逆通腑排石方治疗。方中柴胡、郁金疏肝利胆，金钱草量大力专清热利湿，与鸡内金同用可化石，赤芍、枳实活血理气，虎杖、肉苁蓉、火麻仁泻下与润下同施，怀牛膝引石下行，延胡索理气止痛。患者症见胃脘胀满不适，加山楂以解肉食滋腻，助脾运化，大腹皮行气消胀；又因白睛发黄明显，口干口苦，舌苔黄腻，湿热重，故合茵陈蒿汤加强清热利湿退黄之意。二诊时湿热较前减轻，腑气通，去大黄，减苦寒之栀子，以防败伤胃气。三诊可见热已除，结石已下，而脾虚明显，故是扶正之机，以枳壳易枳实亦为此意，遂以四逆散调达肝气，四君子汤健脾益气，逐渐停药以巩固疗效。胆石症宜早发现，早治疗，无症状者可通过生活方式干预，定期复查；出现腹痛、黄疸、发热等症状时应及时治疗，可减少化脓性胆管炎、胰腺炎等并发症的发生。对于结石直径大于 10 毫米，胆管底部狭窄等患者或伴严重感染者，应中西医结合治疗，以免耽误病情。对于需手术治疗的患者，联合中医药治疗能有效地减轻手术并发症，促进术后的康复。邓老结合现代人生活工作方式，锁定胆石症发病的病因病机，由此拟疏肝利胆、清热祛湿、通腑排石法，随证治之，祛邪扶正并重，并配合饮食调护、身心调养，屡屡收获良效，尤其在预防胆石症复发方面现显著优势。

病案 93

汤某，男，45 岁。于 2022 年 8 月 7 日初诊。主诉右腰腿痛反复发作 1 年，加重 2 周来诊。患者 1 年前查出腰椎间盘突出症，其间用药治疗，时有反复，2 周前感冒后，症状加剧，右下肢发麻，坐立不安，夜不能寐，服用各类药物无效，遂慕名而来。患者疼痛沿足太阳膀胱经放射，俯仰转侧不能，畏寒，口淡不渴，舌暗，苔白腻，脉弦。

中医辨病辨证：腰腿痛（痰瘀阻络，寒湿下注）。

治法：逐痰通络散寒。

方药：逐痰通络汤加减。牛蒡子 10 克，僵蚕 10 克，白芥子 10 克，炙地龙 10 克，泽漆 10 克，制南星 10 克，当归 10 克，川牛膝 10 克，炙甘草 6 克，炮附子 10 克，桂枝 10 克，白术 15 克，全蝎 6 克，蜈蚣 6 克，生姜 5 片。7 剂，服用 1 周后，患者诉夜间已可安睡，麻木减，行走仍不利，遂仍以前方加减调理，1 月后腰腿痛痊愈。

【按语】腰腿痛的病因很多，现代医学研究发现，腰椎间盘突出、腰椎滑脱、梨状肌痉挛等都可引起不同程度的腰腿痛症状。中医早在《黄帝内经》中就提出了腰痛的概念，《黄帝内经·素问》（刺腰痛）中说"衡络之脉令人腰痛，不可以俯仰，仰则恐仆，得之举重伤腰"，又云："肉里之脉令人腰痛，不可以咳，咳则筋缩急。"《医学心悟》也说："腰痛拘急，牵引腿足"。以上均说明，本病可由外伤引起，症状为腰痛合并下肢痛，咳嗽时加重。这与西医所说的坐骨神经痛的症状基本相似，中医称之为"腰腿痛"或"腰痛连膝"等。在治疗上，采用逐痰通络汤（牛蒡子、僵蚕、白蒺藜、独活、秦艽、白芷、半夏、桑枝）加减，属寒证者，酌加桂枝、炮附子，取桂枝汤之意；属热证者，酌加葛根、石膏，取葛根汤之意。

病案 94

张某，女，42 岁。于 2021 年 6 月 5 日初诊。主诉双下肢浮肿 1 年。病理诊断"膜性肾病Ⅱ期"，予泼尼松治疗，水肿无明显缓解。就诊时，双下肢水肿，腰酸，乏力，口干苦，纳差。舌质暗红，苔微黄腻，脉细滑。实验室检查：尿蛋白（+++），24 小时尿蛋白定量 5.27g，血白蛋白 21g/ L，总胆固醇 11.2mmol/ L。

西医诊断：肾病综合征。

中医辨病辨证：水肿（气阴两虚，湿瘀互阻）。

治法：益气养阴，活血通络利水。

方药：生黄芪 40 克，白茅根 30 克，生薏苡仁 30 克，车前草 30 克，益母草 15 克，大腹皮 15 克，泽兰 10 克，黄柏 10 克，生地黄 10 克，地龙 10 克，僵蚕 10 克，蝉蜕 10 克，莪术 10 克，茯苓皮 10 克，水蛭 6 克。14 剂，日 1 剂，水煎服。

4 周后复诊，诉症状改善，水肿减轻，舌质红，苔稍黄，脉细滑。以原方加金樱子 15 克，继续服用。

三诊：1 个月后，下肢水肿减轻，查 24 小时尿蛋白定量 2.12g。原方去水蛭，加全蝎 3 克、桑螵蛸 10 克，继续服用。

四诊：1 个月后，复查尿蛋白（++），24 小时尿蛋白定量 0.88g，总胆固醇 4.5mmol/L。后以化瘀通络、益气固摄为组方原则辨治，泼尼松正规减量，6 个月后查尿蛋白（+），24 小时尿蛋白定量 0.57g，血白蛋白 42g/ L。

【按语】肾病综合征患者普遍存在瘀血阻络症候，本案中医诊断为水肿。《金匮要略》中："血不利则为水。"瘀血阻络是形成水肿的重要病理因素。结合病理诊断，膜性肾病的中医病机多属于气虚血瘀，当以化瘀通络、益气活血为治法，加强化瘀通络药物应用。本案初诊瘀血症候重，因水蛭破血通经、逐瘀消癥，行血之功强，故予地龙、蝉蜕配水蛭以通络；同时，配合草本类益母草、泽兰、莪术以加强活血化瘀功效；经治疗病情好转，血瘀症状减轻，故去水蛭，加全蝎搜剔通络；同时，患者湿浊等标邪渐除，加用桑螵蛸、金樱子以增强固摄精微、消减尿蛋白之功效。方中加大生黄芪用量，与化瘀通络药配合，以达到益气活血利水的效果，同时可培补人体正气，增强固摄精微之力，结合糖皮质激素抗炎、抗免疫治疗以达全功。邓老应用虫类药物辨治慢性肾脏疾病，以"瘀血阻络贯穿肾病始终"为理论依据，在临证中注重探求虫类药物间的配伍及虫类药物与其他药物的配伍应用规律，同时结合现代医学研究辨病用药，临床疗效显著，值得临床推广运用。邓老治疗慢性肾病常用的虫类药物从功效角度可分为两类，一类具化瘀通络功效，主要有地龙、全蝎、僵蚕、蝉蜕、水蛭和蜈蚣等；另一类则具补益固摄功效，主要有冬虫夏草、龙骨、牡蛎和桑螵蛸等。全蝎，性平，味咸辛，具祛风通络、攻毒散结之功;《本草纲目》言"蝎乃治风要药"，可"专入肝祛风"。全蝎性善走窜，既平息肝风，又搜风通络，直达病所，可开气血之凝滞，为治疗慢性肾病之基本药物。全蝎有一定毒性，虽经沸水炮制，但对慢性肾病患者用量仍不宜过大，应以 2~3 克入药煎服为宜。地龙，《本草衍义》云其"治肾脏风下疰病"。地龙味咸，"咸主下走，利小便"，性寒而下行清热。咸寒走下入肾，可清热结而利水道。故地龙除具有化瘀通络作用外，对于下焦湿热蕴结者，较其他虫类更具清热利湿功效。僵蚕，味辛咸，性平。曹恩泽认为，僵蚕性味辛咸，辛能行散，咸先入肾，且该药性偏温，故温通肾络的功效较强；且本品为家蚕的干燥体，富含蛋白质、脂肪和多种氨基酸,对改善肾病患者的营养状况有所裨益。蝉蜕，味甘、寒，性凉。"风性开泄"，肾病患者因尿中蛋白而表现的"泡沫尿"症状，即为风邪与水湿痰浊、瘀血相挟为患之象，而蝉蜕性甘寒质轻，归肺、肝经，既可疏散肺经风热，又可疏散肝经风热，祛风功效显著，故可消减蛋白尿，为治疗肾病通用之品。水蛭，味咸、苦、平。张锡纯谓其"破瘀血而不伤新血，专入血分而不伤气分"。水蛭行血之功强于全蝎和蜈蚣，性迟缓而善入，善于逐瘀血、恶血而不伤新血。邓老认为，慢性肾病瘀血成因多与寒热错杂、气机升降失宜有关，故用药应注意寒热并用、升降相伍。根据叶天士取"虫蚁飞者升，走者降，灵动迅速，追拨沉混气血之邪"的特性。善飞者如蝉蜕、僵蚕，性升而上行，用治阳分或身半以上疾病为宜；地行者如地龙、全蝎性降，性善下走，能攻坚破积，可治身半以下或阴分疾病为宜。且慢性肾病瘀血阻络症候较重，故常选用全蝎、地龙、僵蚕、蝉蜕四味虫类药物同用，一是取其升降相伍，宣通气机之用；二是相互协同，加强通络祛邪之功。另外，对于病情较为轻浅者，习以地龙与僵蚕相配伍，取地龙"性寒而下行……下行故能利小便"之功，而僵蚕为"温行血脉之品"。二者相配，正合寒热并用、升降相伍之义，而起气血运行之机，达通经活络之效。补益固摄类的冬虫夏草，其"味甘性温，秘精益气，专补命门"，为平补阴阳之品。冬虫夏草专补肺肾，秘精益气，且药性平和、温而不燥、补而不滞，不助湿敛邪，具阴阳同补之功；能增强肺卫，培补人体正气，防外邪侵入而加重肾病，故在临证中常用，但因其价格昂贵，可选用人工虫草制剂以代替。桑螵蛸，《本经逢原》言其"肝肾命门药也，功专收涩"。肾虚不能固摄精微致精微下泄是蛋白尿的基本病机，而桑螵蛸功专收涩，益肾固精，可减少尿蛋白丢失，而达到护肾目的。

病案 95

张某，女，35岁。于2022年5月11日初诊。主诉左边腰腿痛反复半年余。多年前有腰部外伤史，针灸、牵引等治疗半年余，其间时有反复，疼痛始终不除，遂来求诊。患者口干稍苦，急躁烦闷，腰部时有刺痛感，沿足少阳胆经放射，小腿抽痛屈伸不利，舌红少津，苔薄黄腻，脉弦数。

中医辨病辨证：腰腿痛（痰瘀交阻）。

治法：逐痰通络，活血止痛。

方药：逐痰通络汤加减。牛蒡子9克，僵蚕9克，白芥子9克，炙地龙9克，炙地鳖9克，络石藤12克，制南星9克，浙贝母15克，丹参15克，当归12克，川牛膝12克，生甘草6克，柴胡15克，黄芩9克，竹茹12克，白芍12克。7剂，并嘱患者清淡饮食，调畅情志。药后症减，效不更方，前方再进，1月后基本痊愈。

【按语】邓老对诊治该病颇有心得，认为疾病迁延，日久不愈，必化生痰湿、瘀血。陈伤劳损之后，气血不和，痰湿每能凝滞经络。正如《仁斋直指》指出："血气和平，关络条畅则痰散而无，气脉闭塞，脘窍凝滞，则痰聚而有。"疾病迁延，日久不愈，则必生瘀血，痰瘀交阻，痛必难除。因此，在腰腿痛的治疗上，首重"痰瘀"，调治"兼邪"。在临床上，该类疾病还主要表现出两种经络走向的疼痛或麻木等症状：第一种疼痛沿着足太阳膀胱经传导，《黄帝内经·灵枢》（经脉）有云："膀胱足太阳之脉……其直者，从巅入络脑……夹脊抵腰中，入循膂，络肾，属膀胱。其支者，从腰中，下夹脊，贯臀，入腘中。其支者，从髆内左右，别下贯胛，夹脊内，过髀枢，循髀外从后廉下合腘中。以下贯踹内，出外踝之后，循京骨至小趾外侧。"称为太阳型。第二种疼痛沿着足少阳胆经循行，《黄帝内经·灵枢》（经脉）云："胆足少阳之脉……其直者，从缺盆下腋，循胸，过季胁，下合髀厌中。以下循髀阳，出膝外廉，下外辅骨之前，直下抵绝骨之端，下出外踝之前，循足跗上，入小指次指之间。其支者，别跗上，入大指之间，循大指歧骨内，出其端，还贯爪甲，出三毛。"称为少阳型。痰瘀若阻于以上两条经脉，则疾病症状就发生了。

病案 96

李某，女，30 岁。于 2022 年 4 月以"双下肢瘀点、瘀斑 1 个月，加重 5 天"为主诉就诊。患者属于过敏体质，1 个月前因食用鱼虾后出现腹泻、恶心欲吐，疲乏无力，随后双下肢皮肤出现暗红色瘀点、瘀斑，大小不等，对称分布，按之不褪色，局部瘙痒，无腹痛、关节疼痛，口服氯雷他定片后症状消失。5 天前因饮食不节后再次出现双下肢瘀点、瘀斑，色鲜红，呈对称性，服药瘀点瘀斑较前消退，但患者晨起恶心欲吐，疲乏无力，昏昏欲睡，大便不成形，无畏寒发热。舌淡红，苔白腻，脉弦细。

中医辨病辨证：紫癜（气不摄血）。

治法：健脾化湿，益气摄血。

方药：黄芪 30 克，补骨脂 20 克，白术 20 克，茯苓 10 克，藿香 10 克，佩兰 10 克，白鲜皮 10 克，地肤子 10 克，蛇床子 10 克，荆芥 10 克，防风 10 克。水煎服，一日 1 剂，早晚餐后温服。服用 7 剂后患者大便成形，无恶心呕吐，双下肢瘀斑、瘀点明显消退，色暗，继续原方服用 7 剂。

【按语】邓老认为紫癜的发生不外乎本虚标实，过敏是紫癜发生的主要因素，脾胃虚弱为其本。患者既往体质较弱，饮食不节后出现病邪直入脾胃，脾胃为中焦之枢纽，病邪导致脾胃运化失调，水湿聚而不化，出现恶心、腹泻，舌苔白腻。病邪久居致脾胃虚弱，气血亏虚，气无力摄血，血溢脉外见紫癜。故邓老以黄芪、补骨脂健脾补气，调动人体气血运行；白术、茯苓健脾除湿；藿香、佩兰醒脾化湿，防止病邪缠绵，并可行表，助肺之肃降；白鲜皮、地肤子、蛇床子走表化湿解皮肤紫癜；荆芥、防风入肺经，肺主皮毛，故用入肺经的药物以治疗皮肤紫癜。邓老也嘱患者平素注意饮食结构，预防感冒，尤其在季节转化之时，人体之气当顺从天地之气变化，遵从自然规律。

病案 97

陈某，男，60 岁。于 2022 年 7 月以"间断咳嗽 10 天"为主诉就诊。患者自诉 10 天前因吵架出现咳嗽气逆，两侧胁肋疼痛，右侧为主，待心情平复后胁痛消失，但每因情绪波动时咳嗽反复发作，无咳痰，口苦，舌红，苔薄黄，脉弦。

中医辨病辨证：咳嗽（肝火犯肺）。

治法：泻肝补肺。

方药：丹栀逍遥散加减。牡丹皮 16 克，栀子 10 克，柴胡 16 克，白术 10 克，茯苓 10 克，白芍 10 克，当归 10 克，杏仁 10 克，紫苏子 20 克，紫菀 10 克，款冬花 10 克。颗粒剂，水冲 200 毫升，早晚餐后温服。服用 6 剂后偶有咳嗽，嘱患者调畅情志，继续巩固治疗。

【按语】咳嗽分外感咳嗽和内伤咳嗽。内伤咳嗽常见痰饮咳嗽、肝火犯肺、阴虚咳嗽。此患者生气后出现咳嗽，每因情绪波动加重，因此辨证为肝火犯肺，古人早就提出"五脏六腑皆令人咳""肝咳之状，咳则两胁下痛，甚则不可转"。故邓老根据四诊将其归纳入肝咳，提出以丹栀逍遥散为主方，牡丹皮、栀子入肝经而清肝火；柴胡以疏肝顺气；白芍、当归养血柔肝；人体是一个整体，五行相生相克，故加白术、茯苓，脾为肺之母，从子虚补其母，达健脾以补肺之能；加杏仁、紫苏子以降气止咳，紫菀、款冬花入肺经增强止咳之效。邓老常说辨证要准确，取方要灵活，根据临床之症随机而动，选取药物时，不仅仅以归经为主，也可结合五脏表里关系、五行相生相克、时令变化及患者体质等。

病案 98

王某,女,44岁。于2022年6月以"间断性上腹部疼痛1年余,加重5天"为主诉就诊。患者自诉1年前饮酒后出现胃脘部疼痛,伴烧心、反酸,于当地医院做完胃镜后示:慢性萎缩性胃炎伴糜烂。口服奥美拉唑肠溶胶囊后症状好转,此后胃脘部疼痛间断发作,餐后疼痛为主,自服药物后症状可缓解,此次于5天前因饮食不洁再次出现胃脘部疼痛,口服奥美拉唑后仍感胃脘部隐隐作痛,遇热则舒,食欲不佳,腹胀、恶心,无呕吐,大便偏稀,眠差,舌淡白,苔白腻,脉沉细。

中医辨病辨证:胃痛(脾胃虚寒)。

治法:温中健脾,和胃止痛。

方药:黄芪建中汤加减。黄芪30克,白术30克,茯苓10克,桂枝10克,白芍10克,延胡索10克,砂仁6克,厚朴10克,石菖蒲10克。颗粒剂,水冲200毫升,早晚餐后温服。服用6剂后复诊,诉胃脘部疼痛消失,食欲仍差,晨起感恶心,无呕吐、腹胀,大便尚可,眠可,舌淡红,苔白,脉滑。在原方基础上减延胡索、厚朴;加藿香10克、佩兰10克、炒麦芽20克、焦神曲20克,焦山楂20克。继续服用6剂。

【按语】邓老常说脾胃为中焦之枢,是气机左升右降的前提,患者平素喜嗜寒凉之品,阻滞脾胃之气,长期导致脾胃脾虚,寒湿滞留,黄芪、白术、茯苓以健脾和胃;患者胃脘部疼痛不适,加白芍、延胡索止痛;桂枝以温经散寒;腹胀加厚朴行气通腑;患者大便偏稀,苔白腻,主因中焦湿气内聚,加石菖蒲达化湿之功;砂仁发挥健脾行气之能;胃不和则卧不安,故仍以健脾和胃来改善睡眠。复诊胃脘部疼痛消失,故减延胡索、白芍,患者晨起恶心,根据四诊加入藿香、佩兰醒脾化湿;加"焦三仙"以消食和胃,增加食欲,效果明显。

病案 99

刘某，女，54 岁。于 2022 年 7 月以"间断失眠 3 年"为主诉就诊。患者自诉于 3 年前绝经后出现心烦失眠，难以入睡，睡眠较浅，时常夜间 3 点惊醒，多梦，头晕，耳鸣，于当地医院检查后诊断为焦虑症，建议抗焦虑治疗，患者拒绝。现症见：患者失眠，心烦易怒，入睡困难，夜间盗汗，喜冷饮，目眩，口苦，四肢发冷，大便每日一行，舌红，苔黄腻，脉弦。

中医辨病辨证：不寐（肝火扰心）。

治法：疏肝泻火，镇心安神。

方药：柴胡 20 克，龙胆草 10 克，黄芩 10 克，栀子 10 克，炙甘草 16 克，熟地 10 克，党参 16 克，大枣 6 克，龙骨 10 克，牡蛎 16 克。颗粒剂，水冲 200 毫升，早晚餐后温服。服用 6 剂后复诊，诉睡眠较前明显改善，口渴，喜冷饮，易饥饿，大便干结，舌淡红，苔黄，脉滑。在原方基础上减去柴胡、龙胆草、栀子；加石膏 10 克、知母 20 克。继续口服 6 剂至胃热消失。

【按语】不寐病因较多，病机多以阳盛阴衰，阴阳失交为主。患者绝经后一直感心烦易怒，初诊加柴胡、龙胆草、黄芩、栀子清肝火；再以"炙甘草汤加减"补心血而安神；患者梦多，易惊醒，加龙骨、牡蛎以镇静安神。复诊时患者自诉睡眠改善，偶有心烦，但感口渴，喜冷饮，易饥饿，考虑存在胃热，加石膏、知母以滋阴清热。邓老认为临床症状复杂多变，辨病辨证当精准，尤其是多症相互掺杂时，当以主要症型为主。

病案 100

王某，男，25岁。于2022年9月以"头疼3天"为主诉就诊。患者自述于3天前淋雨后出现头疼，前额疼痛较重，畏寒，低烧37.6℃，口服三九感冒灵颗粒后退烧，但头疼未缓解，无恶寒。舌淡红，苔薄白，脉浮紧。

中医辨病辨证：头痛（风寒头痛）。

治法：疏风解表，散寒止痛。

方药：川芎茶调散加减。川芎20克，荆芥10克，防风10克，白芷10克，升麻10克，羌活10克，细辛3克，炙甘草6克。3剂，颗粒剂，水冲200毫升，早晚餐后温服。

【按语】此患者打篮球时汗出，腠理开放，淋雨后导致汗出不畅，病邪留滞人体。风寒滞留于头部，经脉拘急，出现头疼，以川芎茶调散治疗效果显著。邓老常说头疼当先辨别所处经络，根据经络调整用药。如太阳头痛，出现枕后、项背疼痛，可用葛根汤加羌活、藁本；厥阴头痛，以巅顶疼痛为主，干呕、吐涎沫，吴茱萸汤加川芎、羌活；少阴头痛，牵及牙痛，气逆，脉沉细，用麻黄附子细辛汤加川芎、桔梗；少阳头疼，寒热往来，脉弦，小柴胡汤加减；太阴头疼，必有痰，体重，脉沉缓，可加苍术、半夏、胆南星；阳明头痛，自汗发热，恶寒，脉浮缓长实者，可加升麻、葛根、白芷。

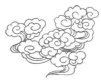

预防保健篇

中医"治未病"思想

治未病是中医预防医学的高度概括，在疾病的预防、诊治方面都有重要意义。将"治未病"的思想贯穿于临床，对疾病发生、发展的各个环节提前干预，促进患者早日康复，具有重要的指导意义。

"治未病"一词最早见于《黄帝内经》一书，它提出了中医治未病的基本理论和实践框架。《黄帝内经·素问》（四气调神大论）曰："是故圣人不治已病治未病，不治已乱治未乱，此之谓也。夫病已成而后药之，乱已成而后治之，譬犹渴而穿井，斗而铸锥，不亦晚乎！"是对治未病的最为经典的论断，明确提出了治未病养生"未病先防"的思想内核。《黄帝内经·素问》（上古天真论）曰："恬淡虚无，真气从之，精神内守，病安从来？"《黄帝内经·素问》（阴阳应象大论）曰："圣人为无为之事，乐恬淡之能，从欲快志于虚无之守，故寿命无穷，与天地终，"提出了治未病的养生保健基本原则。《金匮要略》（脏腑经络先后病脉证篇）中："夫治未病者，见肝之病，知肝传脾，当先实脾。"的论述明确提出既病防变的重要思想。此外，东汉华佗创立五禽戏健身法，晋代葛洪强调气功摄生，都对治未病的实践应用进行了深化。唐代孙思邈是一位在治未病方面作出重大贡献的医家。他将疾病分为"未病""欲病""已病"三个层次，提出"上医医未病，中医医欲病之病，下医医已病之病"，认为医生和患者要"消未起之患，治未病之疾，医之无事之前"。《千金要方》记载了大量养生延年的方法和措施，有很高的实用价值。中医治未病理论成熟于明清时期，这个时期的医学家们在临床实践中灵活应用了治未病理论，大大丰富了治未病的方法和手段。清代叶天士对于治未病研究颇深，明确提出"逐邪务早，先证用药，先安防变"等临床用药原则，他根据温病的发展规律，热邪伤及胃阴，进一步发展可损及肾阴，主张在甘寒养胃的同时加入咸寒滋肾之品，以防肾阴被损。概而言之，中医"治未病"思想主要包括以下几方面：①"未病先防"，在疾病未形成之前，对可能导致疾病的各种原因，采取针对性措施，预防其发生。主要是以养生为要，贯穿于日常饮食、起居、情志、欲望等方面，从而达到防病的目的。②"见微知著"，对某些疾病出现的前兆，早发现、早诊断、早治疗，及时把疾病消灭在萌芽状态。③"有病早治"，有了疾病应该及早对症治疗，不要延误病程，不要把小病拖成大病，轻病拖为重病。④"已病防变"，把握疾病的传变规律，及时阻止疾病蔓延、恶化和传变。⑤"病后防复"，在疾病尚未发作的稳定期或间歇期即提前采取巩固性治疗或预防性措施，防止疾病的复发。

慢性肾病与其他疾病一样，是"正"与"邪"二气交争结果，在正气不足，脏腑功能失调的情况下，易于发生肾脏疾病。在肾脏疾病尚未发生之前，针对可能导致肾病的各种原因，如遗传因素、免疫因素、慢性疾病等内因，加以防范，主要体现在摄生方面，调情志，适起居，节饮食，慎劳作，长养正气，防止病邪的侵袭。培养正气，当注重精神调节，加强体育锻炼，生活起居有时。心情舒畅，精神愉快，则有利于血脉流通，气机调畅，阴阳和调，正气充足，正如《黄帝内经·素问》（上古天真论）云："恬淡虚无，真气从之，精神内守，病安从来？"另外，在饮食方面勿使偏嗜、失节或食用不洁之品，忌食霉变不洁食物，少食油炸食物等。饮食和调，脾胃健运，就能化生精气，滋养人体，保持身体健康。中医从整体观念出发，以辨证论治为基点，根据肾病发病特点及临床表现进行治疗。乐观面对病情，积极配合医生诊治，使抗病力强，元气恢复快，病情逆转，甚至完全康复；忧愁恐惧，甚则精神崩溃，导致气血耗散，病情加速恶化，则预后不良。中医认为，患者的精神状态是本，医生的治疗措施是标，医生的治疗是通过患者的内在因素发挥治疗效应。所谓"标本不得，邪气不服"。病后可通过培补正气，调理脏腑功能，使其紊乱的状态得以恢复。扶助正气，主要从气、血、阴、阳四个方面入手，使得气血冲和，阴阳平衡；调理脏腑功能主要是从先天入手，先天为本，本元充盛则阴阳平和；后天为养，脾胃健则气血充。因此，还应配合饮食调养，注意劳逸得当，生活起居有时。

肾病综合征饮食与健康指导

肾病综合征是由多种病因和多种病理类型引起肾小球疾病中的一组临床综合征。典型临床表现为大量蛋白尿（每日大于 3.0~3.5g）、低蛋白血症（血浆白蛋白小于 30g/L）、水肿伴或不伴有高脂血症。它不是一个独立性疾病，肾病综合征中，约 75% 是由于原发性肾小球疾病引起，约 25% 为继发性肾小球疾病引起。患者若出现下列任何情况：中度以上的水肿、高血压、肉眼血尿或少尿，每日尿量在 400mL 以下，或出现严重并发症时需卧床休息；眼睑面部水肿者枕头应稍高些；严重水肿者应经常更换体位；胸腔积液者宜半卧位；阴囊水肿宜将阴囊托起；当患者的症状和体征减轻或消失，则可以适当活动。患者经治疗后若病情稳定，可以参加轻松的运动，根据自己的病情及身体条件，选择适合自己的运动方式，如散步、打太极拳、练气功等。运动量的大小、时间的长短应视个人的情况而定，一般以不感到疲劳为宜。

肾病综合征患者饮食方面要求也特别重要，一般应遵循①患者饮食以清淡为宜：在大剂量激素治疗期间或有水肿，应给予低盐饮食（每日钠盐摄入量小于 3g）。肾病综合征患者由于限钠后常因饮食无味而食欲不振，影响了蛋白质和热量的摄入，可以用无盐酱油、醋、姜、蒜等调味品以增进食欲。对于运用利尿剂的患者，要注意监测电解质。②注意蛋白质摄入量：肾病综合征患者蛋白质摄入以维持机体需要及加上尿中丢失量即可，每日蛋白质摄入量为 0.8g/kg，且以动物优质蛋白质为主，如牛奶、鸡蛋、鱼和瘦肉等。对于合并肾衰患者在氮质血症期应限制蛋白质的摄入，摄入量每日 0.5~1.0g/kg为宜。③高脂血症者，每日脂肪摄入量应小于 40g，高脂血症能加重肾损害，降低高血脂对肾脏具有保护作用。要采用低脂饮食（每日 25~30g），应限制膳食中饱和脂肪酸的含量，不吃或少吃油炸食物、富含胆固醇的食物，如动物内脏、蛋黄、肥肉等。④宜选用高热量富含维生素 A、维生素 C 的食物，水肿严重而尿少者，适当限制饮水。伴有贫血时，可补充富含铁、维生素B$_{12}$、叶酸等食物，如木耳、菠菜等。限制对肾脏有刺激作用的食物，如芥末、辣椒等。肾病综合征患者应在肾内科医师指导下用药，患者定期复查尿常规与肾功能，在医生指导下减药或停药，使用利尿剂应观察用药后反应，如患者的尿量、体重、皮肤弹性；有呼吸道感染应积极治疗防止病情复发和加重；让患者及家属了解激素及其他免疫抑制剂的主要作用和毒副作用，在使用激素时，嘱不可突然停药，积极配合治疗，完成治疗计划。因肾病综合征病程长，常给患者带来焦虑、恐惧及家庭经济负担问题。医护人员耐心向患者讲述疾病知识，包括防治及各种检查知识，解除患者的顾虑，给予患者高度同情、安慰和鼓励；组织病友间交流养病经验。肾病综合征患者因低蛋白血症、激素、免疫抑制剂的使用，容易发生口腔真菌及细菌、病毒等侵袭，每日采用苏打水频漱口进行口腔护理。避免与感染性疾病人员接触，不去人群拥挤的场所。

糖尿病肾病调护与预防

一、饮食调养

糖尿病肾病患者应和糖尿病患者一样需要控制饮食，并且蛋白质摄入也要控制，过多的蛋白质加重肾脏负担，在糖尿病肾病早期即应限制蛋白质摄入量。早期糖尿病肾病蛋白质摄入量应控制在每日 0.8g/kg，临床期之后蛋白质应控制在每日 0.6g/kg，尿毒症期患者应控制在每日 0.5g/kg。肾功能不全者还要控制水钠入量，并禁烟酒。

可以作为饮食治疗的中药有人参、黄芪、山药、冬虫夏草、茯苓、山茱萸、地黄、女贞子、麦冬、玉竹、灵芝、大黄、黄连、三七等，在辨证用药的基础上选用上述中药，针对性更强。

（一）消蛋白粥

芡实 30 克，白果 10 枚，糯米 30 克，煮粥，每日 1 次，连服数月。有蛋白尿者可用。

（二）芪玉汤

黄芪、玉米须、糯稻根各 30 克，煲水分次饮。连服 3 月。

（三）何首乌大枣粥

制首乌 60 克，浓煎去渣取汁，加入粳米 100 克、大枣 9 枚，共煮粥，早晚服。适用于糖尿病肾病有高血压者。

（四）粟子红枣粥

粟子 10 枚，红枣 30 枚，共煮粥，每周 3 次，有利于保护肾功能，治疗贫血。

二、劳逸结合

劳逸适度，早期应鼓励轻微运动，如练气功、打太极拳、散步等，避免重体力劳动和急剧运动；后期病情日趋严重，应增加卧床休息的时间，卧床有利于改善肾脏血流量。

三、精神调养

避免情绪剧烈波动，保持心胸宽广，遇事乐观。病患都有不同程度的抑郁与焦虑情绪，因为他们或多或少地听到本病最终会发展成肾功能衰竭，而出现不同程度的忧虑。鼓励患者树立战胜疾病的信心，告知稳定情绪的益处，从而对糖尿病肾病治疗有很大助益。

四、皮肤清洁

糖尿病患者容易发生皮肤感染，且难以愈合，再加上尿毒症时，湿毒之邪除了从尿道和肠道排出外，还会通过皮肤排出一部分，毒素刺激皮肤产生不适。尽量做到不擦伤、不抓破皮肤、不用过热水洗脚，女性注意保持阴部的清洁，减少皮肤感染、泌尿道感染及糖尿病足发生的机会。因此经常保持皮肤的清洁，不仅能减少感染机会，还利于毒素的排出。

五、辨证施护

糖尿病肾病属于中医学"水肿""消渴肾"等范畴，病情复杂，难以治疗，因此，在药物治疗的同时，强调摄生调养为历代医家所重视，且被认为与疗效和生存质量密切相关。在临床护理中，对患者的饮食起居给予必要的指导，根据患者不同体质采取辨证施护，如阳虚型患者多用温补之品，汤药宜热用，可增强药力；饮食中每天糖、蛋白质的量要合理，同时糖尿病肾病使用胰岛素时，注意胰岛素的注射方法、注射部位和剂量，避免皮肤感染以及低血糖发生。

六、预防外感

外感不仅能引起糖尿病肾病患者血糖波动，而且加重肾功能进一步损害，出现血压升高，蛋白尿加重。预防感冒，首先要保持居室空气清新，定时通风换气，排除室内秽浊之气。其次要慎起居，避寒热。春夏季节，天气由寒转暖变热，不要过早地脱去棉衣，养成早睡早起的习惯，多做户外活动，增强身体的适应能力。秋冬之时，气候转凉，应防寒保暖，早睡晚起，顺应四时的变化。在流感流行时期，避免到公共场所及与感染患者接触，做好防护，戴口罩。此外对于体虚易感者，可服玉屏风散颗粒或中药汤剂。玉屏风散有增强机体抵抗力，提高机体抵御外邪的作用。

七、防治炎性疾病

当人体发生咽喉炎、鼻炎、肺炎等各种炎性疾病时，要积极治疗。因为全身各种炎性疾病可引起血糖升高及酮症的发生。在治疗时中西医结合，对肾功能减退者，避免使用肾脏毒性较大的抗生素，以免加速肾功能的衰竭及出现抗生素脑病等。

八、预防肾功能不全

糖尿病肾病预防肾功能不全，首先一定要控制好血糖。控制血糖，首选胰岛素，对口服降糖药要合理选用；如果合并高血压还要控制好血压，控制血压十分重要，血压过高，影响肾血流量，加速肾功能恶化。此外还应避免使用肾毒性或易诱发肾功能损伤的药物，如氨基糖苷类、磺胺类及非甾体抗炎药等。

九、预后

糖尿病肾病预后不良。一旦出现持续性蛋白尿，肾功能将进行性下降，约 50% 的患者在 5 年内发展为尿毒症。从出现蛋白尿到死于尿毒症平均需要 10 年时间。每日尿蛋白大于 3g 者在 6 年内死亡。1 型糖尿病患者在诊断糖尿病 5 年内出现蛋白尿，应寻找其他引起肾病的原因。3%~30% 的 2 型糖尿病患者在诊断糖尿病时已出现蛋白尿，因为部分 2 型糖尿病者在诊断糖尿病时已存在高血糖多年。因此，凡是新诊断的 2 型糖尿病均应该精确检查肾功能及相关并发症，以便早诊断，早治疗。血肌酐升高至 525μmol/L 时，考虑肾脏替代治疗方案。

谈谈冬病夏治

何谓冬病夏治？冬病夏治是指冬季寒冷时容易发作或加重的疾病在夏天进行治疗，实则利用夏季的气象条件直接或间接地治病、养病。人类依赖大自然而生存，人的生命活动规律、生理和病理都受自然规律影响和制约，风霜雨雪、阴晴冷暖都对人体产生微妙的影响。根据《黄帝内经》"春夏养阳，秋冬养阴"的理论，夏季是人体阳气最旺盛之时，此时治疗某些属于寒性的疾病，可以最大限度地以阳克寒，达到标本兼治的效果。像哮喘、老年慢性支气管炎、关节炎、风湿病、胃病等，都属于这一类疾病，采用夏季敷贴、针灸、中药调理等方法治疗之后，冬季可以减轻发病或者根治。

《黄帝内经·素问》（四气调神大论）指出："夏三月，此为蕃秀，天地气交，万物华实，夜卧早起，无厌于日，使志无怒，使华英成秀，使气得泄，若所爱在外，此夏气之应，养长之道也"，是说夏季艳阳普照，雨水充沛，天地之气交合，是阳气旺盛、生机活跃、万物繁荣、茂盛秀美的季节，人们要顺应这一时令特点，作息上宜晚睡早起（午后可根据个人情况补足睡眠），精神上力避懈怠厌倦之心；情绪平和愉悦，免生燥热；既要避热防暑，又要谨防贪凉受寒，室内空调温度不要调得过低；更要注意饮食卫生，有哮喘和胃病患者要少吃冷饮，否则，体内陈寒发不出去，影响治疗效果。做好冬病夏治、夏病夏治，就可以避邪、远离疾病，安然度夏。结合适当体育锻炼，增强身体防病抗病能力。

冬病夏治主要有哪些方法？中药内服：即"三伏补"，须根据每个人的具体情况辨证施治，如冬季咳喘气急等，常用茯苓桂枝白术甘草汤、六君子汤以温阳健脾，化饮消痰；遇冷喷嚏、反复感冒等，常用扶正散、玉屏风散或颗粒以补肺益气，扶正固表；遇凉腹痛便稀等，常用理中汤或附子理中丸以温运脾阳，燥湿散寒；肾阳不足，可用金匮肾气丸等。

中药外敷：即"三伏贴"，如防治腹痛腹泻常用保健兜肚，或用肉桂、吴茱萸、高良姜、荜拨、丁香等研末敷于神阙的敷脐法；防治咳喘性疾病常用清·张璐《张氏医通》所载的白芥子涂法，取白芥子、延胡索、甘遂、细辛共研细末，用生姜汁调匀，制成药饼，贴前再取麝香放在药饼中央，于初伏、中伏、末伏的第一天（最好是一天当中阳气最旺的中午）各贴一次，连贴3年或更长时间。每次辨证选取肺俞、膏肓俞、脾俞、神阙等穴位，贴后保留2小时左右，有灼热疼痛者时间宜短，有微痒舒适感者时间可长。有皮肤起泡者要避免感染，可请医生处理。其他改进的涂法原理与此大致相同。

针灸：即"三伏针"或"三伏灸"，辨证选取大椎、肺俞、膏肓俞等穴位进行灸疗或针法，防治关节疼痛、背痛肩痛四肢痛等。

其他：有药液浸泡防治冻疮，穴位注射防治咳喘，按摩推拿等多种方法。

时间：冬病夏治在三伏，为初伏（头伏），中伏（二伏），末伏（三伏）。

慢性肾病基础知识

慢性肾脏病是指各种原因引起的慢性肾脏结构或功能异常（肾脏损伤 ≥ 3 个月），伴或不伴肾小球滤过率（GFR）下降，表现为肾脏病理学检查异常或血液、尿液成分异常或影像学检查异常；或不明原因的 GFR 下降，GFR $\leq$ 60mL/（$\min \times 1.73\text{m}^2$）$\geq$ 3 个月，有或无肾脏损伤。

一、肾脏的基本功能

（一）西医认为肾脏有三大基本功能

1.生成尿液、排泄代谢产物。机体在新陈代谢过程中产生多种废物，大部分废物通过肾小球滤过，随尿液排出体外。

2.维持体液平衡及体内酸碱平衡。肾脏通过肾小球的滤过，肾小管的重吸收及分泌功能，排出体内多余的水分，调节酸碱平衡，维持内环境的稳定。

3.内分泌功能

（1）分泌肾素、前列腺素、激肽。通过肾素—血管紧张素—醛固酮系统和激肽—缓激肽—前列腺素系统来调节血压。

（2）促红细胞生成素，刺激骨髓造血。

（3）活性维生素 D_3，调节钙磷代谢。

（4）许多内分泌激素降解场所，如胰岛素、胃肠激素等。

（5）肾外激素的靶器官，如甲状旁腺素、降钙素等，可影响及调节肾脏功能。

（二）中医认为肾的主要生理功能有

1.肾藏精，主生长、发育与生殖

（1）藏精：是肾的主要生理功能，即肾对于精气具有闭藏作用。

（2）肾主生殖：生殖，即生育繁殖，即是人类繁衍后代的保证。

（3）肾气促进生长发育：人的整个生长、发育过程，均和肾中精气的盛衰存在着极为密切的内在联系。

2.肾主水液，主要是指肾中精气的气化功能，对于体内津液的输布和排泄，维持体内津液代谢的平衡起着极为重要的调节作用。

3.肾主纳气，是指肾有摄纳肺所吸入的清气，防止呼吸表浅的生理功能。

二、尿异常的定义

1.少尿：24 小时尿量少于 400mL，称为少尿。

2.多尿：24小时尿量超过2500mL，称为多尿。

3.无尿：24小时尿量少于100mL，称为无尿。

4.尿频、尿急、尿痛：若排尿次数增多，伴有每次尿量的增多或减少均称为尿频；若有尿意即要排尿，并常伴有尿失禁则称为尿急；若排尿时膀胱区和尿道有疼痛或灼热感则称为尿痛。

5.蛋白尿：正常人尿中每日排出的蛋白很少，如尿中蛋白含量＞150mg/24小时，则被视为蛋白尿；尿蛋白含量≥3.5g/24小时，则被称为大量蛋白尿。

6.血尿：不同原因所致的红细胞（RBC）进入尿中，如尿沉渣每高倍视野（HP）＞3个RBC，Addis计数RBC＞50万/12小时，或＞10万/小时则为血尿。

三、慢性肾脏病的早期征兆

1.疲劳、腰酸、乏力，不明原因的食欲减退、恶心、呕吐。

2.面部或下肢浮肿。

3.泡沫尿或血尿，多尿或夜尿增多，少尿或无尿。

4.高血压（尤其年轻人）。

5.呼吸伴尿味、皮肤瘙痒、手脚麻木等。

6.不明原因的贫血。

四、慢性肾脏病的诱发因素

1.感染，如咽炎、扁桃体炎等。

2.不良的生活方式，如过度劳累、压力大、长期憋尿、饮食不当等。

3.用药不当，如肾毒性药物。

4.某些疾病的并发，如高血压、糖尿病、高脂血症、痛风等。

5.遗传因素。

6.心理因素。

五、哪些不良生活方式会引发肾病

1.经常熬夜，压力过大，过度劳累。

2.乱服药物，用药不当。

3.长期憋尿，不注意个人卫生。

4.大吃大喝，饮食过咸，饮酒过度，长期高蛋白饮食。

5.心理不健康，如忧郁、焦虑、恐惧、担惊受怕等。

慢性肾病饮食知识

饮食对肾病的发生、发展起着关键性的作用，也是慢性肾病的基础治疗，通过合理饮食既能达到营养平衡又能减缓肾病的进展。

一、蛋白质的摄入

蛋白质的摄入量要根据肾功能而定：若肾功能减退时，应适当限制蛋白质的摄入量,慢性肾病 1~3 期的患者蛋白质摄入量为每千克体重 0.6~0.8g/ 天；慢性肾病 4~5 期的患者蛋白质摄入量为每千克体重 0.6g/ 天。透析后可适当增加蛋白质的摄入量，为每千克体重 1.0~1.2g/ 天。饮食中优质蛋白要占 50%以上，如蛋、奶、瘦肉、鱼、禽类。

表 1　常见食物蛋白质的含量

食物（生重）	蛋白质含量（g）
主食 50g	4
瘦肉 50g	9
鸡蛋 1 个（60g）	8
牛奶 250mL	8
大豆 25g	9
北豆腐 100g 或南豆腐 150g	9
绿叶蔬菜 500g	1
水果 1 个（200g）	1
干果 25g	7

二、可以吃豆制品吗？

大豆包括黄豆、黑豆、青豆，富含赖氨酸、大豆异黄酮等必需氨基酸，属于优质蛋白质，可做成豆浆、豆腐等食物食用。慢性肾病早期尤其低蛋白血症伴有水肿的症状者，常吃可以提高血浆白蛋白、降低蛋白尿和水肿。但因豆制品中含嘌呤、磷比较高，在慢性肾病中后期伴有高尿酸、高磷血症患者忌食或少食。

三、水的摄入

一般无水肿者不限水，水肿者需严格限制水分的摄入量。摄水量＝前一日尿量+500mL。注意食物中的水分也要包括在内。

四、限水技巧

1.生津止渴水，如柠檬水、薄荷水等。

2.口含冰块、水果等代替。

五、盐的摄入

世界卫生组织推荐，健康成年人每天盐的摄入量不宜超过 5g。低盐饮食有利于对高血压的预防和控制。慢性肾病患者主张每日摄盐量以 2~3g 为宜。同时需控制味精、咸菜、酱油等含钠高的食物，忌低钠盐、健康盐、平衡盐。

六、限盐技巧

1.餐时加盐法：做菜时不放盐，吃菜时放少量盐。

2.替代法：可用醋、辣椒、蒜、葱、柠檬汁、胡椒等酸、辣、甜来变换口味。

3.改变烹饪方式：蔬菜类可凉拌，鲜鱼类可采用清蒸、油浸等方法；肉类也可以做成蒜泥、麻辣白肉等菜肴。最后一道汤最好喝淡汤。

4.利用蔬菜本身的强烈风味，如番茄、洋葱、香菇等，和味道清淡的食物一起烹煮提味。

5.使用控盐工具。

七、"隐形盐"有哪些？

除食盐含钠外，很多食物也含钠，如腌制品、熏制品、酱菜、腐乳、面包、饼干、动物内脏、蛤贝类、海产、虾米、火腿肠、凉面、运动饮料、汉堡包、油炸食物、关东煮汤汁、罐装食品、热狗、熟食、各类酱（如番茄酱、蛋黄酱、沙拉酱等）、鸡精、味精、酱油等。

八、钾的摄入

血钾偏高或偏低都是非常危险的，严重高血钾能引起血压降低、心室颤动甚至心脏停搏；严重低血钾可引起肠麻痹、肌无力甚至定向力减退、神志不清、昏迷。钾主要经过肾脏排泄，所以肾病患者应特别关注食物中的钾，避免电解质紊乱引发严重的症状。

九、含钾较高的食物

1.菌菇类：蘑菇、紫菜等。

2.坚果类：黄豆、瓜子仁等。

3.水果类：香蕉、橘子、橙子、果汁等。

4.蔬菜类：菜汁、菠菜、青蚕豆、西红柿、土豆、山药、地瓜等。

十、减钾烹调方法

绿叶蔬菜浸于水中 20~30 分钟。根茎类蔬菜如土豆，应先去皮、切片、浸水后再煮。将菜在开水中白灼后捞起，再起油锅烧。

十一、磷的摄入

肾功能衰竭时由于肾脏对磷的排泄减少可发生高磷血症。高磷血症会引起皮肤瘙痒、骨质疏松、血管钙化等，严重者会引起心脑血管意外，因此应严格限制高磷食物的摄入。

十二、含磷较高的食物

1.坚果：如蚕豆、豌豆、扁豆、花生、瓜子等。

2.饮料：如可乐、咖啡、茶叶等。

3.菌菇：如蘑菇、香菇。

4.肉类：如动物内脏、鱼虾等。

十三、嘌呤的摄入

高嘌呤饮食会引起高尿酸血症，甚至诱发痛风发作，更严重的是高尿酸血症加速肾脏的损伤，引起冠心病、心肌梗死、脑卒中、高血压、糖尿病、代谢综合征等并发症。高尿酸血症是因体内尿酸生成过多和（或）排泄过少所致。在治疗高尿酸血症时，严格限制高嘌呤饮食的摄入。

十四、限嘌呤技巧

1. 多饮水：无水肿情况下，每日 2000~3000mL。

2. 限酒：包括烹饪时少用料酒，尤其忌啤酒。

3 忌汤：食物中 50% 的嘌呤溶在汤中，鱼、肉先开水焯后再行烹调。

4. 其他：多食碱性食物，少吃酸性食物。

慢性肾病运动知识

慢性肾病能参加运动吗？中医认为"流水不腐，户枢不蠹"，主张适当运动。适度运动有助于加快全身气血的流动，减轻络脉瘀阻，也同时会加快肾脏的血液循环，清除血中的瘀滞，加速邪毒的排出，加快肾脏受损组织的修复。可以参加散步、慢跑、太极拳、八段锦、五禽戏等中医养身功锻炼，但要根据自己的体质、自己的情况选择适合自己的运动，在运动时，也要量力而行、循序渐进、持之以恒。在运动量适当的情况下，所选项目不一定局限于某一种，可综合应用或交替穿插进行。同时注意运动与休息的关系，避免过度劳累而加重病情。

慢性肾病检查知识

了解肾病相关检查项目及注意事项，做到定期复查，有助于观察疾病的变化。尿常规检查可用任何时间段的新鲜尿液，但最好是清晨第 1 次尿，因晨尿在膀胱内存留时间长，各种成分浓缩，有利于尿液有形成分的检出，且又无食物因素的干扰。尿标本留取后宜立即送检，从标本采集到检验完成，夏天不应超过 1 小时，冬天不应超过 2 小时。若不能立即送检，应加防腐剂并冷藏保存。收集标本的容器应清洁干燥，女性患者应避开月经期，防止阴道分泌物或经血混入。

一、24 小时尿标本的留取及注意事项

于第 1 日清晨 6 时排空膀胱，弃去此次尿液，再收集以后 24 小时内的所有标本（包括排出粪便时的尿标本及第 2 日上午 6 时最后排空膀胱的尿液）。留取的 24 小时尿液进行称量记录，如总量 1700mL，然后摇匀留取 50~100mL，送至检验科。

二、肾穿刺检查的目的

肾穿刺已成为对肾脏疾病明确诊断、指导治疗和预后判断的一种重要手段，是在 B 超引导下使用穿刺针取少量肾组织进行病理检验的检查。我们的肾脏，约有 200 万个肾小球，肾穿刺活检术仅取 10~30 个肾小球，所以对人体的影响微乎其微。肾穿刺创伤小,安全性高,恢复快,是一项成熟的操作技术。

三、自我监测的内容

1. 体温、血压、体重、血糖的变化。

2. 尿的色、质、量的变化。

3. 观察有无甲床苍白，牙龈出血，乏力现象。

4. 观察眼睑、双下肢有无水肿。

5. 有无胸闷、气促，不能平卧的现象。

6. 是否有上呼吸道感染表现。

7. 食欲情况，有无恶心、呕吐。

合理用药常识

了解药物的种类、作用、常见副作用及注意事项，做好服药的自我监测，对服药效果至关重要。

一、服用降压药期间的注意事项

1. 动态监测血压，了解血压的变化。

2. 不可擅自停药，随意加减剂量。

3. 避免情绪激动。

4. 控制盐和脂肪的摄入。

5. 适当运动锻炼。

6. 观察有无药物的副作用表现。

二、为什么血压不高也要服用降压药？

肾病患者易引起肾脏动脉硬化，ARB类降压药可以降低尿蛋白，延缓肾脏病进展，从而达到保护肾脏。延缓动脉硬化的作用。

三、肾性贫血用药及注意事项

1. 口服：如速力菲、福乃得、生血宁，宜饭后服用；服用期间忌茶，以免被鞣酸沉淀而无效；补充富含维生素C的水果和叶酸，促进铁剂吸收。

2. 皮下注射：如利血宝、益比奥。

四、糖皮质激素的作用、副反应及注意事项

1. 常用药：强的松、甲基强的松龙。具有抗炎、免疫抑制、降蛋白尿等作用。

2. 常见副作用：满月脸、水牛背、高血压、多毛症、糖尿病、皮肤变薄、感染；消化道溃疡；骨质疏松、易骨折、股骨头坏死；精神兴奋，欣快。

3. 注意事项

（1）应用保护胃黏膜药物。

（2）补充钙剂和维生素D，预防骨质疏松。

（3）少去人多的地方，避免感染。

（4）严格遵医嘱逐渐减药，勿擅自停药或漏服。

五、钙磷代谢类药物及注意事项

1. 活性维生素D：如骨化三醇。

2. 磷结合剂：如碳酸钙、醋酸钙、司维拉姆片、碳酸镧。

3.注意事项

（1）服用期间定期监测血钙、磷及甲状旁腺激素水平。

（2）服用磷结合剂时需餐中服用，多食粗纤维食物，预防便秘。

六、抗凝药及注意事项

1.常用药：阿司匹林、潘生丁、华法林、肝素、尿激酶。

2.注意事项

（1）定期监测凝血功能。

（2）同时使用其他活血化瘀药物时应注意调整剂量。

（3）警惕抗凝过量，如出现尿血、皮下出血、牙龈出血、鼻出血等，应及时减少抗凝药用量。

七、对肾功能有损伤的药物

1.西药：庆大霉素、丁胺卡那、利福平、磺胺药以及非类固醇抗炎镇痛药如消炎痛、布洛芬、阿司匹林、复方阿司匹林、氨基比林、血管造影剂等。

2.中药：含有马兜铃酸成分的中草药，如关木通、广防己、青木香等。